急诊介入治疗学

主　审　李麟荪

主　编　施海彬　张劲松　赵　卫

副主编　刘　圣　杨正强　周　石

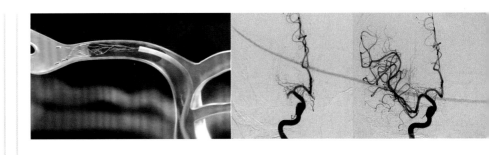

人民卫生出版社

图书在版编目（CIP）数据

急诊介入治疗学 / 施海彬,张劲松,赵卫主编 . —
北京 : 人民卫生出版社,2018
ISBN 978-7-117-27423-4

Ⅰ. ①急… Ⅱ. ①施… ②张… ③赵… Ⅲ. ①急诊 -
介入性治疗 Ⅳ. ①R459.7

中国版本图书馆 CIP 数据核字（2018）第 248726 号

| 人卫智网 | www.ipmph.com | 医学教育、学术、考试、健康，
购书智慧智能综合服务平台 |
| 人卫官网 | www.pmph.com | 人卫官方资讯发布平台 |

急诊介入治疗学

主　　编：施海彬　张劲松　赵　卫
出版发行：人民卫生出版社（中继线 010-59780011）
地　　址：北京市朝阳区潘家园南里 19 号
邮　　编：100021
E - mail：pmph @ pmph.com
购书热线：010-59787592　010-59787584　010-65264830
印　　刷：北京盛通印刷股份有限公司
经　　销：新华书店
开　　本：787 × 1092　1/16　印张：19
字　　数：427 千字
版　　次：2018 年 12 月第 1 版　2018 年 12 月第 1 版第 1 次印刷
标准书号：ISBN 978-7-117-27423-4
定　　价：159.00 元

打击盗版举报电话：010-59787491　E-mail：WQ @ pmph.com
（凡属印装质量问题请与本社市场营销中心联系退换）

编　者（按姓氏汉语拼音排序）

陈旭峰（南京医科大学第一附属医院）

崔旭东（广西壮族自治区人民医院）

董伟华（上海长征医院）

范新东（上海交通大学医学院附属第九人民医院）

韩新巍（郑州大学第一附属医院）

何　斌（南京医科大学第一附属医院）

何　旭（南京医科大学附属南京医院）

胡德亮（南京医科大学第一附属医院）

胡继红（昆明医科大学第一附属医院）

江　森（上海市肺科医院）

蒋　天（郑州大学第一附属医院）

康　健（南京医科大学第一附属医院）

刘　圣（南京医科大学第一附属医院）

刘强晖（南京医科大学第一附属医院）

刘兆玉（中国医科大学附属盛京医院）

楼文胜（南京医科大学附属南京医院）

鲁珊珊（南京医科大学第一附属医院）

孟小茜（上海长征医院）

牟　玮（陆军军医大学第一附属医院）

彭晓新（北京积水潭医院）

任克伟（郑州大学第一附属医院）

施海彬（南京医科大学第一附属医院）

石　潆（昆明医科大学第一附属医院）

宋　超（云南昆钢医院）

苏浩波（南京医科大学附属南京医院）

孙　凯（南京医科大学第一附属医院）

万　程（昆明医科大学第一附属医院）

王家平（昆明医科大学第二附属医院）

王连生（南京医科大学第一附属医院）

王卫东（中山大学孙逸仙医院）

吴春根（上海市第六人民医院）

夏金国（南京医科大学第一附属医院）

向述天（云南省第二人民医院）

许国辉（四川省肿瘤医院）

许林锋（中山大学孙逸仙医院）

杨　洋（南京医科大学第一附属医院）

杨秀军（上海市儿童医院）

杨正强（南京医科大学第一附属医院）

余　雷（广西壮族自治区人民医院）

余永忠（湖南省郴州市第一人民医院）

张劲松（南京医科大学第一附属医院）

赵　卫（昆明医科大学第一附属医院）

赵林波（南京医科大学第一附属医院）

周　石（贵州医科大学附属医院）

周春高（南京医科大学第一附属医院）

周卫忠（南京医科大学第一附属医院）

祝因苏（南京医科大学第一附属医院）

学术秘书　周春高　胡继红

主审简介

李麟荪

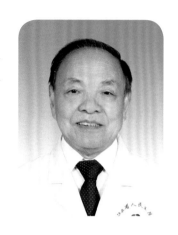

教授,主任医师,享受国务院特殊津贴专家,江苏省介入放射学奠基人,国内知名的介入放射学专家,曾担任第三、四届全国介入放射学组副组长。李麟荪教授著书列说,传授介入理念与技术,引导我国介入放射事业的发展,桃李满天下,2008年被授予中国"介入杰出贡献奖"。2009年推动并主导完成了江苏省介入放射高级职称专业技术考试系统,有力促进了江苏介入放射专家队伍的建设。具有国际化视野,推动年轻医师的国际化学习与交流,让国际介入放射学界更多地了解中国,2012年荣获"亚太心血管介入放射学会金牌奖"。

主编简介

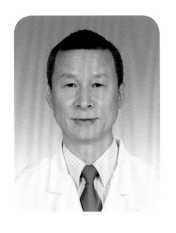

施海彬

主任医师,教授,博士研究生导师,南京医科大学第一附属医院影像学部主任、介入科主任。从事介入工作27年。公开发表论著近100篇,其中SCI论著48篇,主编专著1部,获得国家自然科学基金面上项目4项。已培养博士研究生15位,硕士研究生34位。现为中华医学会放射学分会委员、中国医师协会介入医师分会常务委员、中国医师协会放射医师分会常务委员、江苏省医学会介入医学分会候任主任委员、江苏省卒中学会副理事长。主持建立了医院内急性缺血性脑卒中多学科急诊救治绿色通道,2017年获得原国家卫计委脑防委"突出贡献专家"称号。

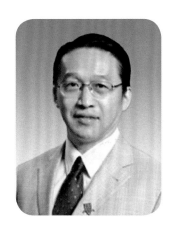

张劲松

主任医师,教授,博士研究生导师,江苏省急诊医学中心主任。从医35年,从事急诊工作20年。现任中华医学会急诊医学分会常务委员、中毒学组组长,中国医师协会急诊医师分会常务委员,中国中西医结合学会急症医学分会常务委员,中华医学会灾难医学分会委员。江苏省医学会急诊医学分会主任委员,两届江苏省医学创新团队的领军人才和学科带头人。获得国家自然科学基金面上项目2项。公开发表论著150余篇,其中SCI论著20余篇,主编副主编学术专著10余部,培养博士研究生和硕士研究生50余名。

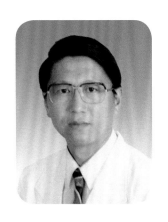

赵　卫

主任医师,二级教授,硕士研究生导师。影像医学系主任,医学影像科主任。全国卫生系统先进工作者,省级教学名师,云岭名医,享受省政府特殊津贴。从事介入治疗工作32年。现任云南省医学会放射学分会主任委员、云南省医师协会介入医师分会主任委员,中国介入医师分会常委、中国神经介入医师分会委员等,中华放射学会第十二到第十四届委员。以第一作者或通讯作者发表中文核心期刊104篇、SCI 11篇。出版专著9部。获省科技进步特等奖等荣誉。培养硕士研究生61人。

序　一

随着时代的变化,我国心脑血管病的发病率越来越高,已经成为城乡居民死亡的首位原因。按照现有趋势,世界银行预测,到 2030 年,中国将有 3177 万脑卒中病人,防控形势非常严峻。2009 年原国家卫生计生委启动了脑卒中筛查与防治工程,2012 年设立了脑卒中适宜技术推广项目。经过近十年的努力,脑卒中防治的国家一级网络体系已经遍布全国,初步形成了政府主导、行业积极行动的脑卒中防治工作机制。但心脑血管病防控,我们要走的路还很长,防控体系建设也只能说刚刚起步;老百姓生活习惯的改变还需要时日,防治工作的地区差异、医疗机构之间的差异还非常大。

国家对于国民健康高度重视,确立了建设健康中国的宏伟战略。卒中中心建设就是医疗卫生系统推进健康中国建设的一项重要措施。这项重要工作需要政府与医疗机构领导的共同重视,院前与院内的及时联动,多学科密切合作,是防治康一体的立体工程。近年来,这项工作取得了较大进展,许多危重病人得到了及时救治,相关学科也得到了快速发展。大量实践证明,医疗机构加强疑难危重疾病的及时救治可以大幅度降低致死致残率,同时也可以提高医疗机构的综合实力。

施海彬、张劲松与赵卫等几位教授组织国内介入与急诊学科的专家编写的这本专著,充分体现了学科的融合。介入技术具有高效、快速、微创、安全等优势,可以解决许多临床疑难危重问题,与内外科相互补充,相互依存。本专著系统地阐述了介入技术在各系统疾病诊治中的应用,尤其总结出了几种重大急诊疾病的急诊救治流程,为提高急诊急救工作效益作出了努力,也体现了本专著的特色。国家卫健委与各地方卫生行政管理部门提出了卒中中心、胸痛中心、创伤中心、危重孕产妇救治中心、危重儿童和新生儿救治中心建设,前四位均与急诊介入具有相关性。因此,可以预期,本专著对于急诊、介入以及相关学科的从业人员,具有较大的参考价值。

非常感谢参与编写的各位专家付出的辛勤劳动,同时也非常感谢奋战在医疗一线的健康卫士们。让我们共同努力,为健康中国贡献自己的一份力量。

王陇德

2018 年 4 月 8 日于北京

序 二

急诊医学经过三十多年的发展,已日趋成熟。所谓急诊绿色通道,就是医院为急危重症患者提供的高效、安全和快捷的救治体系。急诊救治尤其需要多学科的合作,介入技术的微创、快速与高效,使得两个学科的融合相得益彰。急诊医学和介入医学都是近年来发展迅速的学科,介入医学与急诊医学相结合,在技术和技能上形成互补,急救技术"快",介入技术"准",在临床上常常能取得"立竿见影"的效果。

本书的主编均为急诊与介入两个学科的带头人,张劲松教授与施海彬教授于四年前开始在南京医科大学第一附属医院实行急诊科与介入科团队紧密合作,实现了两个学科的无缝对接。已成功诊治了数以千计的危重患者,在挽救生命的同时,也大大降低了伤残概率,提高患者生活质量,造福于社会。

《急诊介入治疗学》是在两个学科一线专家共同努力下编写完成的,是这四年合作的结晶。

介入与急诊都是年轻的学科,有强大的生命力,在年轻的精英们的努力下会有更好的发展,为患者带来更大的福音。

因此,我祝福《急诊介入治疗学》的出版,也祝福急诊医学与介入医学茁壮成长。

王一镗

2018 年 4 月 30 日于南京

序 三

我院自 1981 年起开展了介入放射治疗技术,作为一个医学院附属医院,当时却很少有教授专家认识到介入放射治疗学的重要性。因此,我们为没有病人而发愁。直到有一天,泌尿科主任尤国才教授找到我,他说有一位病人是孤立肾,从高空坠下,把这仅有的一个肾脏损伤了,大量血尿,他们无法手术,问我有什么办法?这样,我做了第一例急症肾动脉栓塞手术,为病人止血,并保留了肾脏。

从此,他对我们的介入治疗很感兴趣,他还带我去外地会诊,为病人做肾造瘘。这事让急诊室医生知道了,于是我们又开展了盆腔外伤的介入治疗。当时有一例盆腔外伤病人,因为血压太低而先做了外科探查,探查无果却又出现了肺水肿。急诊室医生求助于我们,在此危急情况下我们迎难而上,为病人立即做了造影,很快就明确了出血部位,仅用几分钟的时间就对出血动脉做了栓塞治疗,病人的血压稳定了,两天后肺水肿消失。

介入治疗除了具有微创、安全与有效性能的特点之外,又具有急症需要的"神速"特征。速度与效果是检验一个医院医疗团队责任心与医疗实力的最好标准。

施海彬教授是一名很全面的介入专家,而我更要求他有神经介入的专长。他在神经介入方面钻研很深,他感叹于脑血管损伤后分分秒秒抢救的重要性,在掌握了出血性与缺血性脑卒中的发病机制与转归后,意识到其他疾病在急诊与抢救时也存在争分夺秒的重要性,于是他就义无反顾地投入到急诊绿色通道的建立上去。在他领导下的影像科与介入科首先积极投入绿色通道的建立,他积极与急诊科合作,共同创建了急诊绿色通道流程,绿色通道的建立,病人是最大获益者,他们有可能从死亡线上被挽救过来,或者从残疾线上被拖到正常状态。

但绿色通道对为数不多的介入医生来说却像被套上了枷锁,因为你随时都可能被"呼叫",从任何地方赶回来——抢救病人。他们有时候不得不夜以继日地穿着铅衣在 X 线下工作,表面上流着汗,体内的血细胞却在不断地被杀伤。

虽然我不忍心看到他们的身体遭到伤害,但我又很高兴看到这本书的出版、看到他们与同行分享绿色通道的经验,也让更多的病人受益。

我向参与本书的编写者致以崇高的敬意,你们辛苦了。

希望读者们能从中得到收获,让更多急症患者在你的手中获益。

李麟荪

2017 年 12 月

序　四

介入医学作为一门临床新兴学科,已经历了五十多个春秋。我国的介入医学工作者经过不懈的努力,不仅跟上了国际介入医学发展的步伐,而且建立了具有我国独有的发展模式,在多个领域领引当今国际发展前沿。介入技术具有微创、快速、高效与可重复等特点,与内外科各有优势,互为补充,这些特点在一些疾病的急诊救治中体现得尤为突出。现代临床诊疗,强调多学科合作融合,急诊救治尤其需要多学科的合作,才能更加快速高效地解决病人的问题。《急诊介入治疗学》就是为了这些目标,由急诊医学与介入医学等多学科专家合作编著而成。

南京医科大学第一附属医院的王一镗教授是我国急诊医学的开创者,李麟荪教授则是我国介入医学的开创者之一,该医院的急诊医学与介入医学均有非常高的起点,两位前辈以及两个学科间具有良好的合作。现任急诊医学与介入医学的学科带头人张劲松教授与施海彬教授在前人的基础上将学科合作带到了一个新的高度,两个学科均具有高超的技术水平,强大的战斗力和凝聚力,学科建设均已达到了一定的高度。更加难能可贵的是,两个学科之间以创新性模式进行了全方位的深度合作。在他们两个学科合作基础上主导的卒中中心建设,更是创造了一个全新的合作模式,取得了可喜的成绩。新大楼急诊中心内配置的CT与介入复合手术室一体化的急诊救治平台,使得急诊救治流程更加简便高效,令人羡慕。

本书的编者多数为国内介入界的一线专家,是介入急诊的"战士",同时,也有急诊医学等多学科的专家参与,充分体现了急诊介入的战斗力与融合性。此外,急诊诊治流程也是本书的重要特色,对于临床具有重要的指导意义。

在"健康中国2030"的国家战略中,将提高各级医疗机构的急诊救治能力作为核心内容。国家卫健委与各地方卫健委提出的五大中心建设,多与急诊介入直接相关,介入医学大有可为。因此,加强急诊介入的队伍建设,进一步提升急诊介入的人才培养与临床救治能力已迫在眉睫!江苏省医学会率先在国内批准成立了介入医学分会急诊介入学组,中国医师协会已批准在介入医师分会下成立急诊介入专业委员会。这些举措,必将积极地推进急诊介入的健康发展。而本书的出版,将为目前处于"饥饿"状态的急诊介入医学医务工作者提供一顿大餐,必将为中国的介入事业和广大的患者作出积极的贡献。

滕皋军

2018 年 4 月 25 日于南京

前　言

急诊医学与介入医学是天然的学科间依存关系,许多急诊科病人可以通过介入技术得到及时救治,而介入学科通过急诊病人的救治获得价值体现。在多数医院内,介入科与急诊科通常有很好的合作关系,但科室层面的战略合作并不多,全面合作的更少。在长期的工作相处中,我们的介入科与急诊科形成了非常密切的合作关系。2014年11月起由急诊、放射与介入等学科主导建立了"急性缺血性脑卒中急诊救治绿色通道",至今运行得非常高效,达到国内领先水平,并得到了医院领导的认可与支持。

本书的编写以临床实用性为原则,内容包括急诊介入相关的各类临床疾病,涉及疾病的急诊诊疗思路,突出急诊介入治疗的主要内容。疾病相关的非急诊介入内容没有列入其中。本书旨在面向介入科与急诊科医师读者群体,也应该是介入科与急诊科交流的一个重要平台,也希望能对急诊介入疾病相关的其他学科医师提供参考价值。

本书由李麟荪教授策划与设计,并始终给予了密切关心与指导。我院分管医疗的副院长顾民教授对本书的编写非常支持,并进行了指导与督促。我院介入科与急诊科的团队参与了本书的修改与校对工作。在此,对大家付出的辛勤工作表示衷心的感谢。

由于时间比较仓促,本书的编写质量与精细程度仍有改进之处,由于编写者较多,各个章节的编写风格也有所差异不足之处在所难免,敬请读者批评指正。

施海彬　张劲松　赵 卫

2018 年 9 月

目　录

第一章

急诊介入概论

第一节　急诊介入的现状与发展

一、急诊介入治疗的现状

介入医学是二十世纪七十年代末期迅速发展起来的、集医学影像和临床治疗学为一体的新兴学科,在诊疗方面有内外科所不具备的优势,在临床各系统已经得到非常广泛和深入的应用,1994年原卫生部已将其列为与内科、外科治疗并列的第三大治疗学科。

危重症急救医学是二十世纪八十年代初期创建的新学科。急性危重症病人在病程演变过程中,常常是多器官系统级联式或同时发生功能异常,且病情瞬息多变,需要不同学科、不同专业的医生协同确定诊断、制定抢救方案,如不能快速准确地抢救病人,便会贻误最佳抢救时机。随着疾病的复杂化程度提高和对疾病认识的不断深入,单就急性危重症病人抢救需要的知识和技能而言,原有的专业知识和临床技能已远不能满足临床需求。

介入医学的优点是微创、易操作、危险性小、快速以及疗效确切,在许多情况下可以成为外科手术和内科治疗的替代性治疗手段,针对急性危重症病人病情瞬息多变、创伤性手术治疗存在禁忌证或有较大盲目性和危险性等特点,采用介入诊疗手段救治急性危重症病人就成为现代医学不可阻挡的潮流。因此,必须创建跨学科、跨专业的急诊救治新学科,在这种救治优化需求的前提下,急诊与介入医学的紧密结合产生了急诊介入诊疗学。

国际上急诊介入诊疗学萌芽于1968年,进入20世纪90年代后,急诊介入诊疗进入快速发展期,各种介入技术不断涌现,治疗范围不断扩大,由呼吸系统、消化系统出血扩展到头颈部、泌尿生殖系统与创伤性疾病的介入诊疗,由出血性血管疾病介入诊疗扩展到闭塞性血管疾病介入诊疗,再扩展至非血管性急危重疾病的介入诊疗。目前,介入诊疗已逐渐成为不少急诊危重症疾病首选治疗手段之一。

我们清楚地看到,急诊介入治疗这门学科的发展与其国际上的地位极不平衡。目前,介入诊疗技术在临床应用中广泛存在,国外在急症医学中较多提及介入诊疗相关的内容,国内近年也有学者提及急诊介入治疗的概念,但尚没有明确的急诊介入治疗医学的概念。急危重疾病发生或创伤发生以后,有效救治措施开始得越早,抢救成功率就越高。在大多数诊疗机构,急诊介入诊疗体系尚不规范,急诊、临床相关科室与介入放射科之间存在严重的信息不对称,缺乏学科间相互沟通与合作,急诊会诊的范围、参与专业、各学科间的责任以及患者应收治的科室等不明确,学科的诊疗技术、适应证、并发症的防治等规范细则尚未统一和健全,导致急危重症介入诊疗学仍处于萌芽乃至空白状态。临床上,介入诊疗技术同时发挥着诊断和治疗两种功能,加快急危重患者介入诊疗的参与度,保障患者介入治疗围手术期的安全,是对急危重症介入治疗工作流程的基本要求,是决定患者预后的关键。因此,在对急危重症患者进行救治时,有条件的医疗机构应考虑到介入治疗措施的可能性,尽早实施介入治疗。甚至可以说,在对病情初步评估后,介入诊疗作为一种微创诊疗技术,在急诊应用中应没有绝对的禁忌证。

二、急诊介入的分类

急诊介入治疗学主要为介入治疗学在急诊危重症患者急救诊疗中的具体应用。根据急诊介入治疗的特点和范畴,主要分为急诊出血性疾病介入治疗、急诊缺血性疾病介入治疗和急诊非血管性介入治疗。

1. 急诊出血性疾病介入治疗　国内外的介入医学均起步于出血性疾病的介入治疗。早期主要应用于胃肠道出血、咯血等疾病,20 世纪末,其诊疗范围逐渐扩大至各种病因所致的出血性疾病,有些疾病的诊疗,如颅内动脉瘤、外科术后出血等,急诊介入诊疗已然替代了创伤性外科治疗,成为治疗方法之首选。

目前适合急诊介入治疗的出血性疾病大致可以分为以下几类:创伤性疾病,如腹部、盆腔、颌面部创伤等;肿瘤性疾病,如肝癌、肾癌、胃癌等破裂导致的出血、甚至休克等;先天性或感染性血管疾病,如颅内动脉瘤、脑动静脉畸形、主动脉夹层、咯血等;医源性出血,如外科术后吻合口出血、诊断性穿刺活检后出血等。

目前,出血性疾病的介入治疗方法主要为经导管栓塞,几乎所有的出血性血管疾病均可应用,部分出血可行覆膜支架隔绝。治疗的原则是,在保证治疗效果的前提下,尽可能地超选择插管至靶血管部位,降低因栓塞而导致的并发症,同时要根据拟栓塞的靶血管的解剖特征、血供情况、病变性质等,合理选择长、中、短效栓塞剂或固体、液体栓塞剂。

2. 急诊缺血性疾病介入治疗　1977 年,Andress Gruentzig 进行了世界上第一例经皮冠状动脉成形术,开创了介入心脏病学;1983 年,Zeumer 等首次经颅内动脉使用溶栓药物治疗缺血性脑卒中患者。近年来,随着药物研发、介入器械尤其是祛栓器械、诊疗理念的不断革新,缺血性血管疾病的介入诊疗范畴迅速发展,治疗效果得到广泛认可。目前急诊介入治疗技术已成为国内外治疗急性缺血性脑卒中、急性冠状动脉综合征治疗时间窗内的首选方法。

目前,适合急诊介入治疗的缺血性血管疾病主要为:急性缺血性脑卒中、脑静脉窦血栓形成、下肢深静脉血栓形成 / 肺动脉栓塞、急性冠状动脉综合征、急性肢体动脉栓塞以及肠系膜上动脉闭塞 / 夹层等。

缺血性血管疾病的介入治疗方法目前主要为经导管溶栓、抽栓、取栓、祛栓、球囊扩张成形术和支架植入成形术等,而且可以联合应用。

3. 急诊非血管性疾病的介入治疗　在日常临床诊疗过程中,胸腹腔脓肿如不能及时治疗,后果严重,甚至有死亡等风险。相比外科切开引流术,经皮穿刺引流技术简单,创伤小,因此临床应用越来越普遍。各种非血管管腔急性梗阻,会产生各种功能障碍,尤其是急性气道狭窄,病情危急,支架置入可即刻解除呼吸困难。

三、急诊介入治疗的配置

急诊介入治疗的配置包括硬件设施与人员结构,各个医疗机构的差异化程度较大。在多数省市级三级医院,只要存在相应的介入技术,硬件设施配置基本能够满足。但由于介入治疗技术实施的学科不同,对于急诊介入的人员配置就不尽相同。不管哪个学科的人员实施介入技术,都应该能够满足急诊介入救治的配置需求。由于急诊介入救治涉及的疾病较多,需要非常强大的相应介入医务人员队伍才能满足需求,但目前许多医疗机构达不到急诊介入治疗的救治要求。

1. 介入治疗专业设施　由原国家卫生计生委 2012 年与 2017 年公布的《神经血管介入诊疗技术管理规范》《外周血管介入诊疗技术管理规范》与《综合介入诊疗技术管理规范》,均对介入诊疗技术的硬件提出了类似的要求:配备有数字减影血管造影机,具有"路途"功能,影像质量和放射防护条件良好;具备气管插管和全身麻醉条件,能够进行心、肺、脑抢救复苏,具备供氧系统、麻醉机、除颤器、吸引器、血氧监测仪等必要的急救设备和药品。作为解决临床疑难危重疾病重要选择之一的急诊介入治疗,更需要完善的硬件设施配置。实际上,在国内绝大多数医疗机构,大平板血管造影机已经是介入治疗临床工作的基本配置,原国家卫生计生委发布的《原发性肝癌诊疗规范(2011 年版)》与《原发性肝癌诊疗规范(2017 年版)》中均明确提出,介入肝动脉化疗栓塞治疗要求在数字减影血管机下进行。承担急诊介入治疗,还需要更加完善的专业配置,包括监护、抢救与麻醉设施,这也是介入治疗手术室的基本配置要求。

2. 急诊介入治疗相关性设施　设施配置的目的就是为了有利于急诊病人的救治,达到设施完善,流程便捷,节省时间,尤其对于疑难危重病人的救治,完善的设施保障就显得尤为重要。江苏省人民医院(南京医科大学第一附属医院)已经启用独立的急诊医学中心,在设计的过程中就充分考虑到了急诊介入救治的因素,在急诊中心的核心地带设置了急性脑卒中救治专用区域,装备有复合介入 DSA 手术室与一台 CT(普通急诊区域另有一台 CT),这样达到了急诊抢救室、CT 评估与急诊介入手术室的"零距离"配置。设备层次的提升与区域的优化,为急性脑卒中患者急诊救治流程的进一步改进提供了重要保障:①大大缩短诊治时间:由于急性缺血性脑卒中关键的影像评估和介入治疗装备与急诊区域的"零距离"设置,缩短了各个治疗环节的时间。对于在时间窗内的病人,CT 平扫并排除出血与大面积脑梗死后即可在 CT 室进行静脉溶栓,然后再进行 CT 血管成像(CT angiography,CTA)与 CT 灌注成像(CT perfusion,CTP)扫描,这样可以确保静脉溶栓时间(door to needle time,DNT)控制在 20min 左右。对于需要介入治疗的病人,即可移至相邻的复合介入 DSA 手术室进行治疗;②为超时间窗与发病时间不明的病人增加了治疗机会:64 排 CT 机可以进行一体化的CT 平扫、CT 灌注成像(CTP)与 CT 血管成像(CTA),据此可以筛选出超时间窗与发病时间不明的病人中进行血管再通治疗后可能获益的患者,扩大了治疗的时间窗,可使更多的病人获益。这样的配置,同样满足了急性冠状动脉综合征、急性创伤等疾病的急诊救治,包括介入与外科的复合手术。

四、急诊介入治疗的发展

随着国家大健康概念的提出与医改的深入,对医疗机构的诊治能力提出了更高的要求,尤其对于疑难危重疾病的救治能力要求更高,直接体现了医疗机构的临床救治能力。国家卫生健康委员会成立了脑卒中防治工程委员会,建立了卒中中心体系,对于急诊脑卒中救治提出了明确的要求。2017 年 10 月,原国家卫生计生委发布的《胸痛中心建设与管理指导原则(试行)》。2016 年 11 月,江苏省卫生计生委出台的《江苏省胸痛、创伤及卒中救治中心建设指南(试行)》,对于中心建设的功能定位、基本条件、组织管理、建设要求以及服务要求均提出了明确的要求,为急诊危重病人的急诊救治提供了政策与制度保障。在这些急危重症的救治中,各级医疗机构的介入学科或相应的介入技术是流程化救治的一个重要环节,可以充分发挥急诊介入的临床救治作用。

在所有急危重症的救治中,急性缺血性脑卒中的急诊救治最具代表性。急性缺血性脑卒中的急诊救治,具有起病急、时间依赖性、技术依赖性与多学科合作依赖性都很强的特点,可以充分体现各个学科的专业技术能力,更能体现救治的组织管理能力,是反映医疗机构急危重症救治能力的一个标志。随着支架取栓技术的广泛应用,急性缺血性脑卒中的救治取得了突破性的发展,体现了介入治疗技术在疾病救治中的重要价值,是实现"以病人为中心"的理念,考验团队技术、团队流程管理与团队战斗力的集中体现。

2014 年 11 月,江苏省人民医院(南京医科大学第一附属医院)的"急性缺血性脑卒中急诊救治绿色通道"正式开始运行。急诊科、放射科、介入科、神经内科、康复科与心脏科等多个学科紧密合作,确保了绿色通道的高效运行:①通道的各个环节实现无缝对接,均为院内值班人员,按流程运行,无需会诊制度,各个环节自动衔接,确保每周 7 天,每天 24 小时在位;②各学科人员配备合理,确保不因配备的值班人员专业技术能力强弱而影响病人的诊疗结果,即使两个病人同时就诊,也可同时接受相应的诊疗,包括取栓;③严格的陪检制度,陪检医师携带卒中绿色通道专用表格,陪同患者进行检验与 CT 等检查,陪检期间可同时与患者家属进行相应谈话与签字,确保了流程的畅通与高效;④CTA 检查颅内大血管的闭塞情况,可以直接决定治疗方案的选择,CT 平扫排除出血后病人无须下床,即刻进行 CTA,是体现快速高效的核心环节;⑤高水平的多学科医疗队伍,保证了全天候的高效救治模式,包括高水平的介入取栓医师群体,为高效的取栓开通率与安全性提供了保障;⑥先诊疗后付费的诊疗流程,确保了节约每一分钟,诊治的近千例患者,无一例发生欠费与严重纠纷,非常令人欣慰;⑦每月一次的质控会议,对流程的改进与优化提供了机制上的保证。

分级诊疗体系建设是国家医改政策的一个重要内容,其中加强县市级医疗机构的诊疗能力建设显得尤为重要。尽管疑难危重病人可以向上一级医院转诊,但转运本身的风险与救治时间的延误,都会影响病人的预后。大力提升县市级医疗机构的救治能力,接得住绝大多数病人,也是医改的重点内容。所以,县市级医疗机构同样需要大力发展急诊介入治疗等核心技术与人才队伍建设,加强急危重疾病的流程管理,让更多的急症患者能够得到及时、有效、规范的诊疗服务。

(施海彬)

【参考文献】

1. 吉训明.脑血管病急诊介入治疗学.北京:人民卫生出版社,2013

2. 李晓群.急危重症介入诊疗学.北京:人民卫生出版社,2008

3. 中华人民共和国国家卫生和计划生育委员会医政医管局.原发性肝癌诊疗规范(2017年版).中华消化外科杂志,2017,16(07):635-647

4. 李麟荪.介入放射学:基础与方法.北京:人民卫生出版社,2005

5. 杨仁杰.临床急症介入治疗学.北京:人民卫生出版社,2017

第二节　介入治疗急危重症监测和评估

介入治疗技术已经发展了近四十年,介入治疗指征广泛,可治疗的疾病涉及多个器官系统。一些需要行急诊介入手术的疾病常常十分凶险,比如高危肺动脉栓塞、外伤性腹腔脏器出血、主动脉夹层等。这些急危重症在术前术后都需要加强监护,评估病情变化,以便及时采取措施,维护生命体征平稳。

介入危重症患者的监测与其他 ICU 患者并无不同,涉及危重医学各方面知识点。这里限于篇幅,无法一一分析,仅介绍对于介入危重症患者的关注重点,即循环系统、呼吸系统、神经系统监测,因为有介入治疗指征的急危重病多集中损伤这些系统,并由此危及生命,比如常见的蛛网膜下腔出血之于神经系统、脏器出血之于循环系统、大咯血之于呼吸系统。由于病种各异,对于影响相同系统的不同疾病,其监测重点和处置方式也可以大有不同,比如消化道大出血和主动脉夹层都会影响循环系统,但前者要预防低血压休克,而后者要避免高血压。正因为如此,本篇在分别介绍三个系统常用监护措施的同时,也会在其中分析某单个疾病的特点。

一、急危重患者的初步评估

急诊危重患者病情复杂,变化迅速,具有隐匿性,很多患者被送至急诊室时可能缺乏任何病历资料和病史,更谈不上明确诊断。这些复杂情况为急诊分诊提出挑战,因为一些死亡风险高的患者可能夹杂其中,若没有准确可靠的评估方法,将高危患者区别出来,就无法针对性的给予早期临床干预。近年来多种急危重症评价系统被提出,且受到了较广泛的认可。一些评估方法如急性生理与慢性健康评分(acute physiology and chronic health evaluation,

APACHE-Ⅱ)、创伤严重程度评分(injury severity score, ISS)等虽然预测准确性较好,但操作烦琐,且需要等待检查结果,不适用于急诊患者的快速病情判断。而一些如早期预警评分(early warning score, EWS)、创伤积分(trauma score, TS)、创伤超声重点评估(focused assessment sonograph trauma, FAST)等简单易行,少依赖、甚至不依赖检查设备,最重要的是可以快速评估病情,在急诊工作中使用较为广泛。

EWS 于 20 世纪 90 年代提出,用于急诊或住院患者的初步病情评估。随后 EWS 部分指标进一步改良,形成改良早期预警评分(modified eealy warning score, MEWS)。MEWS 对常用的生理指标包括心率、收缩压、呼吸频率、体温和意识进行评分(表 1-2-1)。评分的意义如下:<5 分,患者无需住院;≥5 分,有"潜在危重病"危险,需要关注,必要时立即干预;>9 分,死亡风险增大,需要 ICU 治疗。

表 1-2-1　改良早期预警评分

生理参数	分值						
	3	2	1	0	1	2	3
呼吸频率(次/分)		<9		9~14	15~20	21~29	≥30
体温(℃)		<35	35.1~36.5	35.0~38.4		≥38.5	
收缩压(mmHg)	≤70	71~80	81~100	101~199		≥200	
心率(次/分)		≤40	41~50	51~100	101~110	111~129	≥130
意识水平				清楚	嗜睡	浅昏迷	深昏迷

TS 于 1981 年由 Champion 等提出,可较好地区分出危重创伤患者,便于在紧急状况下优先处置。其选择的指标如下:循环(包括收缩压和毛细血管充盈)、呼吸(活动度和频率)、意识[格拉斯哥评分(GCS)(具体评分见后"神经系统监测")],每项 0~5 分,五项分值相加为创伤积分 TS(表 1-2-2)。TS 在 1~3 分者死亡率达 96%;4~13 分者失治易死亡,治疗可能存活,抢救价值很大;14~16 分者存活率较高,达 96%。一般认为 TS ≤12 分为重伤治疗的标准。据报告,TS 灵敏度为 63%~88%,特异性为 75%~99%,准确度为 98.7%)。

表 1-2-2　创 伤 积 分

生理参数	分值					
	0	1	2	3	4	5
呼吸频率(次/分)	0	<10	>35	25~35	10~24	
呼吸幅度	浅或困难	正常				
收缩压(mmHg)	0	<50	50~69	70~90	>90	
毛细血管充盈	无充盈	充盈迟缓	正常			
GCS 评分		3~4	5~7	8~10	11~13	14~15

FAST 通过对胸腔、心包、腹腔及骨盆等部位检查,判断是否存在积液。FAST 可识别胸腹腔内游离液体,而游离液体往往是器官损伤出血的标志。超声无创、快捷、无辐射,可就地检查,无须将患者搬动离开抢救现场。这些优点对急诊患者的处置帮助很大,尤其在辨别创伤患者是否存在脏器出血,以及确定出血位置方面。FAST 重点探查的四个区域(图 1-2-1)分别是:①右上腹:该区域主要观察右侧胸腔、膈下间隙、肝肾隐窝及肾脏下方,这些地方是液体易积聚的部位;②左上腹:该区域主要观察左侧胸腔、左膈下间隙、脾肾间隙及肾脏下端;③耻骨上:观察膀胱后积液和子宫后积液;④剑突下:观察心包积液。

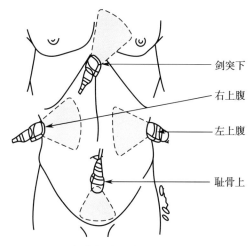

剑突下

右上腹

左上腹

耻骨上

图 1-2-1　创伤超声重点评估探查的四个区域

二、循环系统监测

一些急危重症会累及循环系统,引起血压下降,甚至休克,如高危肺动脉栓塞、消化道大出血、外伤性后腹膜出血等;另有一些疾病因治疗的需要,血压必须维持于安全水平,不能过高,如主动脉夹层。对以上这些疾病,我们需要重点关注患者循环状况,必要时采取措施以维持血流动力学稳定。

(1)失血性休克的监测和评估:失血性休克是很多脏器出血最危急的并发症,介入栓塞治疗对一些脏器出血可取得不错的疗效。比如肝硬化门静脉高压所引起的上消化道大出血,可采用经皮经肝食管胃底曲张静脉栓塞术(percutaneous transhepatic variceal embolization, PTVE)治疗;对于下消化道部位不明的横径动脉出血,介入造影即可确定出血位置,协助后续的外科手术治疗,也可直接对病灶血管进行栓塞止血。此类患者主要问题是血液丢失,引起贫血、有效血容量不足,严重时出现休克。治疗上主要是输血、补液,以预防和纠正休克,维持血流动力学稳定。而如何达到治疗目标,则有赖于循环系统监测的指引。休克的发生发展是一个动态演变过程,可分成休克代偿期和抑制期,对其监测可大致分为无创和有创两种方法。

无创监测循环状态:简单来说就是通过观测患者的症状和体征,如神志、面色、皮温等,辅以心率、无创血压监护,评估患者血流动力学变化趋势、休克发生发展阶段以及对休克治疗的反馈。休克不同阶段的临床表现见表 1-2-3。此外,通过血压和脉率也可对休克程度进行简单的评估,即休克指数,以脉率(次/分)除以收缩压(mmHg)计算得出。休克指数正常为 0.5,表示无休克;大于 1.0 表示存在休克,大于 2.0 则认为休克严重。

有创监测循环状态:常用的有创循环功能检测手段包括有创动脉测压、中心静脉压检测和脉搏持续输出指示量监测(pulse-indicated continuous cardiac output, PICCO)。有创动脉测压指通过动脉置管,直接监测动脉血压,一般可选取的置管动脉包括桡动脉、足背动脉、

表 1-2-3 休克不同时期的临床特征

	休克代偿期	休克抑制期
休克程度	轻	重
神志与精神状况	清楚,伴紧张、烦躁	意识模糊,甚至昏迷
口渴	有,程度轻	非常口渴,可能无法主诉
皮肤黏膜色泽	开始苍白	非常苍白,肢端青紫
皮肤黏膜温度	正常,或发凉	冰冷
脉搏	100 次 / 分以下,有力	速而细弱,或摸不清
血压	收缩压正常或稍高,舒张压升高,脉压减少	收缩压在 90mmHg 以下,或测不出
周围循环	正常	毛细血管充盈迟缓
尿量	正常	尿少或无尿
估计失血量及占全身血容量之比	800ml 以下 20% 以下	800~1600ml,甚至更多 20% 以上,甚至更多

肱动脉、股动脉。该方法测压准确,尤其在脉搏非常微弱时也可测得血压,缺点是存在置管并发症,如出血、感染、血栓形成等;中心静脉压检测需通过颈内静脉或锁骨下静脉置管,以测量上、下腔进入右心房的压力,可反映患者的血容量状态。正常值是 5~10cmH$_2$O,小于5cmH$_2$O 提示血容量不足,大于 10cmH$_2$O 提示输液过多或心功能不全;PICCO 的测量原理是热稀释法,同样需要放置中心静脉导管,另需在股动脉处放置一根 PICCO 专用导管。监测时从中心静脉置管处注射定量冰盐水(<8℃),冰盐水在血管内扩散,最后由股动脉处温度感受器感应,经电脑绘制出热稀释曲线,得出一系列参数。PICCO 能够监测胸腔内血容量、血管外肺水含量及每搏输出量变异度等容量指标来反映机体容量状态。

(2)肺动脉栓塞相关性休克的纠正:高危肺动脉栓塞引起的心源性休克有介入治疗的指征,此类患者死亡率非常高。肺动脉栓塞导致休克的机制是肺动脉堵塞引起了肺动脉压高压,进而导致右心衰竭,心输出量不足,最终发生休克。此类患者同样需要进行循环功能监测,并维持血流动力学稳定。监测方式和前述的失血性休克类似,而处置措施却与之大不相同,积极扩容不仅对肺动脉栓塞相关性休克无益,反而有可能因过度机械牵张或反射机制抑制心肌收缩而加重右心衰竭。推荐的治疗方法是尽快进行再通治疗以解除肺动脉梗阻,改善右心功能。再通治疗前后,需要严密监测循环功能状况,必要时使用升压药物稳定血压:去甲肾上腺素仅限于出现了低血压的肺动脉栓塞患者,可通过直接正性变力作用改善右心功能,还能刺激外周血管 α 受体升高体循环血压,以及改善右心冠状动脉灌注;多巴胺和多巴酚丁胺对心脏指数低、血压正常的肺动脉栓塞患者有益,但不适用于心脏指数增高的患者;肾上腺素具以上三种药物的优点,同时无扩张体循环血管的效应,有可能对肺动脉栓塞合并休克患者有益,不过尚待后续进一步研究。

(3)主动脉夹层患者的血压控制:主动脉夹层是又一可行介入治疗的急危重病,同样需要循环状态监测,监测措施可参照前述的失血性休克。不过该病常伴有血压过高,可能的原因包括:剧烈疼痛、假腔形成致血管阻力升高、血管内膜剥落致其调节能力不足、累及肾动脉致肾素 – 血管紧张素 – 醛固酮系统(renin-angiotensin-aldosterone system, RAAS)激活。高血压既是主动脉夹层发生的主要原因,也是导致患者死亡的重要危险因素。对其监测的目的是调节血管活性药物的使用,使患者的循环状况维持于安全水平,为手术争取时间,减少患者的死亡率。主动脉夹层患者要求在 20min 内将收缩压降至 100~120mmHg、平均动脉压降至 60~70mmHg,同时心率要控制在 60~70mmHg 水平。为达到此目标,一般需要使用 2 种或 2 种以上的降压药物联合使用,常用的降压药物见表 1-2-4。

表 1-2-4　主动脉夹层常用的降压药物

药物	使用方法	特点
硝普钠	避光静脉滴注,起始 0.5μg/(kg·min)血压逐步加量,极量 10μg/(kg·min)	优点是起效迅速,不足是无降低心率作用
乌拉地尔	先静脉推注 10~50mg,继而配成 4mg/ml 溶液静脉泵入,维持给药速度 9mg/h	α1 受体拮抗剂。降压效果肯定,不过同样无降低心率作用
卡托普利	先以 25mg 溶于 20ml 50% 葡萄糖静脉注射 10min,继而以 50mg 溶于 10% 葡萄糖 500ml,维持 1~4h	ACEI 类药物。可对抗因病变影响肾动脉而引起的 RAAS 系统激活
艾司洛尔	起始以 1mg/kg 静脉注射 30s,继而以 0.15mg/(kg·min)静脉泵入,最大维持量 0.3mg/(kg·min)	β 受体拮抗剂。既可降低血压,又可降低心率,是主动脉夹层的首选降压药物
维拉帕米	静脉注射给药,5~10mg,至少需 2min 注射完成;静脉滴注给药,每小时 5~10mg,每日总量不超过 50~100mg	非二氢吡啶类钙通道阻滞剂。同时降低血压和心率,当有 β 受体拮抗剂使用禁忌时,可考虑应用该类药物

三、呼吸系统监测

一些累及肺部的疾病或外伤,如肺动脉栓塞、外伤咯血,严重时会影响到患者的呼吸功能;原发于其他系统的疾病有时也会累及到呼吸系统,比如急性脑栓塞伴发重症肺炎。对于这些患者,在介入治疗前后需要关注其呼吸功能,并采取措施以维持呼吸状况稳定。

(1)急诊患者的气道评估:急诊气道管理的原则是“优先维持通气与氧合,快速评估再干预,强化降阶梯预案,简便、有效、最小创伤”。急诊气道的特点是紧急和不可预见性,一些潜在气道障碍患者有时病情隐匿,甚至缺乏时间进一步检查,需短时间内凭有限的手段对气道状况作出评价,必要时紧急通畅气道,以解燃眉之急。

急诊气道评估可参照“CHANNEL 原则”,具体如下:C(crash airway,崩溃气道):崩溃气道是指患者处于深度昏迷、濒临死亡、循环崩溃时,不能保证基本的通气氧合,此时需立即干预;H(hypoxia,低氧血症):评估患者是否存在低氧血症,若有则必须立即纠正;A(artificial airway,人工气道):根据病情判断是否需要建立人工气道,人工气道包括无创气道(如气管插管、喉罩等)和有创气道(如气管切开、环甲膜穿刺/切开等);N(neck mobility，颈部活动度）：常规气管插管需要调整体位至嗅物位，以便于增加插管的成功率。但需要关注患者有无合并颈部疾患，必要时改用可视喉镜、支气管镜等以避免搬动颈部；N（narrow，狭窄）：是否存在气管内径减小或阻塞，比如气管外肿瘤压迫、气管内异物、气管内瘢痕挛缩等；E（evaluation，评估）：经口气管插管要求口轴、咽轴、喉轴这三轴尽可能地调整在同一直线上，若无法达到则提示应用直接喉镜暴露声门困难；L（look externally，外观）：观察患者有无特别的外观特征，如颈部粗短、过度肥胖、下颌短小等，以确定是否有气管插管或通气的困难。

（2）呼吸系统的常用监测方式：呼吸功能监测也可分为无创和有创两种方式。无创监测一方面可以通过观测患者的症状和体征，对其进行初步的呼吸功能评估，如患者的呼吸频率、呼吸节律、神志状况、口唇颜色、肺部听诊等；另一方面可通过无创的检查方式对患者呼吸功能评估，包括经皮动脉血氧饱和度（SpO_2）监测和影像学检查。SpO_2 监测可以做到实时动态评估，不过会受到患者血压、局部皮肤等因素影响。影像学检查可以准确观察到患者肺部形态学变化，不过外出检查会增加患者风险。呼吸功能有创监测常用到的方法是血气分析，需要进行动脉穿刺抽取动脉血，可以检测到动脉血氧分压（PaO_2）、二氧化碳分压（$PaCO_2$）、酸碱度等多项指标，准确性也很好，不过该操作对动脉穿刺有一定的技术要求，无法做到实时监测，并且会增加穿刺相关的并发症，如出血、感染、血管栓塞等。

（3）呼吸衰竭的处置：对于出现呼吸衰竭的危重患者，需及时采取措施，纠正低氧血症和（或）高碳酸血症。首选措施是吸氧，理想的目标是将患者 SpO_2 维持于 95% 左右，至少要达到 90% 以上，且不伴有 $PaCO_2$ 过高。根据患者呼吸状况选择不同的吸氧方式和浓度：合并有高碳酸血症的患者应低流量吸氧；仅低氧血症患者可逐步升高吸氧浓度，若鼻导管供氧无法纠正低氧血症，可更换储气囊面罩供氧；经上述方法仍未达到治疗目标，可考虑机械通气。需注意的是，吸氧浓度应尽量避免超过 60%，长时间高浓度吸氧有发生氧中毒的风险。此类有急诊介入治疗指征又影响呼吸功能的疾病中，常见的是肺动脉栓塞和大咯血，对于它们还有以下注意事项：①肺动脉栓塞患者出现的呼吸衰竭多仅为低氧血症，很少伴有 $PaCO_2$ 升高，可经提高吸氧浓度纠正。呼吸功能不全可能会影响肺动脉栓塞患者长期的生活质量，但不是急性期死亡的主要原因。②大咯血病情凶险，会因血液堵塞呼吸道而致患者死亡，因此在加强氧疗的同时，还要给予止血、减少肺动脉压力等治疗措施。嘱患者向患侧卧位，以保护对侧呼吸道，并鼓励患者把淤积在呼吸道内的血液咳出来。若内科治疗无效，应尽快行手术治疗。

四、镇静镇痛和神经系统监测

脑部介入手术患者（如脑梗死、蛛网膜下腔出血）可能会受到原发病的影响，出现剧烈头痛，或表现为不配合治疗、烦躁不安、抽搐、谵妄，甚至会昏迷。对此类患者神经系统的监测和评估尤为重要，可以帮助我们掌握患者病情变化，并判断其预后。从另一方面来看，烦躁和疼痛也不利于患者的治疗和康复，并且有可能引起血压急性升高而导致脑梗死出血转化、蛛网膜下腔出血复发等风险，因此适当的镇静和镇痛也非常必要。

（1）镇静镇痛的药物选择和评估：脑部疾病理想的镇静镇痛药物要符合两个原则：对中枢神经系统无附加损害作用，并且能够快速代谢。符合该原则的常用药物主要有丙泊酚、咪达唑仑、芬太尼等。近些年，右美托咪定对脑部疾病或损伤患者的研究较多，提示可能有不错的疗效。常用药物的使用方法和对颅内外血流动力学的影响分别见表1-2-5和表1-2-6。

表 1-2-5　ICU 常用的镇静镇痛药物

药物	使用方法	特点
丙泊酚	0.3~4mg/（kg·h）静脉维持	半衰期短，起效和消除迅速，长期使用无蓄积效应，还能通过降低脑代谢和颅内压发挥脑保护作用
咪达唑仑	2~3mg 静脉注射，继而 0.05mg/（kg·h）静脉维持	起效和消除迅速，同样有降低脑代谢和颅内压作用，不足是长期使用会导致蓄积，使苏醒延迟
芬太尼	初剂量为 0.02~0.05mg/kg；维持剂量为间隔 30~60min 给予初剂量的一半	最常用的阿片类止痛药，起效快，镇痛效力为吗啡80倍，需注意的是短时间内大剂量使用会增加颅内压
右美托咪定	1μg/kg 静脉注射 10min，继而 0.2~0.7μg/（kg·h）静脉维持	特点是镇静的同时可以保持患者清醒，无呼吸抑制作用，主要缺点在于导致心动过缓和低血压

表 1-2-6　镇静镇痛药物对脑部病变患者颅内外血流动力学的影响

药物	心率	心排血量	周围血管阻力	平均动脉压	颅内压	脑灌注压	脑血流量
丙泊酚	无影响	降低	明显降低	明显降低	明显降低	降低	明显降低
苯二氮䓬类	无影响/升高	无影响/降低	无影响/降低	降低	降低	降低	降低
阿片类	降低	无影响	无影响/升高	降低	无影响/降低	无影响/降低	无影响
右美托咪定	降低	降低	无影响/升高	降低	降低	降低	明显降低

镇静镇痛不足达不到治疗目的，而过度了也同样有害，如会导致意识状态难以观察、抑制排痰能力、深静脉血栓形成等。因此镇静镇痛需要把握好"度"，需要对患者进行准确的镇痛镇静评估。疼痛评估常用的是数字评分法（numerical rating scale，NRS），NRS指从0~10的点状标尺，0代表不痛，10代表疼痛无法忍受，患者从0~10范围内选择一个数字表示自己的疼痛程度。分级标准为：0 无痛；1~3 轻度疼痛；4~6 中度疼痛；7~10 重度疼痛。镇静的评估方法有很多种，各有优缺点，在这里仅介绍里士满躁动镇静评分，评分标准见表1-2-7。该评分系统应用较多，效果也较好。镇静目标：白天 0~-1；夜间 -1~-2。

表 1-2-7　里士满躁动镇静评分

+4	有攻击性	有暴力行为
+3	非常躁动	试着拔出呼吸管、胃管或静脉点滴
+2	躁动焦虑	身体激烈移动,无法配合呼吸机
+1	不安焦虑	焦虑紧张但身体只有轻微的移动
0	清醒平静	清醒自然状态
−1	昏昏欲睡	没有完全清醒,但可保持清醒超过 10s
−2	轻度镇静	无法维持清醒超过 10s
−3	中度镇静	对声音有反应
−4	重度镇静	对身体刺激有反应
−5	昏迷	对声音及身体刺激都无反应

（2）神经系统的监测和评估方式:神经系统监测所采取的措施包括神经系统体格检查、脑电图检查、神经生化监测、影像学检查、颅内压监测等。其中体格检查简单易行,无需借助复杂的仪器设备,可通过患者症状(如头痛、呕吐、抽搐)或定期检查患者神志、肢体运动、脑干反射等,初步判断患者神经功能变化。格拉斯哥评分操作简便,使用较为广泛,可用来判断神经功能状况,对预后也有较好的预测价值。该评分系统分别为患者言语、睁眼、肢体活动 3 个项目评分,各项目具体打分标准见表 1-2-8,取 3 项总分,最低 3 分,最高 15 分,分数越低预后越差。

表 1-2-8　格拉斯哥评分

睁眼反应	言语反应	肢体运动
4 自然睁眼	5 说话有条理	6 可依指令活动
3 呼唤会睁眼	4 答非所问	5 可对刺激定位
2 刺激会睁眼	3 只能说出字	4 对刺激有反应,肢体回缩
1 刺激不睁眼	2 只能发声	3 对刺激有反应,肢体弯曲
	1 不能发声	2 对刺激有反应,肢体伸直
		1 对刺激无反应

神经系统的辅助检查有很多,各有其优点和不足:脑电图检查对癫痫的判定颇有优势,可发现非惊厥性癫痫和非惊厥性癫痫持续状态,不过容易受到镇静药物的影响,使结果表现为"电静息"状态;神经生物学标志物可在血液中检测出来,神经特异性烯醇化酶和脑型肌酸激酶同工酶随脑损伤加重,呈逐步升高趋势,但它们对预后预测的界限仍不十分明确;影像学检查可十分清楚地观察到脑损伤形态学变化,但不能在床边进行,外出检查会增加患者的风险;颅内压(intracranial pressure,ICP)监测分为有创和无创两种,有创 ICP 监测准确,但存在出血、感染和创伤风险,无创 ICP 通过视网膜、耳鼓膜、生物电阻抗等间接了解颅内压,没有了上述风险,但精确度仍有待提高。

五、其他一般监护措施

介入危重症患者的其他监护措施和普通 ICU 患者并无差别,所关注的要点也无特别之处,这里不详细叙述,大致有以下几点需要注意:①营养状况的评估和支持:尤其是某些脑部介入手术患者,由于食纳差,易出现营养不良和电解质紊乱,需要随时评估患者的营养状况,定期复查白蛋白、转铁蛋白、电解质等相关指标,注意及时补充各方面营养物质。②肝肾功能监测:危重患者常常接受多种药物治疗,不可避免地加重肝肾负担,有潜在损伤肝肾可能。此外,行介入检查治疗的患者因被注射造影剂,是发生急性肾功能不全的危险人群。③体温监测和感染控制:危重症患者受疾病和手术双重打击会导致抵抗力下降,易受院内感染的威胁。医务人员需要做好手卫生,注意无菌操作,减少患者的感染风险。同时也要关注患者症状和体温,定期检测感染相关指标,在感染发生时及时病原学送检,并制定有效的抗感染方案。

（张劲松 何 斌）

【参考文献】

1. 邱海波 . ICU 主治医师手册 . 南京:江苏科学技术出版社,2007

2. 苏海 . 主动脉夹层与血压的关联 . 中华高血压杂志,2007,15(7):609-612

3. 中国急诊气道管理协作组 . 急诊气道管理共识 . 中华急诊医学杂志,2016,25(6):705-708

4. 陈晓,苏佳灿 . 创伤评分系统研究进展 . 中华临床医师杂志:电子版,2010,04(10):143-146

5. 急诊超声标准操作规范专家组 . 急诊超声标准操作规范 . 中华急诊医学杂志,2013,22(7):700-711

6. 肖红丽,孙芳芳,齐海宇,等 . 早期预警评分及其临床应用进展 . 中华危重病急救医学 . 2009,21(11):697-699

7. 中国医师协会神经外科医师分会神经重症专家委员会 . 重症脑损伤患者镇痛镇静专家共识 . 中华危重病急救医学,2013,25(7):387-393

8. Konstantinides SV. 2014 ESC Guidelines on the diagnosis and management of acute pulmonary embolism. EurHeart J. 2014,35(45):3145-3146

第三节 急危重症的抢救与生命支持

急危重症疾病严重威胁着患者生命安全,病情发病急骤,病情危重,变化迅速,要求临床医生在极短的时间内,对危及生命的情况作出快速评估,并立即进行救治,维持呼吸循环等重要脏器功能。针对我国各大医院急危重症患者多、医疗资源有限的现状,我国将急诊病人病情分为"四级":Ⅰ级为濒危患者,包括心跳停止、休克、呼吸衰竭、持续抽搐、生命体征不稳定的严重外伤等;Ⅱ级为危重患者,表现为急性意识模糊/定向力障碍、复合伤、心绞痛、急性呕血、生命体征尚稳定的严重创伤等,如不及时处理病情很可能进展为Ⅰ级,可能随时危及病人生命,此类病人均属于急危重症患者,应立即送入急诊抢救室予以监测和抢救治疗;Ⅲ级病人目前明确没有在短时间内危及生命或严重致残的征象,应在一定的时间段内安排病人就诊,病人病情进展为严重疾病和出现严重并发症的可能性很低,也无严重影响病人舒适性的不适,但需要急诊处理缓解病人症状;Ⅳ级为非急症病人,病人目前没有急性发病症状,无或很少不适主诉,且临床判断需要很少急诊医疗资源的病人。

急危重症患者往往病情复杂、变化快、临床表现多样,需要临床医生首先要抓住危及生命的症状体征进行检查、在病因尚未明确之前就要积极给予抢救、对症处理,稳定生命体征,为明确病因及下一步针对病因治疗赢得时间,以期全面检查、动态观察、反复评估做出合理诊断。急诊病人抢救包括心搏骤停的心肺复苏,保证气道通畅、呼吸支持,维持循环稳定,血液净化和维持水电酸碱平衡和内环境稳定等。此外还可涉及针对原发因素的介入治疗以及必要时的外科手术干预等综合抢救措施。

一、心搏骤停与心肺复苏

心搏骤停(cardiac arrest, CA)是指各种原因引起的、在未能预计的情况和时间内心脏突然停止搏动,从而导致有效心泵功能和有效循环突然中止,引起全身组织细胞严重缺血、缺氧和代谢障碍,如不及时抢救即可立刻失去生命。心搏骤停的临床表现主要为:意识突然丧失,呼吸消失或叹息样呼吸,颈动脉搏动消失,面色苍白或转为发绀,瞳孔散大。心肺复苏的五个关键环节,即立即识别心脏停搏并启动应急反应系统,尽早胸外按压,尽早除颤,尽早高级生命支持以及积极的心脏骤停后综合征的综合治疗。

(1)基础生命支持(basic life support, BLS):心搏骤停后应立即就地抢救,心搏骤停的判断主要依据是临床体征,一旦发现患者意识丧失,且呼吸消失(或叹息样呼吸),即应考虑发生心搏骤停,应立即启动急救系统。基础生命支持包括胸外心脏按压、开放气道、人工呼吸三大措施。复苏的处理程序分为三个阶段:基础生命支持、高级生命支持和复苏后综合征。

1)胸外按压:患者仰卧于平地上,急救者立即开始胸外按压,按压部位为胸骨下部的中间双乳头连线水平,在30次高质量的按压后,手法开放患者气道给予2次人工呼吸,成人按压的呼吸比例为30:2,按压频率100~120次,按压深度5~6cm。对于婴儿和儿童,双人CPR时可采用15:2的比率。为保证按压质量,如有多位施救者,应每2min轮换。

2)气道开放:昏迷和呼吸心搏骤停的病人,气道阻塞最常见的部位是咽下部,以舌根后坠为多见,松弛的舌和颈部肌肉难以将舌根抬举离开咽后壁而阻塞气道。采用开放气道的"三步手法",即头后仰、开口和托下颌,能有效地使阻塞的气道开放,主要有仰头举颏法和托下颌法。仰头举颏法是患者取平卧位,急救者站在患者一侧,一手置病人前额使其头部后仰,另一手的示指与中指置于下颏骨部,向上抬颏,使下颌角、耳垂连线与地面垂直。托下颌法是,患者平卧,急救者立于病人头侧,以双手的2~5指自耳垂前将病人下颌骨的升支用力向前向上托起,使下颌的牙齿移至上颌牙齿的前方,并以拇指使下唇回缩。这样能有效的抬举舌根组织,疑有颈椎损伤者建议采用托下颌法。

3)通气方式:复苏现场可口对口人工呼吸,院内可行球囊面罩通气,将面罩置于患者口鼻上,通过挤压球,将通气环路中的气体送至患者的肺部,操作关键是面罩密闭和开放气道,可单人也可双人操作,可作为气管插管前短时间加压通气和给氧。

4)电击除颤:电击除颤是终止心室颤动的最有效方法,应早期除颤。除颤波形包括单相波和双相波两类。成人发生室颤和无脉性室速,应给予单向波除颤器能量360J一次除颤,双向波除颤器120~200J。儿童第1次2J/kg,以后按4J/kg计算。电除颤后,一般需要20~30s才能恢复正常窦性节律,因此电击后仍应立刻继续进行CPR,直至能触及颈动脉搏动为止。

(2)高级生命支持(advanced life support,ALS):对于心搏骤停患者在基础生命支持的基础上,要积极给予高级生命支持,主要是指在院内由专业人员应用辅助设备和技术,如心电监护、除颤仪、人工呼吸和药物等,建立与维持更有效的通气和血液循环。同时寻找引起心搏骤停的病因和高危因素,予以针对性处理。

建立人工气道方法有手法开放气道、口咽通气导管、喉罩、气管插管、气管切开和造口术等。紧急情况下急诊最常用人工气道为手法气道开放和气管插管。其中气管插管是建立人工气道的主要方法,对于急诊复苏患者,急诊气道最主要的特点是其紧急性和不可预见性,且患者往往病情危重,氧储备能力差,对人工气道建立时限要求高,这些增加了急诊人工气道建立的难度。

近年来可视喉镜的使用极大地增加了操作的便利和一次插管的成功率,对于部分困难气道患者可增加插管的成功率。此项插管器材的出现,同时也为院前急救开展现场气道开放提供了可能,目前已经作为急诊抢救紧急气管插管的常规配置。操作者插管时无需特殊体位以保证插管时所需的视角,仅通过喉镜的视频便可轻易获得咽喉部的结构和声门的位置,近年来此项设备和技术在各级医院的急诊,正得以不断推广和普及,以替代传统的喉镜。

药物复苏使用的主要有肾上腺素、胺碘酮、利多卡因、硫酸镁等。给药途径首选静脉内给药,其次为骨髓内给药。院内心肺复苏开始后,应尽快建立静脉通道,以供静脉输液及用药之需。

1)肾上腺素:CPR首选药物,可提高心肌收缩力,增加心输出量,适用于各种类型的心搏骤停,首剂1mg静脉推注,每3~5分钟一次。

2)胺碘酮:可用于胸外按压、电击除颤无效的心室颤动和无脉性心动过速,用法为首剂300mg,静脉快速推注,如无效随后可追加150mg。

3)利多卡因:可考虑作为胺碘酮的替代药物。首次剂量为1~1.5mg/kg,如果室颤和无脉性室速持续存在,间隔5~10min重复给予0.5~0.75mg/kg静推,总剂量3mg/kg。

4)硫酸镁:静推可有效终止尖端扭转型室速,1~2g硫酸镁,用5%葡萄糖溶液10ml稀释,5~20min 内静脉推入。

5)碳酸氢钠:代谢性酸中毒 pH<7.1(碱剩余 <10mmol/L),可考虑应用。

(3)复苏后处理:自主循环恢复后,患者仍有很高的病死率。应在 ICU 实施心搏骤停后综合征的综合治疗,识别并积极处理可逆的病因,如急性冠脉综合征、肺动脉栓塞的血管再通。综合治疗措施包括:复苏后血流动力学、电解质、凝血功能以及各器官功能动态监测和评估,目标体温管理、呼吸循环支持,血糖管理、多器官障碍综合征,以及血液净化等的治疗等。

近年来,随着技术的进步和研究的深入,对于病因可逆性的心搏骤停患者,在体外心脏按压的同时实施体外膜肺氧合技术,即所谓 ECMO-CPR,可提高心肺复苏的成功率。

二、机械通气与呼吸支持

对于氧疗不能纠正的低氧血症,根据病情应积极进行机械通气来改善通气和换气功能。机械通气有利于维持必要的通气量,降低二氧化碳分压,改善肺换气,也有利于改善呼吸肌疲劳。

机械通气是治疗呼吸衰竭和危重患者呼吸支持最为有效的手段,分为有创通气和无创通气。一旦确定需要机械通气支持,则需考虑是进行无创通气还是有创通气,机械通气适用于外伤、感染、脑血管意外及中毒等所致中枢性呼吸衰竭;支气管、肺部疾患所致周围性呼吸衰竭;呼吸肌无力或麻痹状态;胸部外伤或肺部、心脏手术;心肺复苏等。

(1)无创正压通气(noninvasive positive-pressure ventilation, NPPV):指不经人工气道进行的机械通气,临床常用的方式是借助于口鼻面罩或鼻罩的正压通气。包括持续性气道正压通气(continuous positive airway pressure, CPAP)和双相气道正压通气(biphasic positive airway pressure, BIPAP),其适应证主要有:COPD 急性加重、急性心源性肺水肿和有创通气病情改善后的序贯通气。对于行无创机械通气的患者需具备一定条件:患者神志清楚、能够主动配合,气道分泌物不多,无大咯血引起窒息的风险。其禁忌证包括严重意识障碍、气道不能被保护、分泌物较多、剧烈呕吐、上气道梗阻和面部创伤等,对于初始进行 NPPV 治疗的患者,临床医师必须不断评估其治疗效果,动脉血气氧合和二氧化碳状况,支持模式的耐受程度,如患者病情改善则继续进行无创通气,一旦无创通气效果不佳或难以实施时,应积极行气管插管开展有创通气。

(2)有创通气:需要借助于气管插管或气管切开建立的人工气道,通气效果确定。主要适应证有:呼吸心搏骤停行心肺复苏,各种原因导致的急性呼吸衰竭出现昏迷、呼吸不规则或呼吸暂停、高浓度氧疗或者无创通气无效,应尽早气管插管和机械通气,血气分析提示严重通气和(或)氧合障碍,充分氧疗后 $PaO_2<50mmHg$,$PaCO_2$ 进行性升高,pH 动态下降。机械通气无绝对禁忌证,下列情况时可能会导致病情加重,在行机械通气时应该慎重:如气胸或纵隔气肿未行引流、肺大疱和肺囊肿,活动性大咯血、低血容量性休克未补充血容量,急性心肌梗死合并严重心源性休克,食管 - 气管瘘等。

机械通气的模式主要有辅助控制通气(assist-control ventilation, ACV),这是辅助通气和控制通气模式的结合,当患者自主呼吸频率低于预先设置的频率或吸气努力不足以触发呼吸机送气时,呼吸机即以预置的频率和潮气量进行控制通气。辅助控制通气又分为压力辅助控制通气(P-ACV)和容量辅助控制通气(V-ACV)。经过机械通气后患者对呼吸机需求会发生变化,此时应该根据血气分析及临床病情评估调整呼吸参数。

三、循环衰竭与循环支持

循环衰竭是指由于失血、严重感染、创伤以及急性心脏泵障碍等多种原因引起的急性循环系统功能障碍,以致氧输送不能保证机体代谢需要,从而引起细胞缺氧的病理生理状况,常导致多器官功能衰竭,病死率较高。休克的类型主要为低血容量性、心源性、梗阻性和分布性休克,前三种为低动力性休克,分布性休克为高动力行休克。休克的诊断主要有:收缩压 <90mmHg,脉压 <20mmHg,或原有高血压者收缩压自基线下降≥40mmHg;同时伴有组织灌注不足的表现,包括意识改变(烦躁、淡漠、谵妄、昏迷);皮肤湿冷、发绀、花斑,毛细血管充盈时间 >2s;补液后尿量仍然 <0.5ml/(kg·h),血乳酸 >2mmol/L。抢救为在保证有效地通气下,进行液体复苏,应用血管活性药物和改善心泵功能。治疗措施包括病因治疗、重症监护、镇静镇痛、补充血容量、纠正酸碱失衡等内环境紊乱、抗凝治疗、血管活性药物使用、抗炎治疗及器官功能支持等。

(1)液体复苏要迅速建立可靠有效的静脉通路:首选中心静脉,有利于快速液体复苏,如条件或患者病情不允许,可选择颈外静脉、肘正中静脉、头静脉等比较粗大的静脉。有条件的情况下建议在超声引导下进行静脉穿刺,以提高静脉通路建立的成功率。根据红细胞比容、中心静脉压、床旁超声和血流动力学监测等选用补液的种类,掌握输液的速度。液体输注品种和速度:结合原发病的情况,遵循先晶体后胶体,先快后慢的原则。推荐晶体为主,低蛋白血症患者推荐白蛋白,心血管顺应性差时,输液速度不宜太快,避免过快而导致肺水肿。同时监测容量反应,调节容量复苏的速度,一般采用 300~500ml 液体在 20~30min 内输入,快速输注以观察机体对输注液体的反应,液体复苏过程中要不断评估复苏的效果和需要的液体品种和液体量,观察和评估指标包括心率、血压水平、尿量、血乳酸水平、碱剩余、床边超声监测下腔静脉内径变异度、左心舒张末期容积等综合判断。此外,还可行快速补液、被动直腿抬等容量负荷试验、下腔静脉自变异度、中心静脉压等来指导临床抢救。

(2)改善心泵功能和血管活性药物:血管活性药物的应用一般应建立在充分液体复苏的基础上,首选去甲肾上腺素。去甲肾上腺素主要作用于 α 受体,而刺激心脏 β1 受体的作用轻微,对 β2 受体几无作用,通过 α 受体的激动作用,可引起小动脉和小静脉血管收缩,能有效提升平均动脉压,静脉输注浓度为 0.1~1μg/(kg·min),而当剂量 >1μg/(kg·min)时,其导致心律不齐、心脏毒副作用变得明显,临床应用去甲肾上腺素时,尽可能通过中心静脉通路输注。正性肌力药物:前负荷良好而心输出量仍不足时,可考虑给予正性肌力药物。首选多巴酚丁胺,起始剂量 0.1~1μg/(kg·min),静脉滴注速度根据症状、尿量等调整。磷酸二酯酶抑制剂米力农、钙离子增敏剂左西孟旦等,具有强心和舒张血管的综合效应,可协同多巴酚丁胺的作用,根据病情可适当选择。

（3）常见急性循环衰竭类型

1）分布性休克——脓毒性休克：需在进行初始复苏的最初,脓毒性休克6h内达到：①中心静脉压 8~12cmH$_2$O；②平均动脉压（MAP）≥65mmHg；③尿量≥30ml/（kg·h）；④上腔静脉血氧饱和度≥70%或混合静脉血氧饱和度≥65%。同时积极的给予抗感染治疗,以及对感染病灶进行引流和清除。

2）低血容量性休克：对于失血性休克,有活动性出血,在未获得确定的止血措施时,采取允许性低血压策略,患者采用限制性液体复苏治疗,晶体液与胶体液按2:1比例输注。即无颅脑损伤的严重创伤患者目标收缩压设定为 80~90mmHg。对于严重大出血,失血性休克患者,建议输注红细胞：血浆：血小板的比例达到 1:1:1,应尽早行床旁超声、CT检查明确出血部位,出血部位明确的患者及时手术、介入治疗充分止血。此外,还应保持患者体温监测并预防凝血功能障碍。创伤出血患者应在伤后 3h 内使用氨甲环酸,首剂 1g 经静脉微泵给药,持续大于 10min,后续 1g 持续静脉输注维持 8h。

3）梗阻性休克、肺动脉栓塞可使用抗凝治疗、肺动脉血栓摘除术、腔静脉滤器植入术以及溶栓治疗。急性心包填塞需要进行心包穿刺引流。

4）心源性休克：按基础疾病进行相应治疗,对于心肌梗死、冠心病患者应紧急进行血运重建治疗,如溶栓、经皮冠脉介入（percutanuous coronary intervention, PCI）或主动脉内球囊反搏（intra-aortic balloon pump, IABP）,必要时有条件也可行体外膜肺氧合（extracorporeal membrane oxygenation, ECMO）。

四、心源性休克与主动脉内球囊反搏

当患者出现心源性休克,积极液体复苏的情况下给予血管活性药物治疗是维持有效循环的基本手段。IABP 早期主要用于心脏围术期血流动力学不稳定患者的循环支持,通常需要外科手术切开血管植入主动脉内球囊。20 世纪 80 年代经皮穿刺技术的出现使 IABP 具有创伤小、并发症少以及操作简便等优点,目前已广泛应用于高危 PCI 患者的循环支持以及重症心肌炎等心源性休克的支持治疗。放置于降主动脉内的气囊导管通过心电或压力波形触发,气囊交替放气和充气,在左心室收缩期主动脉瓣开放前瞬间气囊排空,使主动脉收缩压下降,左心室射血阻力降低,降低了左室收缩力和心肌耗氧量,增加了心排血量,从而增加了重要脏器血供；心室舒张主动脉瓣关闭时,气囊充气,主动脉近端舒张压迅速升高,增加了冠状动脉及大脑的供血供氧。但是近年来对于 IABP 在急性心肌梗死伴心源性休克 6 个月的病死率改善存在争议。IABP 的局限性是不能主动辅助心脏,心输出量增加依赖自身心脏收缩及稳定的心脏节律且支持程度有限,对严重左心功能不全或持续性快速型心律失常者效果欠佳。

五、循环呼吸衰竭与体外膜肺氧合

ECMO 是将血液由体内引流到体外,经过人工膜肺氧合,使静脉血氧合为动脉血,氧合后的血液再重新通过静脉或动脉灌注入体内,由此在一定的时间内替代或部分代替心肺功

能,维持基本的生命需求。ECMO 已成为国内外公认的有效的呼吸和循环辅助方法。为无法通过常规治疗维持有效循环和呼吸的心肺功能衰竭患者,提供了一个有效的生命支持方法,为原发病的治疗赢得宝贵的时间。ECMO 的禁忌证为:①不可复性脑损伤;②恶性肿瘤;③严重的不可逆性多脏器损害。

ECMO 的种类主要有 VV-ECMO(veno-venous ECMO)和 VA-ECMO(veno-arterial ECMO)两种。VV-ECMO 将静脉血引流到体外,经膜肺气体交换,氧合后的血液又回到静脉。VV-ECMO 只替代肺脏的气体交换功能,适用于肺部疾病导致的呼吸衰竭,只支持肺替代。VA-ECMO 为静脉血引流到体外,经膜肺气体交换,氧合后的血液从动脉进入人体。适用于呼吸和(或)循环衰竭,同时支持心肺功能。ECMO 可暂时性地替代原来的心脏和肺脏功能,在改善循环和氧合的同时可减轻病变的心肺做功,使得其有一休息和恢复的机会,为原发病的治疗赢得时间(buy time)。

在急危重症方面主要适用于:急性心肺功能衰竭;急性暴发性心肌炎;急性心肌梗死,心源性休克;急性肺动脉栓塞;病因可逆的心搏骤停且行高质量心肺复苏的患者,中毒导致心肺功能衰竭,急性呼吸窘迫综合征等。近年来心肺复苏同时给予 ECMO 治疗即 ECPR 取得较多成功案例,已成为 2015 年美国心肺复苏及心血管急救指南推荐的抢救手段。

ECMO 循环支持的时机为:①严重心衰,常规治疗效果不佳,预计死亡概率在 50% 以上的患者;②大量正性肌力药物效果不佳,血流动力学仍难以维持;③心脏指数 <2L/(min·m²) 持续 3h 以上,成人平均动脉压(MAP)低于 60mmHg>3h,乳酸 >5mmol/L 并进行性增高,尿量 <0.5ml/(kg·h)持续 5h 以上可考虑安装 ECMO;④建议尽早考虑安装 ECMO。

随着 ECMO 成功用于急性呼吸窘迫综合征(acute respiratory distress syndrome,ARDS)的救治。ECMO 在急性呼吸衰竭抢救中的临床应用得到了关注,主要用于各种原因导致的急性呼吸衰竭,且常规机械通气无法缓解的重症 ARDS 患者,相关情况和参数符合以下条件:①酸中毒(pH<7.15);②低氧血症($PaO_2/FiO_2<80mmHg$);③高吸气末平台压(P>30cmH₂O);④俯卧位通;⑤机械通气时间 <7 天。

6. 器官功能损伤与血液净化　是把患者血液引至体外并通过一种净化装置,连续或间断清除体内过多水分、溶质方法的总称,从而达到净化血液、治疗疾病的目的。主要包括血液透析、血液滤过、血液透析滤过、血液灌流、血浆置换和免疫吸附等。目前血液净化疗法已不单纯用于治疗急、慢性肾衰竭患者,在急诊、危重症领域得到广泛的应用,已经成为了急诊、ICU 治疗急危重症不可或缺的生命支持技术。血液净化在急诊的临床应用主要有两大类,一是急性肾损伤伴或不伴有其他脏器功能的损伤;二是非肾脏疾病或非肾损伤的急危重症状态,如器官功能不全的支持、清除水分和溶质、稳定水电解质等内环境、急性中毒毒物清除等。

连续性肾脏替代治疗(continuous renal replacement therapy,CRRT)是指所有连续 24h 及 24h 以上、连续的体外血液净化疗法以替代受损的肾功能,更适用于急重症患者伴血流动力学不稳定的患者。CRRT 临床应用目标是清除体内过多水分,清除体内代谢废物、毒物,纠正水电解质紊乱,确保营养支持,促进肾功能恢复及清除各种细胞因子、炎症介质。连续性肾脏替代治疗包括连续性动静脉、静静脉血液滤过（CAVH、CVVH）,连续性动静脉、静静脉血液透析（CAVDH、CVVDH）,连续性动静脉、静静脉血液透析滤过（CAVHDF、CVVHDF）以及连续静脉－静脉血液透析和（或）滤过－体外膜氧合（CVVH/DF-ECMO）等模式,不同的模式各有优劣,需要根据患者的具体情况选择合适的治疗模式。该疗法可用于严重心功能衰竭、高分解代谢的或伴脑水肿的急慢性肾衰以及多脏器功能障碍综合征、急性呼吸窘迫综合征、挤压综合征、肝功能衰竭、乳酸酸中毒、严重电解质紊乱、药物或毒物中毒、重症胰腺炎等的救治。

（张劲松　胡德亮）

【参考文献】

1. 朱华栋,于学忠.急诊气道管理共识.中华急诊医学杂志,2016,25（6）:705-708

2. 李春盛,急诊医学.北京:北京大学医学出版社,2013

3. 于学忠,陆一鸣,王仲.急性循环衰竭中国急诊临床实践专家共识.中华急诊医学杂志,2016,25（2）:146-151

4. 李传保,陈玉国.主动脉内球囊反搏在急性心肌梗死患者中的应用进展.中华心血管病杂志,2016,44（4）:361-363

5. Romeo F, Acconcia MC, Sergi D, et al. Theoutcome of intra-aortic balloon pump support in acute myocardial infarction complicated by cardiogenic shock according to the type of revascularization: acomprehensive meta-analysis. American Heart Journal. 2013.165（5）:679-692

6. 龙村.体外膜肺氧合循环支持专家共识.中国体外循环杂志,2014,12（2）:65-67

7. Alain Combes, Daniel Brodie, Robert Bartlett, etal. Position Paper for the Organization of Extracorporeal Membrane Oxygenation Programs for Acute Respiratory Failure in Adult Patients. American Journal of Respiratory and Critical Care Medicine. 2014,190（5）:488-496

8. 血液净化急诊临床应用专家共识组.血液净化急诊临床应用专家共识.2017,26（1）:24-36

第四节　影像诊断在急诊介入治疗中的应用

　　近年来,医学影像学发展迅速,各种新技术新方法层出不穷,对促进和提高急诊介入治疗的效果发挥着重要作用。其中以多层螺旋 CT（multislice spiral CT, MSCT）的 CT 血管成像（CT angiography, CTA）技术及图像质量的提高表现尤为显著,并已广泛应用于急诊血管性疾病的鉴别诊断和介入治疗术前评估。限于篇幅,本节主要介绍需要介入治疗的急诊疾病的常用影像检查技术,如急性脑血管疾病、急性胸痛、创伤及其他缺血、出血性疾病等。

一、检查方法

目前针对急诊疾病常用的影像检查方法包括 X 线、CT、超声和磁共振（magnetic resonance imaging，MRI）检查。由于常规 X 线检查存在解剖结构重叠，对急诊介入疾病的诊断仅起到初筛作用。超声检查在显示实质脏器解剖结构及血流信息上具有重要作用，但由于其空间分辨率有限，且受到声窗及操作者技术限制，在急诊介入疾病中应用受限。因此，需要行急诊介入治疗的疾病的主要检查方法还是 MSCT 检查，它具有快速、准确、无创的特点，在急诊疾病的鉴别诊断及介入治疗评估中发挥着主导作用。因为 CT 检查不仅可以逐层显示解剖结构，还可以多平面及三维重建，CTA 可精确评估血管结构，而 CT 灌注（CT perfusion，CTP）技术可对脏器的血流及功能情况进行评估。MRI 具有出色的软组织分辨率和多参数功能成像，但由于扫描时间长、部分病人难以配合等原因，限制了其在急诊领域的应用。

二、CT 常用参数设置

①准直器宽度：从 X 线管发射出的 X 线束需要进行准直，以减少不必要的辐射剂量，转化为成像层面所需要的形态。对于单层螺旋 CT，准直器决定层厚。而对于多层螺旋 CT，准直器不能直接决定层厚，而是限制扫描区范围，层厚的调节依靠 z 轴方向上各排探测器的不同组合。目前普通 CT 平扫，层厚往往在 5mm 以下，而针对 CTA 成像，层厚往往要求在 1.5mm 以下水平，实现各向同性，这样才能重建出有诊断价值的图像；②螺距：定义为 X 线管每旋转 360° 扫描床移动的距离除以探测器扫描范围的宽度。当床速小于准直器宽度时螺距小于 1，扫描数据会有重叠。实际临床应用中，对于脏器扫描，螺距一般设为 1~2，但当进行 CTA 扫描时往往螺距要小于 1，因为低螺距的重叠扫描能有效减少多层螺旋 CT 的相关伪影，在后期血管二维及三维重建时尤为明显；③管电压和管电流：两者是决定患者辐射剂量及图像质量的主要参数。对于大多数患者，管电压往往选择 100~120kV，而肥胖患者往往选取 120~140kV；对于儿童，绝大多数采用 80kV 进行扫描，以降低辐射剂量。管电流的选择则根据不同机型、不同扫描部位在保证图像质量的情况下进行合理选择，常规使用 120~250mA；④重建算法：在投影重建过程中可以采用不同的滤过模式，滤过是通过重建算法来进行的，它可以牺牲图像的锐利度来降低背景噪声。在 CTA 重建中，往往采用软组织或平滑算法，虽然空间分辨率会降低，但可以降低图像噪声，获得更好的血管结构。

三、CT 常用对比剂使用及原则

CT 常用对比剂主要是非离子型含碘对比剂，如碘海醇（欧乃派克）、碘帕醇（碘必乐）、优维显及威视派克等。对比剂按照渗透性分为高渗性［>1500mOsm/（kg·H_2O）］、低渗性［600~1000mOsm/（kg·H_2O）］和等渗性［290mOsm/（kg·H_2O）］对比剂。由于对比剂90%经肾小球滤过排泄,会导致一过性肾损害甚至引起对比剂肾病(contrast induced nephropathy, CIN)。因此,肾功能不全是对比剂使用禁忌证之一。研究显示,高、低渗对比剂在肾功能正常患者CIN发病率无明显差别,但对于肾功能不全患者,低渗对比剂发生CIN明显低于高渗性对比剂;而对于慢性肾病或慢性肾病合并糖尿病患者,等渗性对比剂(如威视派克)所致CIN又明显低于低渗性对比剂。另外对比剂还可能会引起不同程度的过敏反应、甲亢危象或对比剂外渗等情况,应在检查前告知并请患者签署知情同意书(表1-4-1),并准备好抢救药品和急救设备。CTA对比剂注射一般采用经静脉团注法,根据检查部位在目标血管进行监测触发扫描。注射速率一般为3.5~5.5ml/s,为高压注射,一般需留置18~20G以上静脉留置针建立静脉通路。一般对比剂注射总量根据体重计算,1~1.5ml/kg。具体注射方案一般采用三期注射,先20ml生理盐水,中间注射对比剂,最后加注20~40ml生理盐水冲刷。

表1-4-1　急诊CTA扫描知情同意书参考模板

姓名:　　　　　性别:　　　　　年龄:　　　　　　　就诊号:　　　　　影像号:

患者因病情诊断需要行急诊CTA检查,需使用碘对比剂,有关碘对比剂使用及CTA检查相关风险告知如下:

一、使用碘对比剂可能出现不同程度的不良反应(其中重度不良反应概率小于万分之五)

1. 轻-中度不良反应　咳嗽、打喷嚏、一过性胸闷、结膜炎、恶心呕吐、荨麻疹、瘙痒等。

2. 重度不良反应　喉头水肿、心脏骤停、休克等,甚至死亡或其他不可预测的不良反应。

二、注射部位可能出现碘对比剂漏出,造成皮下组织肿胀、疼痛、麻木感等。

三、CTA检查可能造成甲状腺危象、急性肾衰竭、急性心功能衰竭等不可预知情况。

我已详细阅读并理解以上告知内容,因诊断需要,同意承担相应风险使用碘对比剂及实施CTA检查。

患者/授权委托人/代理人签名:　　　　　　　　　　签名日期:　　年　月　日

医师签名:　　　　　　　　　　　　　　　　　　　签名日期:　　年　月　日

四、CT常用图像后处理方式

CT图像是数字化图像,因此能够运用计算机软件进行二维及三维显示图像后处理。二维显示技术包括多平面重组(multiplanar reformation, MPR)、曲面重组(curved planar reformation, CPR)、最小密度投影(minimum intensity projection, mMIP)和最大密度投影(maximum intensity projection, MIP)(图1-4-1),用以多方位、多角度显示血管壁和腔内情况,显示细节较精细,但立体感差。三维显示技术主要包括容积再现(volume rendering, VR)和仿真内镜(virtual endoscopy, VE)技术(图1-4-2),该技术利用容积扫描的所有像素信息,根据需要调节不同组织的透明度以最佳显示血管及病灶,尤其是可以立体直观地显示重叠的血管与邻近结构的三维关系,但细节显示欠佳;VE技术则是显示腔内病变的重要补充手段。这些技术的开发极大地拓展了CT的应用领域,并提高了CT的诊断价值,但无论如何在显示病变时都要以轴位图像为基础,因为其他重建方法有时会掩盖病变或造成假象。

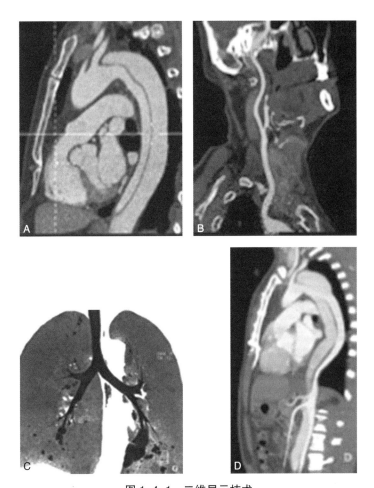

图 1-4-1 二维显示技术

A. 主动脉夹层多平面重组；B. 颈部动脉曲面重组；C. 支气管最小密度投影；D. 主动脉夹层最大密度投影

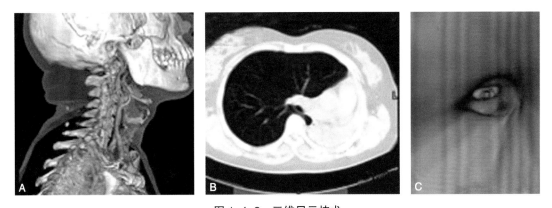

图 1-4-2 三维显示技术

A. 容积再现显示颈部血管；B、C. 肺部 CT 轴位和仿真内镜技术显示左下肺支气管占位伴阻塞

五、影像诊断在常见急诊介入疾病中的临床应用

1. 影像诊断在急性脑血管疾病中的临床应用 急性脑血管疾病患者应首选 MSCT 检查,因为其检查迅速,且患者监护方便。主要扫描序列包括 CT 平扫、CTA 和 CTP。

头颅 CT 平扫的价值主要是用于初步判断出血或缺血性脑卒中。如果发现为出血性脑卒中,则进一步行 CTA 检查除外血管畸形和动脉瘤等脑血管疾病(图 1-4-3)。CTA 扫描隐性并不能完全排除颅内血管性疾病的存在,必要时需要进一步行全脑血管造影进行评估。

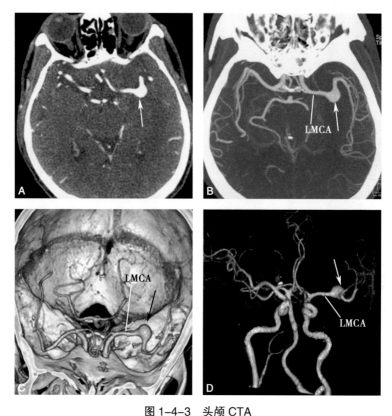

图 1-4-3 头颅 CTA

男,58 岁,出现右侧肢体无力、头痛及行走不稳 20 天,A、B. CTA 轴位图像示左侧大脑中动脉(LMCA)分叉部局部膨大(箭);C、D. CTA 三维容积再现图像显示 LMCA 分叉部梭形动脉瘤

在 CT 平扫排除出血性卒中后,并且临床怀疑存在急性脑缺血性病变,可首先根据脑组织的密度改变初步判断是否存在急性脑梗死。急性脑梗死早期 CT 平扫征象包括:脑组织密度减低、脑回肿胀、脑沟变浅消失、深部脑灰质核团模糊、岛带征(即大脑中动脉闭塞早期岛带区灰白质界面消失)、动脉高密度征(发生率 35%~50%,特异性高,提示该段血管内新鲜血栓形成)等。如果 CT 平扫除外大面积脑梗死(>1/3 大脑中动脉供血区)则应行 CTA 检查,以评估颅内血管闭塞的位置、狭窄程度及侧支循环状况。CTA 扫描范围为颈动脉分叉处(C₅ 水平)至颅顶部,从足到头方向扫描(图 1-4-4)。如果条件允许,还可以开展 CTA 及 CTP 一站式或者 MRI 检查,以便指导是否进一步进行急诊血管内治疗。目前,美国的多数

脑卒中中心采用 CTA 作为颅内大血管评估的手段,适合于所有脑卒中患者,能够快速、准确地显示颅内大血管,并能与 CT 平扫直接衔接。

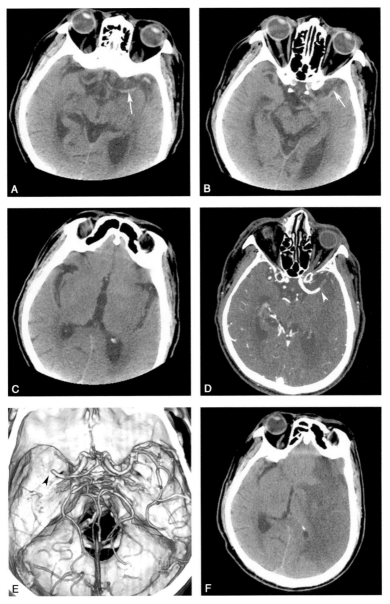

图 1-4-4 头颅 CT

男,79 岁,右侧肢体乏力 6h,A~C. CT 平扫显示左侧大脑中动脉密度增高(箭),同时显示左侧"岛带征"即左侧岛带区灰白质界面消失;D、E. CTA 成像可见左侧 MCA 截断伴血栓形成(箭头);F. 两天后复查 CT 平扫示左侧 MCA 供血区脑实质密度明显减低,脑梗死明确

脑 CTP 检查比较充分地利用了对比剂在脑组织内流入和廓清的动态特征,反映了脑组织血流动力学状态。该技术是在周围静脉团注对比剂后,对选定层面进行连续动态扫描,所得数据经计算机处理获得每一像素的时间 – 密度曲线(time density curve,TDC),采用去卷

积算法（deconvolution method）计算出不同的灌注参数，并以伪彩图显示。因基底节层面能显示大脑前、中、后动脉分布区，包括前、后循环供血区，是脑缺血常累及的部位，而且此层面内包含上矢状窦，利于参数的计算，通常选择该层面及其上下相邻层面进行灌注检查。CTP的具体参数图包括：①脑血流量（cerebral blood flow，CBF）：反映的是局部脑组织内血流量；②脑血容量（cerebral blood volume，CBV）：是指感兴趣区内包括毛细血管和大血管在内的血管床容积；③平均通过时间（mean transit time，MTT）：主要是指对比剂通过毛细血管的时间；④达峰时间（time to peak，TTP）：是指在TDC曲线上，对比剂从开始出现到浓度达到峰值的时间；⑤组织残余功能达峰时间（time-to-maximum of the residual function，Tmax）。CT灌注参数反映了脑组织生理功能的变化，CTP在脑缺血症状出现30min后即可发现灌注异常，能满足卒中患者对组织时间窗的评估要求。

血管内治疗是治疗急性脑梗死的有效方法，脑缺血半暗带（ischemic penumbra，IP）的存在是血管内治疗的理论基础。IP指脑梗死核心区周围存在的功能受损区域。正常的脑组织血流量约为50~60ml/100（g·min），当脑血流量下降到<20ml/100（g·min）时，即为IP。此部分脑组织若经积极治疗可恢复正常，反之则进展为梗死。由于个体的差异，每例患者的IP时间并不相同，对于发病>6h或时间不明的患者，可根据半暗带的存在和范围，酌情进行血管内治疗。临床常通过CTP不匹配区判定IP的存在，表现为MTT延长，CBF下降而CBV相对保持正常或轻度下降甚至上升的区域（图1-4-5）。基于CTP不同参数图对IP和梗死核心的定义较多，较为经典的包括：①梗死核心：CBV绝对值<2.0ml/100g或相对CBF值<对侧脑组织CBF值的31%；②缺血半暗带：Tmax>6s或相对MTT值延长>对侧脑组织MTT值得145%。MR灌注（MRP）与CTP原理类似，CTP比MRP更快，操作更方便，用于快速诊断可能更好，但要接受射线辐射；MRP花费时间更长，操作相对复杂，但可提供卒中病因和损伤范围等更多信息。根据CTP或MRP成像筛选患者行血管内治疗，是否能带来临床获益仍有待进一步研究。因此，不推荐所有患者常规行CT或MR灌注成像检查。对于超过治疗时间窗或未知发病时间的患者（如醒后卒中），建议行头颅CTP或MRP检查，证实存在缺血半暗带后，可酌情延长治疗时间窗。此外头颅MRI中DWI序列可以准确、早期诊断脑梗死；MR血管成像（TOF-MRA或者CE-MRA）可以无创判断血管闭塞或狭窄部位，高分辨率颅内血管壁成像则可以进行病因诊断。

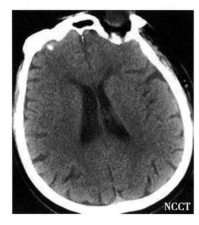
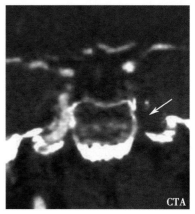

NCCT　　CTA

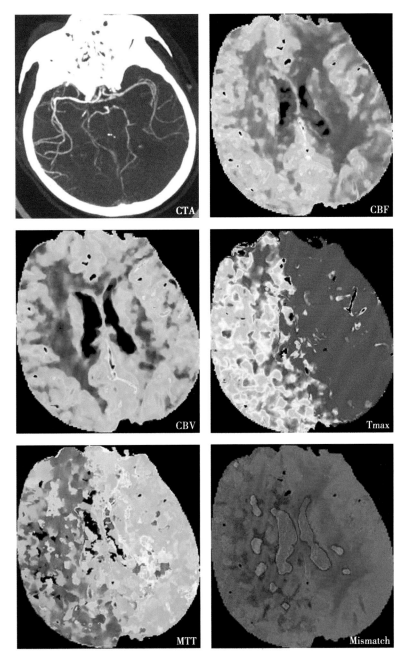

图 1-4-5　头颅 CTA 及 CTP

CTA 显示左侧颈内动脉颅底段闭塞，但左侧大脑中动脉代偿良好；CT 平扫未见明显梗死灶。CTP 示左侧额顶颞叶局部 CBF 明显下降，MTT 及 Tmax 显著延长，CBV 较右侧稍高。Tmax>6s 区域（蓝色，缺血半暗带）明显大于 CBV 显著下降区域（红色，核心梗死区），提示大片缺血半暗带存在，可延长治疗时间窗

2. 影像诊断在急性胸痛的临床应用　急性胸痛在急诊中为常见疾病，其致命性疾病主要包括肺动脉栓塞、主动脉综合征和急性冠脉综合征等，而急诊介入治疗是这些疾病的重要治疗手段。

　　在肺动脉栓塞的影像诊断中,X线胸片起到初筛作用,诊断敏感性和特异性均很低,可以观察到肺血减少(肺纹理稀疏、消失)及肺梗死(基底在胸膜侧,尖端指向肺门的三角形高密度影)情况。CT肺血管成像(CT pulmonary angiography,CTPA)成为肺动脉栓塞诊断的首选方法而被广泛应用。一般建议双期扫描,第一期为肺动脉期,肺循环的时间在6~10s左右,CTPA触发采集部位应放在主肺动脉水平,扫描范围包括整个胸部;第二期延迟时间一般为21~23s,主要显示远端肺血管及左心情况。主肺动脉及肺动脉近段栓塞容易诊断,其中急性肺动脉栓塞的典型直接征象是肺动脉中心性腔内充盈缺损和凸面向腔内的附壁性充盈缺损(图1-4-6);间接征象包括肺血减少或"马赛克征"及肺动脉高压表现。慢性肺动脉栓塞的直接征象为偏心性充盈缺损、血管狭窄或血栓钙化。对于外周肺动脉栓塞容易漏诊,需要结合薄层横断面图像及MIP等多种后处理方式进行仔细观察。另外,双能量肺灌注应用对外周肺动脉栓塞的诊断有一定帮助,对怀疑肺动脉栓塞的患者结合肺灌注情况更能做出判断。肺动脉栓塞往往合并肺动脉高压及右心功能不全,因此观察肺动脉高压相关参数如主肺动脉直径、主肺动脉与升主动脉比值及右心室与左心室比值也非常重要。由于90%~95%肺动脉栓塞患者栓子源于下肢深静脉系统血栓,可在行CTPA的同时进行下肢静脉CTV成像。

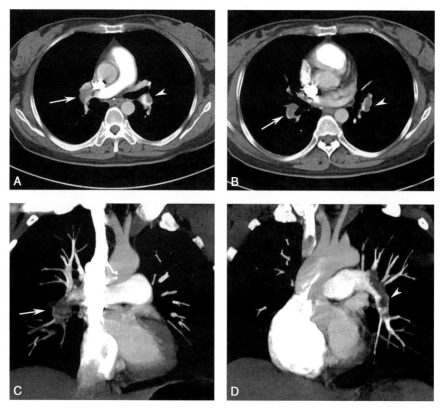

图1-4-6　CT肺血管成像

女,50岁,因进行性气短伴胸痛8h急诊入院,既往有下肢深静脉血栓病史,A、B.轴位图像示右肺动脉主干内完全性充盈缺损(白箭)和左侧肺段动脉内偏心性充盈缺损(白箭头);C、D.最大密度投影重建图像显示充盈缺损的范围

　　影像检查在急性主动脉综合征（包括主动脉夹层、壁间血肿及主动脉穿透性溃疡）评估中有很重要的作用。其中主动脉夹层 X 线胸片可以观察到纵隔增宽（61.1%）、主动脉钙化内膜内移（14.1%）和心影增大（25.8%），但也可以表现为正常，缺乏特异性。CT 平扫上钙化内膜内移是主动脉夹层的重要征象。在临床实践中，CTA 已成为主动脉夹层时最常用的检查方法（图 1-4-7，图 1-4-8），其扫描范围往往要包括胸腹部，以观察夹层累及范围。其诊断

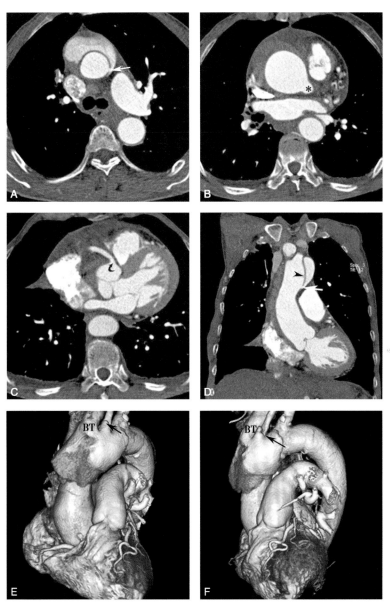

图 1-4-7　主动脉夹层（Stanford A 型；Debakey Ⅱ型）

男，57 岁，因突发胸背部剧烈疼痛被送至急诊。A. CTA 轴位图像显示内膜撕裂口（白箭）位于升主动脉；B、C. 轴位 CTA 图像示左冠（星号）、右冠状动脉（弯箭）主干均未被累及；D. 多平面重建冠状位上可见夹层的内膜片（白箭）位于升主动脉；E、F. 冠状位和矢状位容积再现重建图显示头臂干（BT）和左颈总动脉（黑箭）均受累及，左锁骨下动脉未受累及

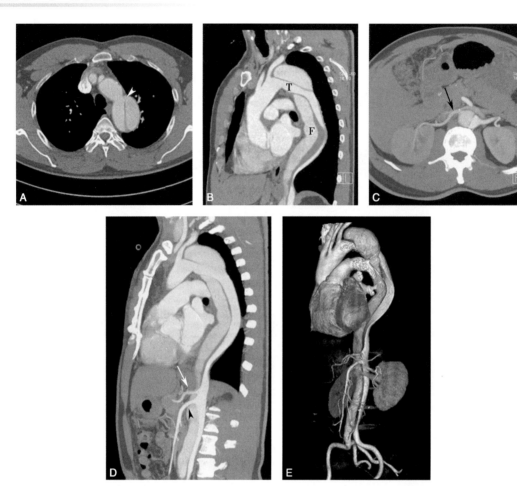

图 1-4-8 主动脉夹层（Stanford B 型；Debakey Ⅲ型）

男，52 岁，因持续性剧烈胸痛 5h 被送至急诊，疼痛放射至背部，既往有原发性高血压病史 5 年余，A. CTA 轴位图像显示内膜片位于真腔与假腔之间，内膜撕裂口（白箭头）位于降主动脉起始部（白箭头）；B. 斜矢状位最大密度投影显示夹层破口始于左侧锁骨下动脉以远，真腔受假腔压迫，假腔内血栓形成；C. 轴位的最大密度投影图像上显示左肾动脉起源于真腔侧而右肾动脉起源于假腔侧（黑箭），在这个平面也能看见内膜一个小破口；D. 包含上腹部的斜矢状位最大密度投影图像，显示腹腔干（白箭）及肠系膜上动脉（黑箭头）发自真腔；E. 矢状位 VR 重建图像上显示主动脉夹层的范围，从左锁骨下动脉起始以远延伸至腹主动脉远段

要点如下（图 1-4-9）：①判断破口的位置及夹层累及范围对夹层进行分型：但不是每个患者都能观察到破口，特别对于 Stanford A 型患者，有条件可以加心电门控扫描，以避免升主动脉搏动伪影。②鉴别真假腔：真腔与假腔的鉴别诊断对介入血管腔内治疗非常重要。通常情况下假腔大于真腔。由于夹层走行通常呈螺旋形，真假腔的相对位置并不固定，在实际工作中要上下层动态连续观察，避免误诊。③显示纵隔血肿、心包和胸腔积血及分支受累等并发症：需要仔细观察主要分支的累及情况，主动脉弓三大分支常常累及，对于有神经系统症状的患者一定要注意观察。另外，腹部大分支的累及，如腹腔干、肠系膜上动脉、肾动脉等，相应血管的累及会导致该血管支配脏器的缺血症状。④在工作站血管分析软件帮助下正确测量破口近端正常主动脉的直径及其他解剖径线，为临床介入治疗时确定支架直径提供依据。

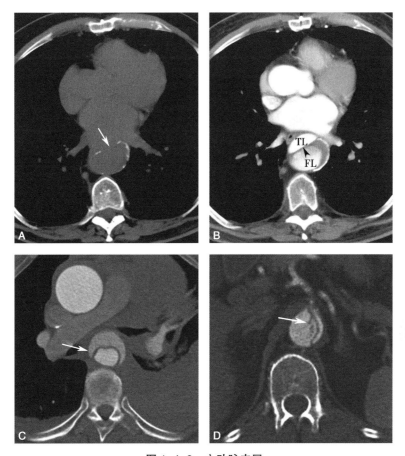

图 1-4-9 主动脉夹层

A. CT 平扫显示钙化内膜片内移（白箭）；B. 轴位 CTA 图像证实夹层存在,真腔小于假腔；C. CTA 轴位显示鸟嘴征,假腔与血管壁形成锐角；D. 显示假腔内内膜片未完全撕裂形成的蜘蛛网征

主动脉壁间血肿是主动脉中层滋养血管破裂导致,主动脉管壁因而变得薄弱,但内膜仍然完整无撕裂。壁间血肿演变发展具有不确定性。部分病例可保持稳定,进而吸收至消退。部分病例则可能进展为动脉瘤样扩张或者内膜破裂,发展为主动脉夹层。MSCT 是壁间血肿的首选检查方法,其扫描通常要包括 CT 平扫及 CTA 双期（图 1-4-10）。急性主动脉壁间血肿在 CT 平扫上的典型表现是主动脉外周出现新月形高密度影。有时可见钙化的内膜向主动脉腔内移位,这是血肿的主动脉中膜推移内膜所致。CTA 可显示主动脉管壁呈新月形增厚,无强化,表面光滑,部分或完全包绕在高密度主动脉管腔周围,没有内膜撕裂。壁间血肿与主动脉夹层一样按 Stanford 法分型。Stanford A 型指血肿累及升主动脉伴或不伴降主动脉受累,而 Stanford B 型指血肿只累及降主动脉。A 型壁间血肿通常通过手术或者血管内介入治疗。B 型则主要进行降压等药物治疗,但需要密切的随访观察,因为当壁间血肿进展为夹层时需要行急诊手术治疗或血管内介入治疗。

对于急性冠脉综合征,目前国内还主要依赖于临床症状、心电图和心肌酶谱的诊断,极少数医院开展急诊冠脉 CTA 检查。诊断冠心病主要依据冠脉造影来测量冠脉狭窄程度。冠

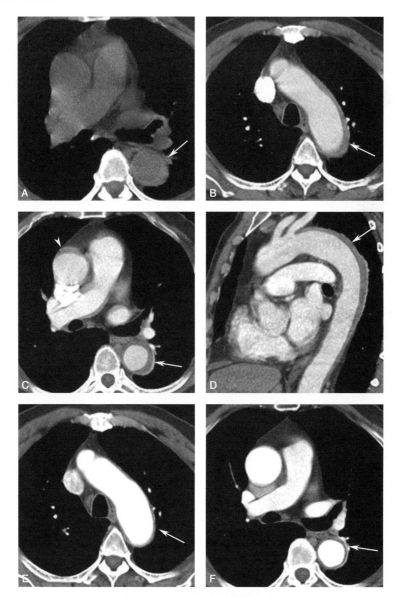

图 1-4-10 主动脉壁间血肿

女,58 岁,因持续性剧烈胸痛 5h 被送至急诊,既往有原发性高血压病史 3 年余,
A. CT 平扫轴位图像显示降主动脉管腔外侧光滑的新月形稍高密度影(箭);B、
C. CTA 轴位图像显示沿着降主动脉近段的管腔外围无强化边界清晰的低密度影,
主动脉内膜未见撕裂(箭),图 C 显示升主动脉局部运动伪影类似主动脉壁增厚
(箭头);D. 矢状位多平面重建 CTA 图像可见管壁增厚累及的范围(箭);E、F. 3
月后复查 CTA 显示主动脉壁增厚基本吸收(箭)

状动脉狭窄程度分为:轻度:<30%,中度:30%~70%,重度:70%~99% 和闭塞性病变(100%)。
冠脉 CTA 可以明确冠脉斑块性质,如钙化斑块或非钙化斑块。在测量冠脉狭窄程度尤其是
排除严重冠心病上有着很高的准确性(图 1-4-11)。

3. 影像诊断在急诊缺血性疾病中的临床应用 急诊缺血性疾病除了上述的缺血性脑
卒中、心肌梗死及肺动脉栓塞等常见疾病之外,还包括其他部位血管闭塞,如急性肾梗死、肠

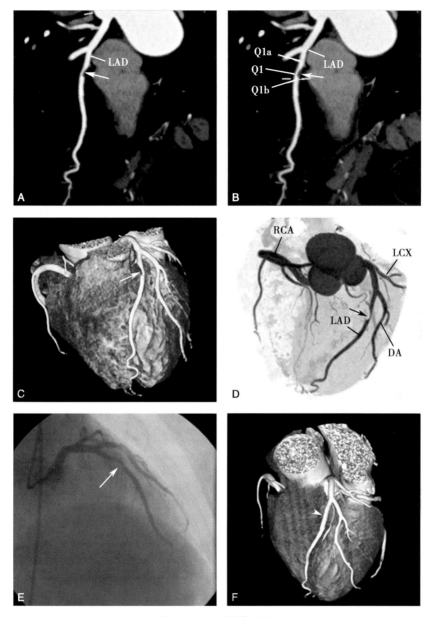

图 1-4-11 冠脉 CTA

女,75 岁,因突发胸痛入院,A~D. 冠脉 CTA 曲面及三维重建示左前降支(LAD)近段见非钙化斑块(箭),长约 11.5mm,最狭窄处约 80%;E. 冠脉造影证实了 LAD 近段的严重狭窄;F. 支架植入术后 CTA 显示 LAD 近段的支架影(箭头)

系膜血管病变导致肠道缺血等。MSCT 检查一般要行 CT 平扫 + 动脉期扫描,部分静脉栓塞还需要进行静脉期扫描。CT 平扫主要观察脏器缺血引起的脏器水肿及渗出等征象,动脉期及静脉期扫描可以诊断受累血管及相应脏器缺血情况。本节将以肾动脉栓塞引起肾梗死及肠系膜动脉血栓及夹层引起肠道缺血为例进行介绍。

急性肾梗死(图 1-4-12)主要继发于心脏疾病引起的肾动脉栓塞,如心房纤颤、动脉硬化、心脏瓣膜疾病、心肌梗死、室壁瘤和扩张型心肌病,其他原因还包括创伤、肾动脉夹层或者动脉瘤、高凝状态、高黏稠综合征、纤维肌性发育不良等。常温下,人类肾脏耐受完全缺血的时间为 60~90min。典型的急性肾梗死的表现主要包括持续稳定的下背部、腹部或腰部疼痛,伴有恶心、呕吐或发热等症状。CT 平扫可以肾影增大、肾周间隙模糊等肾脏缺血水肿改变。CTA 可清楚显示肾梗死责任血管及肾脏梗死范围。

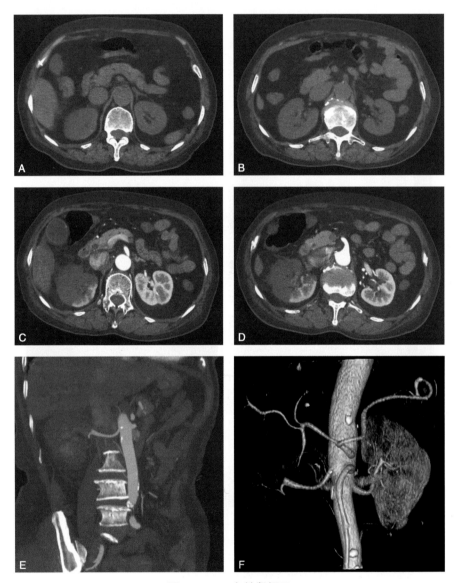

图 1-4-12　急性肾梗死

女,64 岁,36h 前无明显诱因突然出现剧烈的腰痛,疼痛呈持续性、伴有发热、恶心、呕吐及全身不适,A、B. CT 平扫示右肾中上极肿胀,肾周脂肪间隙稍模糊;C~F. CTA 示右肾动脉分支内见充盈缺损影,伴右肾大面积灌注减低,肾周脂肪间隙内见片絮状稍高密度影,伴少量积液

急性肠道缺血是由于肠系膜上动脉或静脉的狭窄甚至闭塞所致的肠缺血性病变。肠系膜上动脉栓塞(图 1-4-13)是引发急性肠系膜缺血的主要病因。大多数栓子为心源性,其他来源包括动脉瘤内血栓、邻近主动脉粥样硬化斑块的脱落以及血管腔内手术所致的医源

性栓子等。非心源性的栓子体积较小,因此更易阻塞肠管远端血管。老年患者伴有心脏病史突发剧烈的腹痛伴腹泻应考虑到此疾病。肠系膜上动脉栓塞 CTA 上表现为肠系膜上动脉腔内低密度充盈缺损、其动脉分支低灌注。其他征象包括肠壁不强化、肠管积气扩张、肠壁增厚。肠管炎性改变、肠壁内积气、肠管内气液平等是提示急性肠系膜缺血预后不佳。

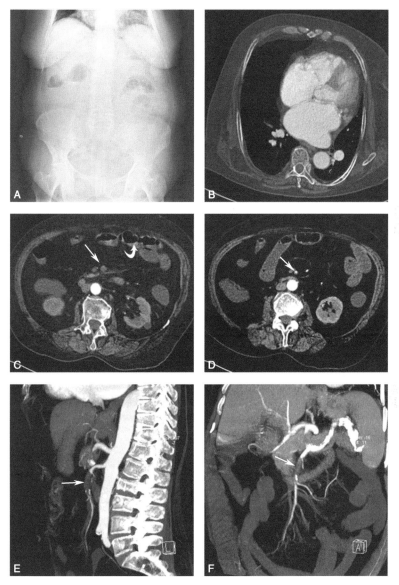

图 1-4-13 肠系膜上动脉栓塞

女,76 岁,腹痛腹泻 3 天急诊入院,既往有高血压病史 5 年,房颤病史 3 年,A. 立位腹部平片可见肠腔内见气液平;B. CT 增强轴位图像可见左房体积增大;C. CTA 轴位图像可见肠系膜上动脉近段主干内大的充盈缺损(箭),小肠内可见小的气液平(弯箭);D. 增强 CT 轴位图像示肠系膜上动脉远段内部分充盈缺损(箭头);E、F. 矢状位、冠状位最大密度投影显示肠系膜上动脉主干内的充盈缺损

自发性孤立性肠系膜上动脉夹层(图 1-4-14)也是造成肠道缺血的常见原因,其是指单独发生于肠系膜上动脉且不合并主动脉的动脉夹层的一种疾病。它是一种少见血管性疾病,

但在内脏动脉夹层中却最常发生。本病主要的临床表现是急性腹痛,引起腹痛的主要原因是小肠缺血或者继发于动脉破裂的腹膜腔积血。该病病因不明,有学者认为与医源性、局部钝伤、高血压和纤维肌层发育不良有关。本病于 CTA 上的典型表现为肠系膜上动脉呈双腔样改变及内膜撕裂。内膜撕裂口常位于距肠系膜上动脉根部 1.5~3cm 处。真腔与动脉未发生夹层的部分相延续并可受到假腔压迫。部分较严重的病例中可见到肠缺血及动脉血管破裂的影像学表现。CT 因能准确评估夹层的部位及范围对本病的早期诊断及随访有较高的价值。

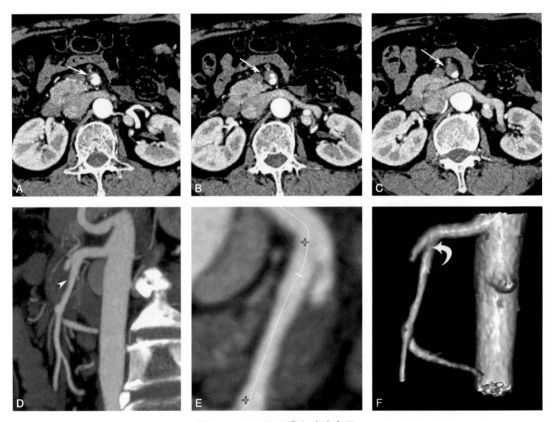

图 1-4-14　肠系膜上动脉夹层

男,59 岁,突发上腹痛 5h 入院,A. CTA 轴位图像于肠系膜上动脉近段水平显示内膜撕裂(白箭);B. 肠系膜上动脉被分为真腔和假腔,位于后方的是真腔,靠近左肾静脉;C. 在较低层面的 CTA 图像可见内膜撕裂至肠系膜上动脉远段,假腔内可见血栓形成而闭塞;D、E. 矢状位最大密度投影及曲面重建图像显示真腔通畅(白箭头);F. 容积再现重建图像显示夹层起始位于肠系膜上动脉近段(弯箭)

4. **影像诊断在急诊出血性疾病中的临床应用**　急诊出血性疾病包括大血管或小血管出血性病变,MSCT 检查需对相应部位行三期扫描,即 CT 平扫 + 动脉期 + 延迟期,CT 平扫主要观察脏器受累及是否有新鲜出血(新鲜出血为高密度),动脉期主要显示受累血管情况,指导后期介入治疗,延迟期主要观察是否有对比剂慢性外渗以明确活动性出血情况。

因为出血性病种较多,本节以支气管动脉破裂引起咯血及腹主动脉瘤破裂出血各一例进行说明。支气管动脉破裂出血是引起咯血的重要原因,但其起源、走行及分支类型变异较大,CTA 扫描范围往往要包括胸部及上腹部,以便全面观察。支气管动脉扩张(直径 >2mm)的病因包括慢性感染性或炎性疾病和肺癌。患者最常见的临床表现为大咯血,大咯血是指

24h 咯血量大于 600ml。MSCT 对咯血患者栓塞治疗前的诊断价值很高。其不仅能诊断支气管动脉扩张,显示其起源,还能提示咯血的病因。CTA 检查快捷,并能在介入治疗前提供详细的血管走行路线。因此,CTA 是诊断支气管动脉扩张的金标准。支气管动脉扩张表现为结节样和线样强化结构,因其迂曲走行,故在多平面重建或三维 VR 图像上显示最佳(图 1-4-15)。

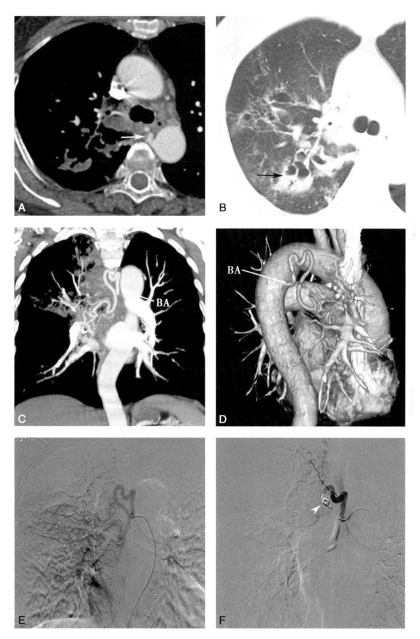

图 1-4-15 支气管动脉

女,67 岁,30 年前反复出现少量咯血,经保守治疗症状可缓解,本次出现大咯血,急诊入院。A. CTA 轴位示胸降主动脉前内侧发出一支扩张的右侧支气管动脉,直径大于 2mm(白箭);B. CT 示右肺多发的囊状支气管扩张,部分扩张的支气管内可见液体影(黑箭);C、D. 斜位纵隔窗 MIP 图像和三维 VR 重建图像示胸降主动脉前内侧发出一支扩张的右侧支气管动脉并进入右肺门;E. 栓塞前 DSA 图像可见一支扩张的右侧支气管动脉;F. 栓塞后 DSA 图像示扩张的右侧支气管动脉近段见弹簧圈影(白箭头),其远端闭塞

　　腹主动脉瘤是指腹主动脉某一段的异常扩张或局限性膨胀,当腹主动脉瘤壁薄弱到一定程度时使得管壁无法承受血流的冲击而破裂(图1-4-16)。很多患者在无任何症状的情况下发生动脉瘤破裂,一旦破裂出血,病死率可达80%以上。腹痛、休克、腰背痛是最常见的临床表现。CTA诊断腹主动脉瘤的直接征象是主动脉壁不连续,对比剂外渗;间接征象为腹腔积液征或腹腔积血,主动脉旁的脂肪消失,其外缘模糊、软组织影增多。

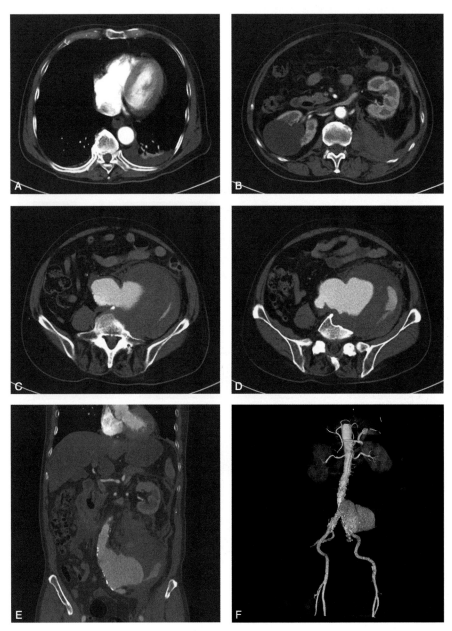

图1-4-16　腹主动脉瘤

男,78岁,突发腹痛4h急诊入院,A~F. 腹主动脉下段及髂总动脉局限性膨大,见动脉瘤形成,其周围伴大块状等密度及少量对比剂渗出;左侧腰大肌肿胀,周围见片絮状稍高密度影,左侧胸腔少量积液伴局部肺不张。考虑腹主动脉下段及髂总动脉瘤合并破裂出血

5. 影像诊断在急诊创伤性疾病中的临床应用　急诊创伤性疾病可以引起血管直接或间接破裂,MSCT 平扫可以观察脏器损伤和是否伴有新鲜出血,CTA 还可以观察血管受累情况。胸腹部主动脉外源性损伤是一种严重的潜在致命性疾病,可以引起主动脉破裂或创伤性动脉瘤,好发于主动脉峡部(位于左锁骨下动脉分支处的下方)。因此,对于此类患者 CT 平扫加 CTA 检查是必不可少的手段,前者主要观察脏器受累情况及是否有新鲜出血,后者主要根据对比剂外渗情况观察是否有活动性出血及评估血管情况。而由于骨折等原因间接累及血管也是急诊创伤需要介入治疗的重要疾病。本文将以下肢骨折累及下肢动脉及外伤性颈内动脉海绵窦瘘(carotid cavernous fistulas,CCF)为例进行说明。

CTA 是评估外伤后下肢动脉损伤有效且精确的检查方法(图 1-4-17)。扫描时间少于30s,使得 CTA 成为诊断的重要手段而不影响及时的治疗。CTA 也可以观察到一些关于骨和软组织的影像信息,以及它们与血管的关系。下肢血管损伤影像学上表现为活动性对比剂外渗、血管腔外对比剂聚集、节段性动脉不显影或闭塞、管腔突然狭窄、静脉提前显影以及血管管腔、轮廓和走行的异常表现等。其他征象包括软组织肿胀以及骨折。用较小的准直进行容积扫描从而获得 0.75~1mm 层厚的图像是诊断必须的扫描条件,阅读原始的轴位图像是诊断的基础,各种后处理方法,如冠状位和矢状位重建、容积再现技术,有利于协助诊断。

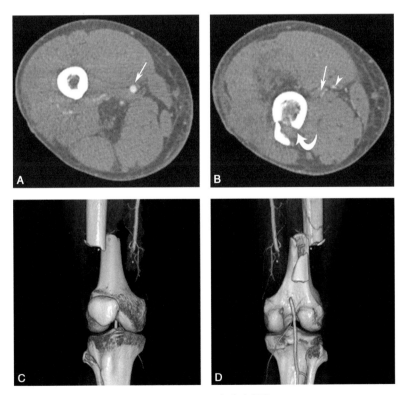

图 1-4-17　下肢动脉损伤

男,34 岁,因车祸致右下肢创伤入院,A. 轴位下肢 CTA 示右侧股浅动脉(箭)显影良好,边界清楚,骨皮质连续;B. 较低层面的轴位图像示右股骨下端骨皮质中断(曲箭),在骨折层面,右股浅动脉未见显示(箭),可见少许侧支动脉(箭头);C、D. 容积再现图像示右股骨下段骨折,右股浅动脉突然截断

CCF 是由一支或多支颈内动脉或颈外动脉分支和海绵窦之间异常交通引起,创伤是主要发病原因(图 1-4-18)。根据瘘的血供来源,CCF 可分为直接型和间接型,直接型是颈内动脉与海绵窦的直接沟通,间接型是颈内动脉与颈外动脉的硬膜支与海绵窦间的异常沟通。本病典型的临床表现是搏动性突眼、结膜充血水肿及听诊杂音。然而,进行性视力下降(伴或不伴有第Ⅲ、Ⅳ、Ⅴ和Ⅵ对脑神经麻痹)可能是唯一征象。本病最重要的诊断线索是眼上静脉扩张和眼球突出。CT 或 MR 上常可见眼外肌群增粗、眼眶肿胀及扩张迂曲的海绵窦。CTA 检查对 CCF 诊断的敏感性及特异性均较好。

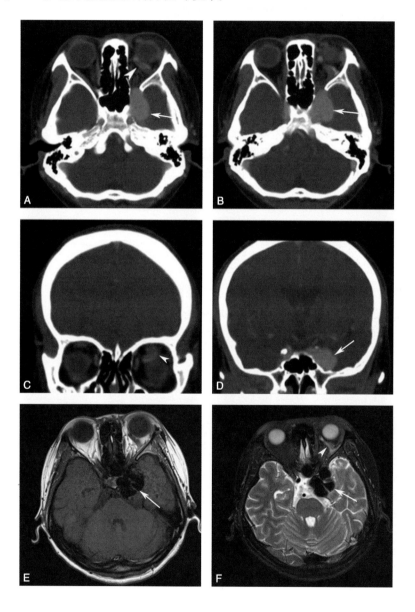

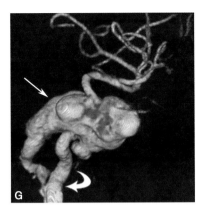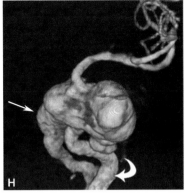

图 1-4-18　直接型颈动脉海绵窦瘘

男,26 岁,患者 2 个月前因一次交通事故受过外伤,事后感到恶心呕吐、疼痛及眼睑瘀斑,近日来疼痛明显加重,A~D. CTA 轴位图像及冠状位图像显示扩张的眼上静脉(箭头)及海绵窦(箭);E、F. 磁共振 T_1WI 及 T_2WI 轴位图像显示扩张的眼上静脉(箭头)及海绵窦(箭);G~H. 血管造影检查显示颈内动脉(弯箭)与海绵窦(箭)之间的异常交通

(祝因苏　鲁珊珊　施海彬)

【参考文献】

1. 中华医学会神经病学分会,中华医学会神经病学分会脑血管病学组.中国急性缺血性脑卒中诊治指南 2014.中华神经科杂志,2015,48(4):246-257

2. 中国卒中学会,中国卒中学会神经介入分会,中华预防医学会卒中预防与控制专业委员会介入学组.急性缺血性卒中血管内治疗中国指南 2015.中国卒中杂志,2015,10(7):590-606

3. 张兆其.临床心血管病影像诊断学.北京:人民卫生出版社,2013

4. Rybicki FJ, Udelson JE, Peacock WF, et al. 2015ACR/ACC/AHA/AATS/ACEP/ASNC/NASCI/SAEM/SCCT/SCMR/SCPC/SNMMI/STR/STS Appropriate Utilization of Cardiovascular Imaging in Emergency Department Patients With Chest Pain: A Joint Document of the American College of Radiology Appropriateness Criteria Committee and the American College of Cardiology Appropriate Use Criteria Task Force. J Am Coll Radiol, 2016, 13(2): e1-e29

5. Lu MT, Demehri S, Cai T, et al. Axial and reformatted four-chamber right ventricle-to-left ventricle diameter ratios on pulmonary CT angiography as predictors of death after acute pulmonary embolism. AJR Am J Roentgenol, 2012, 198(6): 1353-1360

6. Konstantinides SV. 2014 ESC Guidelines on the diagnosis and management of acute pulmonary embolism. Eur Heart J, 2014, 35(45): 3145-3146

7. Etminan N, Buchholz BA, Dreier R, et al. Cerebral aneurysms: formation, progression, and developmental chronology. Transl Stroke Res, 2014, 5(2): 167-173

8. Nienaber CA, Clough RE. Management of acute aortic dissection. Lancet, 2015, 385

（9970）: 800–811

9. Merrigan, JM. Piazza G, Lynm C, et al. JAMA patient page. Pulmonary embolism. JAMA, 2013, 309（5）: 504

10. Pijls NH, Sels JW. Functional measurement of coronary stenosis. J Am Coll Cardiol, 2012, 59（12）: 1045–1057

11. Ittrich H, Klose H, Adam G. Radiologic management of haemoptysis: diagnostic and interventional bronchial arterial embolisation. Rofo, 2015, 187（4）: 248–259

12. Gakhal MS, Sartip KA. CT angiography signs of lower extremity vascular trauma. American Journal of Roentgenology, 2009, 193（1）: W49–57

13. Sakamoto I, Ogawa Y, Sueyoshi E, et al. Imaging appearances and management of isolated spontaneous dissection of the superior mesenteric artery. Eur J Radiol, 2007, 64（1）: 103–110

14. Heit JJ, Wintermark M. Perfusion Computed Tomography for the Evaluation of Acute Ischemic Stroke: Strengths and Pitfalls. Stroke, 2016, 47（4）: 1153–1158

第二章

急诊诊治流程

第一节　急性缺血性脑卒中

缺血性脑卒中是目前我国最主要的致死致残病因之一，而其中颅内外大血管急性闭塞是缺血性脑卒中病情严重、预后不良的亚型，导致了巨大的社会和经济负担。4.5h内静脉应用重组组织型纤溶酶原激活剂（recombinant human tissue type plasminogen activator, rt-PA）作为处理急性缺血性脑卒中证据最充分的治疗方式，已在世界范围内广泛开展，但限于其相对严格的时间窗和适应证、禁忌证要求，接受溶栓治疗的患者比例相对较低。另外，相当部分的大血管闭塞性脑卒中对静脉内使用rt-PA并不敏感，仅5%~30%能够实现闭塞血管再通，获益程度有限。近年来，多项国外随机对照研究结果证实，在颅内大血管闭塞性病变中，早期施行以支架型取栓装置为代表的血管内介入治疗能够显著提高血管再通率，改善患者预后。在国内，2015年原国家卫计委发布了《中国缺血性脑卒中血管内治疗指导规范》，中华医学会神经病学分会发表了《中国急性缺血性脑卒中早期血管内介入诊疗指南2015》，对急性缺血性脑卒中急诊救治中的临床、检验、影像评估以及静脉溶栓和血管内治疗的技术与时间管理均提出了明确的要求。

急性缺血性脑卒中救治关键一环是时间管理，其中，入院到静脉溶栓时间（door to needle, DNT）、入院到动脉穿刺时间（door to puncture, DTP）等是急性脑卒中中心救治水平的重要参考指标，缩短卒中病人院内治疗前时间延误是各级卒中中心重要的目标。从国家卫生健康委员会到各级卒中中心都在努力建立更加高效的急性脑卒中救治绿色通道，并对各时间指标提出明确的要求。但在我国由于各地区的医疗条件和医院管理水平存在较大差别，各级医院绿色通道建立的高效性也存在较大差异。为进一步规范急性脑卒中救治操作中的具体流程，本文在总结国内外近年研究结果基础上，结合我国实际情况，拟完善一套基本完整的操作流程规范，以期为临床参考。该流程制订后，结合在临床工作中实际操作情况，经过急性脑卒中相关多学科质控会议多次修改，形成该版本，得到江苏省卫生计生委与脑血管病介入相关专家的认可，并向全省推广。

急性缺血性脑卒中中心急诊诊治流程

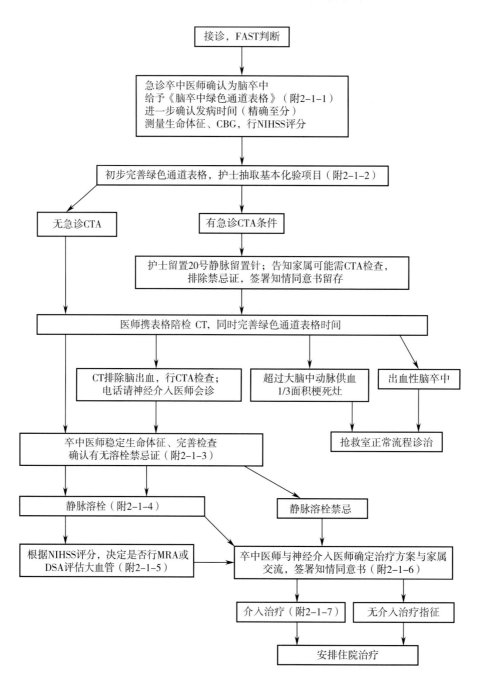

急性缺血性脑卒中分中心急诊诊治及转诊流程

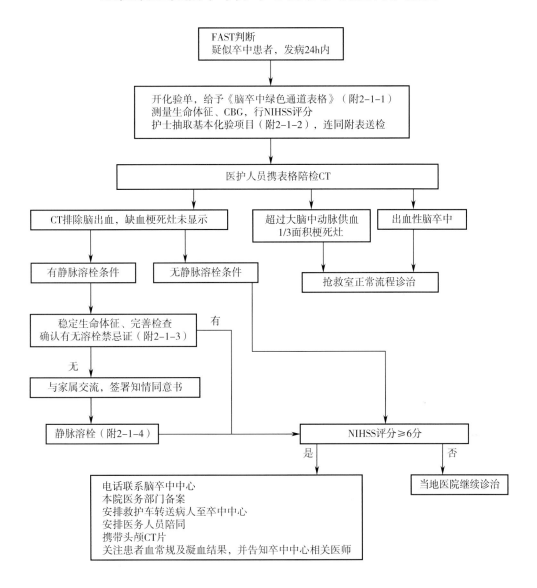

附 2-1-1 卒中绿色通道表格

姓名：	年龄：	性别：	就诊号：
发病时间（具体到分）：			
到院时间（具体到分）：			
卒中症状：言语不清或失语□ 单肢肢体活动障碍□ 单侧肢体偏瘫□			
CT 检查时间（具体到分）：			
是否静脉溶栓：是□ 否□			
静脉溶栓治疗时间（具体到分）：			
是否介入治疗：是□ 否□			
介入治疗时间（具体到分）：			
未行溶栓治疗原因：经济原因□ 禁忌证□ 超时或 CT 显影□			
去向：自动出院□ 住院□ 转院□			
医师签名：			

附 2-1-2 急诊检验项目

姓名： 性别： 年龄： 就诊号：

1. 血常规（紫管，EDTA 抗凝）
2. 肝肾功能电解质（黄管，促凝剂及分离胶）
3. 随机血糖
4. 凝血五项（蓝管，枸橼酸）

5. 血清肌钙蛋白 T（Tropt）（绿管，肝素）

6. 超敏 CRP（黄管，促凝剂及分离胶）

7. 常规十二导联心电图

8. 头颅 CT 平扫

9. NSE（白天）（黄管，促凝剂及分离胶）

10. 血同型半胱氨酸（白天）（紫管，EDTA 抗凝）

11. 糖化血红蛋白（白天）（紫管，EDTA 抗凝）

附 2-1-3　发病 3h 内的静脉 rtPA 溶栓入组及排除标准（2015 指导规范）

1. 入组标准　诊断为造成明确神经功能缺失的缺血性卒中

（1）在发病 3h 内开始治疗。

（2）年龄≥18 岁。

2. 排除标准

（1）近 3 周内有颅内出血病史。

（2）脑动静脉畸形、动脉瘤未行介入或手术治疗。

（3）症状提示蛛网膜下腔出血可能。

（4）近 7 天内无不可压迫部位的动脉穿刺史；最近 14 天内有大手术或严重创伤病史；最近 21 天内胃肠道或尿道出血，最近 3 个月内存在增加出血风险的疾病，如严重颅脑外伤、严重肝脏疾病、溃疡性胃肠道疾病等；既往 1 个月内有手术、实质性器官活检、活动性出血。

（5）已知造影剂过敏。

（6）严重高血压（收缩压 >185mmHg 或舒张压 >110mmHg）。

（7）急性出血因素，包括但不限于血小板计数 <100×10⁹/L；近 48h 内接受肝素治疗，aPTT 高于正常上限；口服抗凝剂；INR>1.7 或 PT>15s；在使用直接凝血酶抑制剂或直接 Xa 因子抑制剂，敏感的实验室指标升高（如 aPTT、INR、血小板计数和蛇静脉酶凝结时间（ECT）。凝血酶时间（TT）；或适当的 Xa 因子测定）。

（8）血糖浓度 <2.8mmol/L 或 >22.0mmol/L。

（9）CT 提示多脑叶梗死（低密度范围 >1/3 大脑半球）。

（10）疑脓毒性栓子或细菌性心内膜炎。

（11）生存预期寿命 <90 天。

（12）严重肾功能异常。

3. 相对排除标准

（1）神经系统症状轻微或快速自发缓解。

（2）妊娠。

（3）痫性发作后遗留神经功能缺损。

（4）最近 3 个月内心肌梗死。

4. 发病 4.5h 的患者,静脉溶栓需要增加的排除标准

(1)年龄 >85 岁。

(2)口服抗凝剂,无论 INR 值在多少。

(3)NIHSS 评分 >25 分。

(4)影像学检查提示缺血损伤累及超 1/3MCA 供血区域。

(5)既往有卒中或糖尿病史。

附 2-1-4 静脉使用 rtPA 溶栓具体操作

1. rtPA 0.9mg/kg(最大剂量 90mg),60min 内滴注结束。其中 10% 的剂量在 1min 内静脉推注。

2. 溶栓患者需收入 ICU 或卒中单元监护。

3. 如患者出现头痛、急性高血压、恶心或呕吐,停用 rtPA,并急查头颅 CT。

4. rtPA 治疗至治疗结束后 24 内监测血压,最初 2h 内,每 15min 一次,随后 6h 内每 30min 一次,后改为每 1h 一次。

5. 血压控制水平收缩压 <180mmHg,舒张压 <105mmHg,如果超过这个水平需要加强监测频率,并药物降压。

6. 控制血糖 10mmol/L 左右。

7. 如患者病情允许,推迟留置鼻胃管、导尿管及动脉测压管。

8. 静脉 rtPA 使用 24h 后,开始抗凝或抗血小板治疗前,复查头颅 MRI 或 CT。

附 2-1-5 颅内大血管影像学评估推荐意见

所有近期发表的血管内治疗的随机对照研究,都设计使用无创动脉影像(颅内动脉的 CTA 或 MRA)来筛选颈内动脉远端、MCA 以及基底动脉闭塞的患者,以便进行急诊血管内治疗。目前,美国的多数脑卒中中心采用 CTA 作为颅内大血管评估的手段,适合于所有脑卒中患者,能够快速、准确地显示颅内大血管,并能与 CT 平扫直接衔接。

中国与欧洲的指南提出,如果无法进行无创动脉影像,在症状发生最初 3h 内 NIHSS 评分 ≥9 分或者在 3~6h NIHSS 评分 ≥7 分,则强烈提示颅内大血管闭塞。需要强调的是,在有条件进行无创动脉影像的卒中中心,NIHSS 评分不能作为筛选病人是否行动脉治疗的指标。研究显示,目前临床采用的 NIHSS 临界值(如 3h 内 NIHSS 评分 ≥9 分)将会造成近 20% 的大血管闭塞患者失去血管内治疗的机会。

根据 CT 灌注成像或 MR 弥散灌注成像筛选患者行血管内治疗,是否能带来临床获益仍有待进一步研究。因此,不推荐所有患者常规行 CT 或 MR 功能成像检查。对于超过治疗时间窗的患者,在有条件的医院,建议行头颅 CT 灌注成像或 MR 弥散灌注成像检查,证实存在缺血半暗带后,可酌情延长治疗时间窗。

颅内大血管影像学评估推荐意见(2015 指南)

1. 实施血管内治疗前,尽量使用无创影像检查明确有无颅内大血管闭塞(Ⅰ类推荐,

A 级证据)。

2. 发病 3h 内 NIHSS 评分≥9 分或发病 6h 内 NIHSS 评分≥7 分时,提示存在大血管闭塞(Ⅱa 类推荐,B 级证据)。

附 2-1-6　介入治疗适应证及禁忌证

1. 介入治疗适应证

(1) 发病 6h 内(即进院时发病 4.5h 以内)CTA/MRA 提示前循环大脑中动脉 M1、M2 段、大脑前动脉 A1 段、颈内动脉闭塞患者;后循环双侧椎动脉或基底动脉闭塞患者,可延长至发病 24h 内。未行 CTA/MRA 检查的患者,发病 3h 内 NIHSS 评分≥9 分或发病 6h 内 NIHSS 评分≥7 分,应高度怀疑颅内大血管闭塞;头颅 CT 平扫发现患侧大脑中动脉高密度条状影,应高度怀疑大脑中动脉血栓栓塞。

(2) 发病 6h 内严重脑卒中且不适合静脉溶栓患者,或静脉溶栓无效的患者,经过严格选择后可进行动脉取栓。

(3) 拟行动脉溶栓或取栓在介入治疗前仍应行静脉溶栓(时间窗内且无禁忌证)。

(4) 有条件的医院,建议行头颅 CTP 或 MR 检查,证实存在缺血半暗带后,可酌情延长治疗时间窗。

2. 介入治疗禁忌证

(1) 动脉溶栓禁忌证:前循环发病时间 >6h;最近 7 天内有不可压迫部位的动脉穿刺史;最近 14 天内有大手术或严重创伤病史;最近 21 天内胃肠道或尿道出血,最近 3 个月内存在增加出血风险的疾病,如严重颅脑外伤、严重肝脏疾病、溃疡性胃肠道疾病等;既往 1 个月内有手术、实质性器官活检、活动性出血。

(2) 影像提示大面积梗死的患者:大面积梗死定义为 CT 或 DWI 影像的 ASPECT 评分 <6 分或梗死体积≥70ml 或梗死体积大于 1/3MCA 供血区。

(3) 最近 3 周内有颅内出血病史,既往发现脑动静脉畸形或动脉瘤未行介入或手术治疗。

(4) 药物无法控制的顽固性高血压(收缩压持续 ≥185mmHg,或舒张压持续 ≥110mmHg)。

(5) 血糖 <2.8mmol/L 或 >22.0mmol/L。

(6) 急性出血体质,包括患有凝血因子缺陷病、国际标准化比值(INR)>1.7 或血小板计数 <100 × 10^9/L。

(7) 疑脓毒性栓子或细菌性心内膜炎。

(8) 生存预期寿命 <90 天。

(9) 严重肾功能异常(相对)。

(10) 已知造影剂过敏(相对)。

(11) CTA 示血管严重迂曲者(相对)。

附 2-1-7 介入治疗操作推荐意见

1. 推荐血管造影 Qureshi 2 级［MCA 闭塞（M2 段），ACA 闭塞（A1 段和 A2 段），≥2 条 BA/VA 分支闭塞］以上考虑行血管内治疗。

2. 有机械取栓指征时应尽快实施。有静脉溶栓指征时，机械取栓不应妨碍静脉溶栓，静脉溶栓也不能延误机械取栓。

3. 可以在足量静脉溶栓基础上对部分适宜患者进行动脉溶栓；发病 6h 内的 MCA 供血区的 AIS，当不适合静脉溶栓或静脉溶栓无效且无法实施机械取栓时，可严格筛选患者后实施动脉溶栓；后循环动脉闭塞患者，动脉溶栓时间窗可延长至 24h。

4. 建议选择尿激酶和 rt-PA，推荐使用尿激酶 1 万 ~3 万 U/min，总剂量不超过 100 万；rt-PA 1mg/min，总剂量不超过 40mg。

5. 微导管超选造影证实血栓长度 >8mm、后循环病变、心源性栓塞、静脉溶栓无效及其他影像学证实为大血管闭塞患者，建议优先机械取栓。

6. 机械取栓后，再通血管存在显著的狭窄，建议术中造影观察（>10min），如 TICI 分级 <2b 级，建议行血管内成形术。

7. 在某些情况下可以考虑使用血管成形术和（或）支架植入术，如治疗颈部动脉粥样硬化或夹层导致的急性缺血性卒中。

8. 了解患者术前是否接受规范的抗血小板治疗，未接受规范抗血小板治疗的患者于支架术前 1h 口服（或经胃管）阿司匹林 300mg+ 氯吡格雷 300mg。

9. 术中严格控制血压，预防过度灌注综合征及低灌注。

10. 机械取栓的麻醉方案要个体化，尽全力避免取栓延迟。

（刘强晖　赵林波）

【参考文献】

1. 中国卒中学会，中国卒中学会神经介入分会，中华预防医学会卒中预防与控制专业委员会介入学组 . 急性缺血性卒中血管内治疗中国指南 2015，中国卒中杂志，2015，10（7）：590-606

2. 中华医学会神经病学分会，中华医学会神经病学分会脑血管病学组 . 中国急性缺血性脑卒中诊治指南 2014，中华神经科杂志，2015，48（4）：246-257

3. 中华医学会神经病学分会，中华医学会神经病学分会神经血管介入协作组 . 急性缺血性脑卒中早期血管内介入治疗流程与规范专家共识 . 中华神经科杂志，2017，50（3）：172-177

4. Powers WJ, Derdeyn CP, Biller J, et al. 2015 American Heart Association/American Stroke Association Focused Update of the 2013 Guidelines for the Early Management of Patients With Acute Ischemic Stroke Regarding Endovascular Treatment：A Guideline for Healthcare

Professionals From the American Heart Association/American Stroke Association. Stroke, 2015, 46 (10): 3020-3035

5. Berkhemer OA, Fransen PS, Beumer D, et al. A randomized trial of intraarterial treatment for acute ischemic stroke. N Engl J Med, 2015, 372 (1): 11-20

6. Saver JL, Goyal M, Bonafe A, et al. Stent-retriever thrombectomy after intravenous t-PA vs. t-PA alone in stroke. N Engl J Med, 2015, 372 (24): 2285-2295

第二节　蛛网膜下腔出血

自发性蛛网膜下腔出血是临床常见的急重症之一,常见病因包括颅内动脉瘤破裂、中脑周围非动脉瘤性出血、脑血管畸形、烟雾病等。其中约80%的自发性蛛网膜下腔出血为颅内动脉瘤引起,死亡率和致残率高,应积极干预并尽快治疗以去除动脉瘤的再破裂风险。急性蛛网膜下腔出血的救治涉及多学科的协作,根据病因的不同其后续的治疗方案差异较大。本文中将重点关注动脉瘤性蛛网膜下腔出血的急诊诊治流程。

1. 病人到达急诊后,接诊人员进行首诊病情评估,告知患者家属病情。同时尽快控制血压,对症治疗,包括防止误吸、镇静、镇痛等处理。

2. 尽快进行头颅 CT 平扫(须有专人陪检),CT 扫描结果证实为蛛网膜下腔出血的患者(附 2-2-1),尽快安排住院治疗;扫描结果阴性不能排除蛛网膜下腔出血,如临床表现符合需行进一步的腰穿检查。

3. 安排 CTA、MRA 或者 DSA 进一步检查明确蛛网膜下腔出血的病因,常见原因包括颅内动脉瘤破裂出血、非动脉瘤性中脑周围出血、烟雾病等。

4. 神经介入医师、神经内外科医师联合进行病情和颅内血管的评估以及治疗方案的确定(附 2-2-2),尽早行颅内动脉瘤的治疗。

5. 介入栓塞治疗是优先选择的方案(附 2-2-3),对于合并有颅内较大的血肿或者介入栓塞困难的病例可以考虑外科夹闭手术,需做好术前治疗方案的知情同意与相关准备。

6. 并发症的处理,如合并颅内血肿、血管痉挛导致脑梗死(附 2-2-4)和继发的脑积水(附 2-2-5)的内科与外科治疗。

7. 内科治疗,康复训练。

8. 定期随访复查,对于复发患者必要时再次介入栓塞治疗。

动脉瘤性蛛网膜下腔出血临床诊治流程

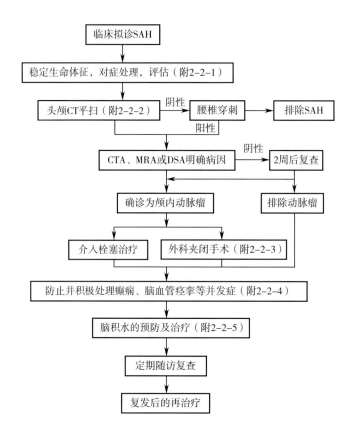

附 2-2-1　蛛网膜下腔出血的分级

Fisher 分级

分级	影像学表现
1 级	蛛网膜下腔未见出血
2 级	蛛网膜下腔弥散性薄层积血（厚度 <1mm）
3 级	蛛网膜下腔弥散性或局限性厚层积血（厚度 >1mm）
4 级	蛛网膜下腔弥散性厚层积血，或虽无积血但有腔内和（或）脑室内血肿

改良的 Fisher 分级

分级	影像学表现
0 级	未见出血或仅脑室内出血或实质内出血
1 级	仅见基底池出血
2 级	仅见周边脑池或侧裂池出血
3 级	广泛蛛网膜下腔出血伴脑实质出血
4 级	基底池和周边脑池、侧裂池较厚积血

附 2-2-2 动脉瘤蛛网膜下腔出血的临床分级

Hunt-Hess 分级量表

分级	Hunt-Hess 分级法
Ⅰ 级	无症状或有轻度头痛,颈项强直
Ⅱ 级	中度至重度头痛,颈硬,脑神经麻痹
Ⅲ 级	轻度局灶性神经功能障碍,嗜睡或意识错乱
Ⅳ 级	昏迷,中重度偏瘫,去大脑强直早期
Ⅴ 级	深昏迷,去大脑强直,濒死

蛛网膜下腔出血的 WFNS 和 PAASH 评分表

分级	WFNS 量表	PAASH
Ⅰ 级	Glasgow 评分 15 分,无运动功能障碍	GCS 15
Ⅱ 级	Glasgow 评分 13~14 分,无运动功能障碍	GCS 11~14
Ⅲ 级	Glasgow 评分 13~14 分,有运动功能障碍	GCS 8~10
Ⅳ 级	Glasgow 评分 7~12 分,有或无运动障碍	GCS 4~7
Ⅴ 级	Glasgow 评分 3~6 分,有或无运动障碍	GCS 3

附 2-2-3 选择手术方式的基本原则

(1) 外科手术夹闭或弹簧圈栓塞均可降低动脉瘤再破裂出血的风险(Ⅰ级推荐,B 级证据)。

(2) 应尽可能选择完全栓塞治疗动脉瘤(Ⅰ级推荐,B 级证据)。

(3) 动脉瘤的治疗方案应由经验丰富的神经外科与神经介入医师根据患者病情与动脉瘤情况共同商讨后决定(Ⅰ级推荐,C 级证据)。

(4) 对于同时适用于介入栓塞及外科手术的动脉瘤患者,应首先考虑介入栓塞(Ⅰ级推荐,A 级证据)。

(5) 支持手术夹闭的因素:年轻、合并血肿且有占位效应以及动脉瘤的因素(位置:大脑中动脉和胼胝体周围血管的动脉瘤;宽颈动脉瘤;动脉分支直接从动脉瘤囊发出);支持栓塞的因素:年龄超过 70 岁,无具有占位效应的血肿存在,动脉瘤因素(后循环、窄颈动脉瘤、单叶型动脉瘤),WFNS 量表评分为Ⅳ级和Ⅴ级的危重患者(Ⅱ级推荐,C 级证据)。

(6) 早期治疗可降低再出血风险,球囊辅助栓塞、支架辅助栓塞和血流导向装置等新技术可提高早期动脉瘤治疗的有效性(Ⅱ级推荐,B 级证据)。

附 2-2-4 蛛网膜下腔出血后脑血管痉挛的监测、预防及治疗原则

(1) 脑血管痉挛通常在出血后的 3~5d 开始出现,5~10d 达到高峰,出血后患者在此期

间出现新发的局灶性神经功能缺损,难以用脑积水或再出血解释时,应首先考虑为症状性血管痉挛。

(2)脑血管痉挛的判断标准:DSA判断血管痉挛的标准是大脑中动脉主干或大脑前动脉A1段直径小于1mm,或大脑中动脉和大脑前动脉的远端支直径小于0.5mm(Ⅰ级推荐,A级证据);TCD判断标准为平均流速超过120cm/s或者2次检查增加20cm/s与血管痉挛相关(Ⅱ级推荐,B级证据);推荐CT或MR灌注成像明确脑缺血的范围(Ⅱ级推荐,B级证据)。

(3)住院期间常规静脉滴注尼莫地平(Ⅰ级推荐,A级证据);维持有效的循环血容量和合理较高的血压(Ⅰ级推荐,B级证据),可有效防止动脉痉挛和迟发性缺血。

(4)如动脉痉挛对高血压治疗没有反应,可酌情选择脑血管成形术和(或)动脉内注射血管扩张剂治疗(Ⅲ级推荐,B级证据)。

附2-2-5 蛛网膜下腔出血后脑积水的处理

(1)如果脑积水导致病情恶化或有脑疝风险,在积极治疗动脉瘤后(介入栓塞)或者在外科夹闭的同时尽快行脑室外引流或者腰椎穿刺放液治疗,使颅内压维持在10~20mmHg。

(2)伴第三、四脑室积血的急性脑积水患者可考虑行脑室引流(Ⅰ级推荐,B级证据)。

(3)伴有症状的慢性脑积水患者可行临时或永久的脑脊液分流术(Ⅰ级推荐,C级证据)。

(刘圣 孙凯)

【参考文献】

1. 中华医学会神经外科学分会神经介入学组.颅内动脉瘤血管内治疗中国专家共识(2013).中国脑血管病杂志.2013,10(11):606-616

2. 徐跃峤,王宁,胡敏,等.中国医师协会神经外科学分会重症专家委员会.重症蛛网膜下腔出血管理专家共识.中国脑血管病杂志.2015,12(4):215-224

3. 中华医学会神经病学分会脑血管病学组.中国蛛网膜下腔出血诊治指南.中华神经科杂志.2016,49(3):182-191

4. Connolly SE, Rabinstein, AA, Carhuapoma, RJ, et al. Guidelines for the Management of AneurysmalSubarachnoid Hemorrhage-A Guideline for Healthcare Professionals From the American HeartAssociation/American Stroke Association. Stroke. 2012, 43(6): 1711-1737

5. Lawton MT, Vates GE. Subarachnoid Hemorrhage. N Engl J Med. 2017, 377(3): 257-266

第三节　急性肺动脉栓塞

急性肺动脉栓塞是常见的心血管系统疾病,可直接威胁患者生命,西方国家一般人群的年发病率是1‰~3‰,其中,突发致命性急性肺动脉栓塞占34%,死前未能确诊的占59%,仅有7%的早期死亡病例死前确诊。临床上,未进行治疗的肺动脉栓塞患者死亡率是25%~30%,而及时接受治疗的患者死亡率可降至2%~8%。我国尚缺乏全国性的急性肺动脉栓塞发病率、死亡率的流行病学资料,但越来越多的资料表明我国的急性肺动脉栓塞病例并不少见。

急性肺动脉栓塞不仅临床表现缺乏特异性,常规检查如胸片、心电图、血气分析等也缺乏特异性。结合我国的实际情况,参照欧洲心脏病学学会2014年急性肺动脉栓塞诊断指南,2015年中华医学会心血管病学分会肺血管病学组发布了《急性肺栓塞诊断与治疗中国专家共识(2015)》,对怀疑急性肺栓塞的患者采取"三步走"策略,首先进行临床可能性评估,然后进行初始危险分层,最后逐级选择检查手段明确诊断。

急性肺栓塞治疗的目的是:①缩小或消除肺动脉内血栓;②缓解肺栓塞引起的心肺功能障碍;③防止肺栓塞的再发。缩短急性肺栓塞确诊时间,降低急性肺栓塞的死亡率是各级胸痛中心的重要目标。近年来,从国家卫生健康委员会到各级胸痛中心都在努力建立更加高效的胸痛救治绿色通道,为进一步规范急性肺栓塞的具体诊治流程,本节在总结国内外近年研究结果基础上,结合我国实际情况及相关专家共识,拟完善一套基本完整的急性肺栓塞诊断和介入治疗操作流程,以供临床医师参考。

肺动脉栓塞的急诊诊断及危险分层流程

1. 可疑高危急性肺栓塞患者的诊断流程图

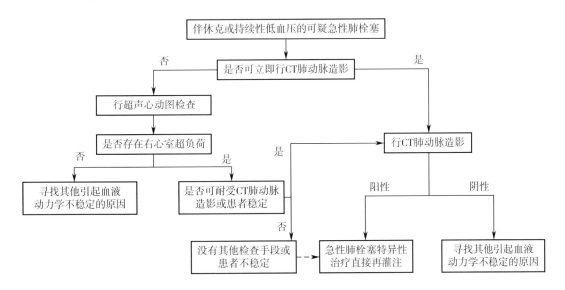

2. 可疑非高危急性肺动脉栓塞患者的诊断流程图

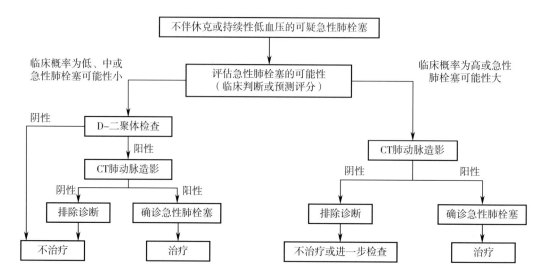

肺动脉栓塞介入治疗流程

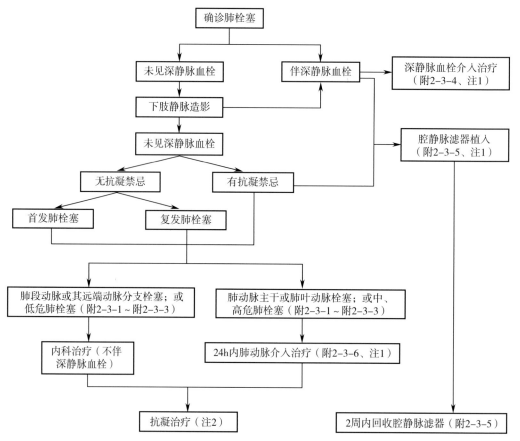

注1：如需行深静脉血栓介入治疗、腔静脉滤器植入、肺动脉介入治疗，通常同期进行
注2：对于有抗凝禁忌证置入滤器的患者，在抗凝禁忌证解除后应予以抗凝治疗

附 2-3-1 肺动脉栓塞严重指数及其简化版本的评分标准

项目	原始版本（分）	简化版本（分）
年龄	以年龄为分数	1（若年龄 >80 岁）
男性	10	—
肿瘤	30	1
慢性心力衰竭	10	1
慢性肺部疾病	10	
脉搏≥110 次 /min	20	1
收缩压 <100mmHg	30	1
呼吸频率 >30 次 /min	20	
体温 <36℃	20	
精神状态改变	60	—
动脉血氧饱和度 <90%	20	1

注：原始版本评分中，总分≤65 分为Ⅰ级，66~85 分为Ⅱ级，86~105 分为Ⅲ级，106~125 分为Ⅳ级，>125 分为Ⅴ级；危险度分层：原始版本评分Ⅰ~Ⅱ级或简化版本评分 0 分为低危，原始版本评分Ⅲ~Ⅳ级或简化版本评分≥1 分为中危，原始版本评分Ⅴ级为高危；简化版本中存在慢性心力衰竭和（或）慢性肺部疾病评为 1 分

附 2-3-2 右心功能评估

是否存在心功能不全的评估：双阳性指 1 和 2 均为阳性

1. 心肌标志物检查 cTnT 或 NT-proBNP 阳性

2. 右心功能评估 超声心动图或胸部 CTA 检查存在一个异常即可诊断右心功能不全。

超声心动图检查：①右室壁运动幅度 <5mm；②RV 横径 /LV 横径 >1.0；③三尖瓣反流速度 >2.8m/s。

胸部 CTA 检查：①肺动脉干增粗：测量部位：肺动脉分叉 3cm 内直径最粗处。阳性值 >28.6mm；②肺动脉 / 主动脉直径比增大：测量部位：肺动脉径同一部位的肺动脉主动脉直径比。阳性值≥1；③急性右心室扩张：室间隔左移，短轴位右 / 左心室内径比增大（无公认的标准，与既往心功能有关）。

附 2-3-3 肺血栓栓塞症危险分层

急性肺血栓栓塞症危险分层					
早期死亡		风险指标和评分			
		休克或低血压	PESI：Ⅲ~Ⅴ或 sPESI>1	影像学提示右心功能不全	心肌标志物
高		+	+	+	+
中	中 – 高	−	+	双阳性	
	中 – 低	−	+	阴性或全阴性	
低		−		双阴性	

附 2-3-4　下肢深静脉血栓（合并肺动脉栓塞）的介入治疗

1. 适应证和禁忌证

（1）经导管溶栓治疗

1）适应证：①急性期 DVT；②亚急性期 DVT；③DVT 慢性期或后遗症期急性发作。

2）禁忌证：①3 个月内有脑出血和（或）手术史、1 个月内有消化道及其他内脏出血者和（或）手术史；②患肢伴有较严重感染；③难治性高血压（血压 >180/110mmHg）；④75 岁以上患者慎重选择。

（2）机械性血栓清除术：机械性血栓清除术包括使用大腔导管抽吸、利用血栓消融装置（Aspirex）清除血栓。

1）适应证：①急性期 DVT；②亚急性期髂股静脉血栓。

2）禁忌证：①慢性期 DVT；②后遗症期 DVT；③膝下深静脉血栓。

（3）球囊成形和支架置入术

1）适应证：①经导管溶栓、血栓清除术后的髂股静脉重度受压（Cockett 综合征或 May-Thumer 综合征）；②经导管溶栓、血栓清除术后遗留的髂静脉重度狭窄和闭塞。

2）禁忌证：髂股静脉长段急性期血栓未清除而又未置入下腔静脉滤器者。

2. 治疗方案选择

（1）周围型：即股浅静脉下段以下深静脉血栓，可经足背静脉溶栓。

（2）中央型：即髂股静脉血栓：若患者一般情况较差，可经健侧逆行插管，置入多侧孔导管于血栓段置管溶栓；若患者条件允许，可在超声引导下经患侧腘静脉行 Aspirex 导管祛栓。

（3）混合型：即全下肢深静脉血栓：若患者一般情况较差，可经健侧股动脉置入溶栓导管，导管头端置于患者髂总动脉水平进行置管溶栓；若患者条件允许，超声引导下经患侧腘静脉置鞘，经鞘行 Aspirex 导管祛栓。祛栓前，可经鞘注入适量溶栓药物，十分钟后进行祛栓。对于有 Cockett 综合征的患者，可在血栓清除后，行球囊扩张或支架成形术，术毕留置腘静脉鞘，经足背静脉溶栓。

附 2-3-5　下腔静脉滤器置入、取出的适应证和禁忌证

1. 下腔静脉滤器（inferior vena cava filter，IVCF）置入术的适应证

（1）绝对适应证：①肺动脉栓塞，同时存在下肢深静脉血栓形成者；②存在抗凝治疗禁忌证者；③抗凝治疗过程中发生出血等并发症；④充分的抗凝治疗后仍复发肺动脉栓塞和各种原因不能达到充分抗凝者；⑤诊断为易栓症且反复发生肺动脉栓塞者。

（2）相对适应证：主要为预防性滤器置入，选择需谨慎。①严重肺动脉栓塞，心肺功能储备较差者，如大面积肺动脉栓塞；②慢性肺动脉高压伴高凝血状态；③高危险因素患者，如肢体长期制动、重症监护患者；④高龄、长期卧床伴高凝血状。

2. IVCF 置入术禁忌证

（1）绝对禁忌证：慢性下腔静脉血栓，下腔静脉重度狭窄者。

（2）相对禁忌证：①严重大面积肺动脉栓塞，病情凶险，已生命垂危者；②伴有菌血症或毒血症；③未成年人；④下腔静脉直径超过或等于所备用滤器的最大直径。

3. IVCF 取出术适应证　①临时性滤器或可取出滤器；②滤器置入后时间未超过说明书所规定的期限；③造影证实腘、股、髂静脉和下腔静脉内无游离漂浮的血栓和新鲜血栓或经治疗后上述血管内血栓消失；④预防性置入滤器后，经过其他治疗已不需要滤器保护的患者。

4. IVCF 取出术禁忌证　①永久性滤器置入后；②可取出滤器置入时间已超过说明书所规定的期限；③造影证实腘、股、髂静脉和下腔静脉内仍有游离漂浮的血栓或较多新鲜血栓；④已有肺动脉栓塞或肺动脉栓塞高危患者（如易栓症）。

附 2-3-6　急性肺动脉栓塞介入治疗适应证及禁忌证

1. 适应证　①肺动脉主干或两支以上肺叶动脉内血栓，且伴有右心室功能不全患者。血流动力学不稳定者；②溶栓疗效不佳或有溶栓禁忌；③急性大面积肺动脉栓塞伴进展性低血压；④严重呼吸困难、休克、晕厥、心跳骤停者。

2. 禁忌证　①严重凝血机制异常；②活动性脏器出血和近期发生过颅内出血；③2 周内有大手术特别是神经外科和眼科手术史。

（陈旭峰　赵林波）

【参考文献】

1. 中华医学会放射学分会介入学组. 下腔静脉滤器置入术和取出术规范的专家共识. 中华放射学杂志, 2011, 45（3）: 297-300

2. 中华医学会心血管病学分会肺血管病学组. 急性肺栓塞诊断与治疗中国专家共识（2015）. 中华心血管病杂志, 2016, 44（3）: 197-211

3. Jaff MR, McMurtry MS, Archer SL, et al. Management of massive and Ssubmassivepulmonary-embolism, iliofemoral deep vein thrombosis, and chronicthromboembolic pulmonary hypertension: a scientific statement from the American Heart Association. Circulation, 2011, 123（16）: 1788-1830

4. Konstantinides SV, Torbicki A, Agnelli G, et al. 2014 ESC guidelines on the diagnosis and management of acute pulmonary embolism. Eur Heart J, 2014, 35（43）: 3033-3069

第四节　主动脉夹层

主动脉夹层是极为严重的心血管突发性疾病，文献报道其年发病率为 5/100 万 ~10/100 万，是腹主动脉瘤破裂发生率的 2~3 倍，病死率约 1.5/10 万，男女发病率之比为 2~5∶1。常见于 45~70 岁人群，发病年龄男性平均 69 岁，女性 76 岁。本病起病突然，病情严重，严重威胁人类的健康,随着我国人民生活水平的提高及医学影像设备的进展,主动脉夹层的发病率正迅速增高,成为我国心血管疾病的主要死亡原因之一。

随着诊疗和麻醉技术的提高,Stanford B 型主动脉夹层外科手术死亡率已明显下降,但文献报道其急诊手术的死亡率仍高达 10%~20%。自从 1992 年 Dake 等首先将覆膜支架隔绝术应用于 B 型主动脉夹层,随着腔内技术的发展和成熟以及覆膜支架的不断改进和更新,近年来覆膜支架越来越多地应用于 B 型主动脉夹层的腔内治疗。在我国,虽然,景在平等于 2004 年在中国实用外科杂志发表了《主动脉夹层的诊断和腔内隔绝术应用指南(初稿)》;其后中华医学会外科学分会血管外科组于 2008 年在中国实用外科杂志发表了《主动脉夹层腔内治疗指南》。但近十年来,国内尚无主动脉夹层相关的腔内治疗指南或专家共识发布。

覆膜支架锚定区长度不足仍然是 B 型主动脉夹层腔内治疗的难点,目前,有多种方法可进行锚定区的拓展,但在我国由于各地区的医疗条件和医疗水平参差不齐,各级医院进行 B 型主动脉夹层腔内治疗水平也存在较大差异。为进一步规范主动脉夹层腔内治疗的具体流程,本节在总结国内外近年研究结果的基础上,结合我国实际情况,拟完善一套基本完整的主动脉夹层腔内治疗操作流程,以供临床医师参考。

Stanford B 型主动脉夹层介入治疗流程

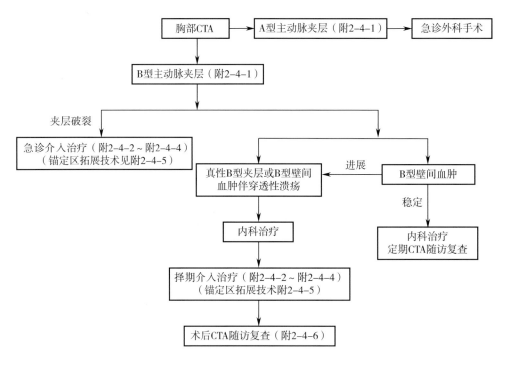

附 2-4-1　主动脉夹层分型

DeBakey 分型:

Ⅰ 型指内膜破口位于升主动脉,扩展累及腹主动脉;

Ⅱ 型指内膜破口位于升主动脉,扩展仅限于升主动脉;

Ⅲ型指内膜破口位于主动脉峡部,扩展累及降主动脉。

Stanford 分型:

A 型指内膜破口位于升主动脉、主动脉弓或近端降主动脉,扩展累及升主动脉和主动脉弓部,也可延及降主动脉甚至腹主动脉,相当于 DeBakey Ⅰ 型和Ⅱ型;

B 型指内膜破口常位于主动脉峡部,扩展仅累及降主动脉或延伸至腹主动脉,但不累及升主动脉,相当于 DeBakey Ⅲ。

附 2-4-2　Stanford B 型主动脉夹层介入治疗适应证

参见第四章第四节

附 2-4-3　动脉夹层介入治疗支架移植物尺寸的选择

1. 在精确测量的基础上,选择"oversize"口径为 0~5% 的支架移植物,这不仅可以完全达到治疗的目标,而且可以减少对已存在病理改变的主动脉壁的压迫与扩张,减少并发症的出现。

2. 支架移植物的选择以近端锚定区主动脉直径为标准,但远端锚定区主动脉直径较近端细,为了同样达到远端移植物"oversize"口径为 0~5%,可以预先放置限制型裸支架、限制型覆膜支架或者使用锥形支架移植物。

附 2-4-4　动脉夹层远端裂口的处理

1. 首次介入治疗,只处理近端裂口,但覆膜支架要足够长,尽可能多地修复胸降主动脉裂口。且根据指征使用限制型裸支架,避免覆膜支架远端造成新裂口。

2. 近端处理后,密切随访观察,把握处理指征。术后 3 个月、6 个月、每年需 CTA 随访,观察假腔血栓化进程,观察主动脉重塑情况,远端裂口及隐蔽性裂口的变化,远端真假腔的变化。严格筛选需要二期处理的病例。

3. 谨慎尝试与选择治疗方法,二期处理时,应采取由近及远的原则,避免加速破裂死亡。如果在分支区裂口封堵不佳,而肾下腹主动脉或髂动脉裂口严密封堵,则会造成假腔的流入道与流出道平衡打破,使得假腔压力反而会上升,造成假腔破裂。

附 2-4-5　锚定区拓展技术

参见第四章第四节

附 2-4-6　主动脉夹层腔内治疗后随访复查

1. 主动脉夹层腔内治疗术后首选 CT 作为影像学检查手段。

2. 主动脉夹层患者接受腔内治疗后,复查时间宜选择术后 1 个月、6 个月、12 个月,然后每年复查;如患者出现异常状况,应适当缩短复查间期。

（周春高　康　健）

【参考文献】

1. Erbel R, AboyansV, BoileauC, et al. 2014 ESC Guidelines onthe diagnosis and treatment of aortic diseases.Kardiol Pol, 2014, 72（12）: 1169-1252

2. Fattori R, Cao P, De Rango PJ, et al. Interdisciplinary expert consensus document on management of type B aortic dissection. Am Coll Cardiol, 2013, 61（16）: 1661-1678

3. 陆清声, 谢永富, 景在平. 主动脉夹层的腔内治疗进展. 国际外科学杂志, 2016, 43（12）: 801-804

4. 景在平, 吴庆华, 王仕华, 等. 主动脉夹层的诊断和腔内隔绝术应用指南（初稿）. 中国实用外科杂志, 2004, 24（3）: 129-133

5. 中华医学会外科学分会血管外科组. 主动脉夹层腔内治疗指南. 中国实用外科杂志, 2008, 28（11）: 909-912

第五节　门静脉高压性出血

门静脉高压（portal hypertension, PH）是指由于肝脏门静脉血流受阻或血流量异常增多而致肝门静脉系统内压力升高, 引起一系列血流动力学改变和临床症状。而长期的、进展性的门静脉高压, 可以导致食管、胃底的静脉曲张, 当门静脉压力达到一定程度, 曲张的静脉可发生破裂, 出现以黑便或呕血为主要症状的上消化道大出血。与上消化道的动脉性出血不同, 虽然门静脉高压性出血是静脉性出血, 但由于门静脉高压的存在, 这种静脉性出血的出血量大, 病情发展迅速, 不积极救治, 很容易因快速、大量的失血而危及生命。

临床急诊中, 由门静脉高压引起的上消化道出血, 比较常见。除了根据既往有肝硬化、门静脉高压的病史、呕出暗红色的静脉血或咖啡样胃内容物的症状以及急诊内镜下直接观察到食管曲张静脉或胃底曲张静脉的破裂出血的直接征象外, 还有增强 CT、超声等影像学检查, 可以间接判断出门静脉系统高压导致的曲张静脉, 从而确立门静脉高压性出血的诊断。

一旦确立门静脉高压性上消化道出血, 就需要一套快速的救治临床路径, 涉及急诊科、消化科、介入科、外科、影像科和检验科等众多学科的快速联动。这里所列出的临床路径, 只是给出一个范例, 各家医院还需要根据各个科室的具体情况, 选择合适的诊疗方案。但是, 从国内外的门静脉高压性出血的诊治指南来看, 无论内科药物治疗、急诊内镜下治疗, 还是介入科的 TIPS 分流和外科的肝移植术, 都需要一个合理的临床治疗路径。本节参照国内外指南, 拟定了一个上消化道静脉曲张性出血的急诊治疗流程。尽管 TIPS 的治疗地位在不同的指南还存在一定争议, 但其治疗作用越来越得到临床认可, 治疗地位也随着临床实践经验总结在不断提高。

门静脉高压合并上消化道出血的急诊救治流程图

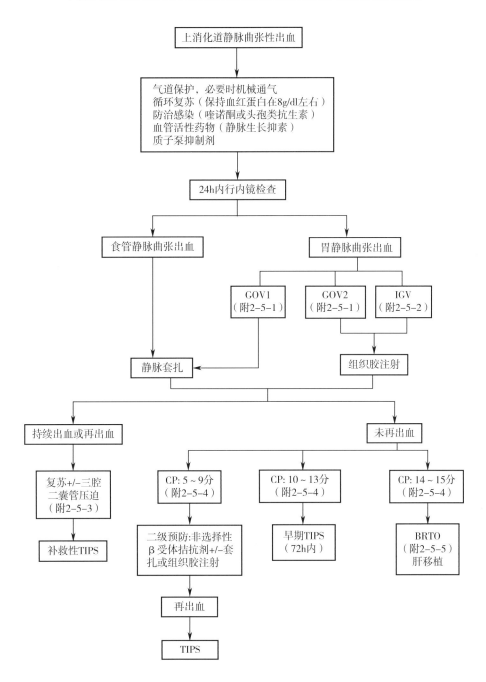

附 2-5-1　胃底静脉曲张（GOV，Sarin 分型）

胃底静脉曲张是食管静脉曲张的延伸，可分为 2 型。1 型静脉曲张（GOV1）：此型最常见，表现为连续并沿胃小弯伸展至胃食管交界处以下 2~5cm，静脉曲张较直；2 型静脉曲张（GOV2）：沿胃底大弯延伸，超过胃食管结合部，通常更长、更迂曲或贲门部呈结节样隆起。

附 2-5-2　孤立胃静脉曲张（IGV，Sarin 分型）

可分为 2 型。1 型（IGV1）：位于胃底，迂曲交织，呈串珠样、瘤样和结节样等；2 型（IVG2）：罕见，常位于胃体、胃窦或者幽门周围。若出现 IGV1 胃底静脉曲张时，需排除脾静脉受压或血栓形成。

附 2-5-3　三腔二囊管压迫止血的操作方法

首先检查三腔二囊管各气囊及管腔通道是否完整、通畅。检查完毕后，在三腔二囊管上涂上石蜡油，经鼻孔置入至 50~60cm，能抽出胃内容物为止。用注射器注入胃气囊空气 250~300ml，使胃气囊充气，接血压计测压（囊内压 5.33~6.67kPa，即 40~50mmHg），用止血钳将此管腔夹闭。向外牵拉三腔二囊管，遇阻力时表示胃囊已达胃底部，在有中等阻力的情况下，系牵引绳，通过滑车固定于床头架上持续牵引，牵引重量 0.5~1.0kg，牵引角度 40°~50°，牵引物距离地面 30cm 左右，以达到充分压迫的目的。再用注射器向食管囊内注入空气 100~150ml（囊内压 4.00~5.33kPa，即 30~40mmHg），然后夹闭此管腔，以直接压迫食管下段的扩张静脉。定时测两囊压力，要保持胃囊内压 5.33~6.67kPa，食管囊内压 4.00~5.33kPa，如压力下降应适当充气维持。每 2~3h 检查气囊内压力一次，如压力不足应及时注气增压。每 8~12h 食管囊放气并放松牵引一次，同时将三腔管再稍深入，使食管囊与胃底黏膜分离，放气前先口服液体石蜡 15~20ml，以防胃底黏膜与气囊粘连或坏死。30min 后再使气囊充气加压。出血停止 24h 后，取下牵引沙袋并将食管气囊和胃气囊放气，继续留置于胃内观察 24h，如未再出血，可嘱病人口服液体石蜡 15~20ml，然后抽尽双囊气体，缓缓将三腔管拔出。

附 2-5-4　CP 评分：Child-Pugh 评分的简称

Child-Pugh 分级标准是临床上常用的对肝硬化患者的肝脏储备功能进行量化评级的标准，该标准最早由 Child 于 1964 年提出，当时 Child 将患者 5 个指标（一般状况、腹水、血清胆红素、血清白蛋白浓度及凝血酶原时间）的不同情况分为三个层次，分别记以 1 分、2 分和 3 分，并将 5 个指标计分进行相加，总和最低分为 5 分，最高分为 15 分，从而根据该总和的多少将肝脏储备功能分为 A、B、C 三级，其中分数越高，肝脏储备功能越差。但由于患者的一般状况不易客观计分，随后 Pugh 提出用肝性脑病的有无及其程度代替一般状况，即如今临床常用的 Child-Pugh 改良分级法（表 2-5-1）。

表 2-5-1 Child-Pugh 分级

	1 分	2 分	3 分
肝性脑病（级）	无	1~2 度	3~4 度
腹水	无	轻度	中重度
总胆红素（μmol/L）	<34	34~51	>51
白蛋白（g/L）	>35	28~35	<28
PT 延长（s）	<4	4~6	>6
分级：A 级 5~6 分，　B 级 7~9 分，　C 级 10~15 分			

附 2-5-5 球囊导管闭塞下逆行性静脉栓塞术（balloon-occluded retrograde transvenous obliteration, BRTO）

该技术尤其适用于治疗肝功能情况差（如存在肝性脑病）且合并孤立性胃底静脉曲张的患者。其基本的手术操作步骤为经右侧股静脉插入球囊导管至左肾静脉，然后再进入胃肾分流道，充盈球囊阻断血流。通过导管置入硬化剂，直至所有的胃底曲张静脉和一半的流入静脉被充盈。所以采用该技术的前提条件是有较粗的胃肾分流道。文献报道手术成功率为 79%~100%，静脉曲张消除率为 75%~100%，且短期随访显示术后能改善肝功能，但中远期随访有加重食管静脉曲张和腹水的风险。

（杨正强）

【参考文献】

1. Sarin SK, Kumar A, Angus PW, et al. Diagnosis and management of acute variceal bleeding: Asian Pacific Association for Study of the Liver recommendations. Hepatol Int, 2011, 5（2）: 607-624

2. Park JK, Saab S, Kee ST, et al. Balloon-Occluded Retrograde Transvenous Obliteration（BRTO）for Treatment of Gastric Varices: Review and Meta-Analysis. Dig Dis Sci, 2015, 60（6）: 1543-1553

3. 中国医师协会急诊医师分会. 急性上消化道出血急诊诊治流程专家共识, 中国急救医学 2015, 35（10）: 865-874

4. 中华医学会外科学分会门静脉高压症学组. 肝硬化门静脉高压症食管、胃底静脉曲张破裂出血诊治专家共识, 中国实用外科杂志 2015, 35（10）: 1086-1090

5. 中华医学会肝病学分会, 中华医学会消化病学分会, 中华医学会内镜学分会. 肝硬化门静脉高压食管胃静脉曲张出血防治指南. 临床肝胆病杂志, 2016, 32（2）: 203-219

6. Brunner F, Berzigotti A, Bosch J. Prevention and treatment of variceal haemorrhage in 2017. Liver Int, 2017, 37 Suppl 1: 104-115

7. Fortune B, Garcia-Tsao G. Current Management Strategies for Acute Esophageal Variceal Hemorrhage. Curr Hepatol Rep, 2014, 13（1）: 35-42

第六节 急性心肌梗死

急性心肌梗死（acute myocardial infarction, AMI）是严重威胁人类健康的疾病, 根据发病时心电图 ST 段是否抬高又分为 ST 段抬高型心梗（ST-segment elevation acute coronary syndrome, STEMI）和 ST 段非抬高型心梗（non-ST-segment elevation acute coronary syndrome, NSTEMI）。随着我国人民生活水平的提高及生活习惯的改变, 急性心梗发病率和死亡率正迅速增高, 成为影响我国人民健康的主要原因。在既往十年间, 我国二、三级医院收治的心梗患者明显增多, 治疗方面的进步也显而易见。但其中还存在诸多环节需要改善, 尤其是与预后关系最为密切的再灌注治疗总体情况堪忧。具体表现在两个方面: ①早期再灌注治疗比例低, 多数患者未得到有效救治。早期、快速和完全地开通梗死相关动脉是改善心梗患者预后的最有效救治手段。过去十年, 在及时到院、符合指南推荐条件且无禁忌证的患者中, 接受溶栓治疗比例显著降低（从 2001 年 44% 降至 2011 年 11.4%）, 而接受经皮冠脉介入术（percutaneous coronary intervention, PCI）治疗比例增加（从 27% 增至 29.5%）。由此可见, 我国再灌注治疗率始终在低位徘徊（2001 年 55.4%, 2011 年 56.5%）, 提示我国急性心梗规范化治疗情况亟须改善; ②救治延误导致患者总缺血时间延长。再灌注治疗的疗效取决于患者症状发作至血管开通的时间, 时间越短, 预后越佳。而目前我国 STEMI 患者从发病到入院平均耗时 13~15h, 急诊介入治疗（PCI）的入门 - 球囊扩张（D2B）时间约为 110min。

为进一步规范急性心梗救治操作中的具体流程, 本文在总结国内外近年研究结果基础上, 结合我国实际情况, 拟完善一套基本完整的操作流程规范, 以作为临床参考。

【STEMI 患者的急救流程】

早期、快速和完全地开通梗死相关动脉是改善 STEMI 患者预后的关键。

1. 缩短自发病至在首次医疗接触（first medical contact, FMC）的时间 应通过健康教育和媒体宣传, 使公众了解急性心肌梗死的早期症状。教育患者在发生疑似心肌梗死症状（胸痛）后尽早呼叫 "120" 急救中心、及时就医, 避免因自行用药或长时间多次评估症状而延误治疗。缩短发病至 FMC 的时间、在医疗保护下到达医院可明显改善 STEMI 的预后。

2. 缩短自 FMC 至开通梗死相关动脉的时间 建立区域协同救治网络和规范化胸痛中心是缩短 FMC 至开通梗死相关动脉时间的有效手段。有条件时应尽可能在 FMC 后 10min 内完成首份心电图记录, 并提前电话通知或经远程无线系统将心电图传输到相关医院。确诊后迅速分诊, 优先将发病 12h 内的 STEMI 患者送至可行直接 PCI 的医院（特别是 FMC 后 90min 内能实施直接 PCI 者）, 并尽可能绕过急诊室和冠心病监护病房或普通心脏病房直接将患者送入心导管室行直接 PCI。对已经到达无直接 PCI 条件医院的患者, 若能在 FMC 后

120min 内完成转运 PCI,则应将患者转运至可行 PCI 的医院实施直接 PCI。也可请有资质的医生到有 PCI 设备但不能独立进行 PCI 的医院进行直接 PCI。应在公众中普及心肌再灌注治疗知识,以减少签署手术知情同意书时的犹豫和延误。

STEMI 患者急救流程

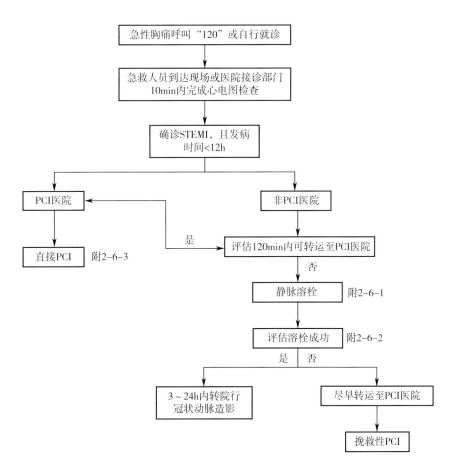

附 2-6-1　溶栓治疗适应证及禁忌证

1. 溶栓治疗适应证

(1) 发病 12h 以内,预期 FMC 至 PCI 时间延迟大于 120min,无溶栓禁忌证(Ⅰ,A 级)。

(2) 发病 12~24h 仍有进行性缺血性胸痛和至少 2 个胸前导联或肢体导联 ST 段抬高 >0.1mV,或血流动力学不稳定的患者,若无直接 PCI 条件,溶栓治疗是合理的(Ⅱa,C 级)。

(3) 计划进行直接 PCI 前不推荐溶栓治疗(Ⅲ,A 级)。

(4) ST 段压低的患者(除正后壁心肌梗死或合并 aVR 导联 ST 段抬高)不应采取溶栓治疗(Ⅲ,B 级)。

(5) STEMI 发病超过 12h,症状已缓解或消失的患者不应给予溶栓治疗(Ⅲ,C 级)。

2. 禁忌证

（1）绝对禁忌证包括：①既往脑出血史或不明原因的卒中；②已知脑血管结构异常；③颅内恶性肿瘤；④3 个月内缺血性卒中（不包括 4.5h 内急性缺血性卒中）；⑤可疑主动脉夹层；⑥活动性出血或出血体质（不包括月经来潮）；⑦3 个月内严重头部闭合伤或面部创伤；⑧2 个月内颅内或脊柱内外科手术；⑨严重未控制的高血压，收缩压 >180mmHg 和（或）舒张压 >110mmHg，对紧急治疗无反应。

（2）相对禁忌证包括：①年龄≥75 岁；②3 个月前有缺血性卒中；③创伤（3 周内）或持续 >10min 心肺复苏；④3 周内接受过大手术；⑤4 周内有内脏出血；⑥近期（2 周内）不能压迫止血部位的大血管穿刺；⑦妊娠；⑧不符合绝对禁忌证的已知其他颅内病变；⑨活动性消化性溃疡；⑩正在使用抗凝药物，国际标准化比值（international normalized ratio，INR）水平越高，出血风险越大。

溶栓开始后 60~180min 内应密切监测临床症状、心电图 ST 段变化及心律失常。

附 2-6-2　溶栓成功的指标

1. 间接指标

（1）60~90min 内心电图抬高的 ST 段至少回落 50%。

（2）心肌肌钙蛋白（cardiac troponin，cTn）峰值提前至发病 12h 内，肌酸激酶同工酶（creatine kinase isoenzyme，CK-MB）酶峰提前到 14h 内。

（3）2h 内胸痛症状明显缓解。

（4）2~3h 内出现再灌注心律失常，如加速性室性自主心律、房室传导阻滞、束支阻滞突然改善或消失，或下壁心肌梗死患者出现一过性窦性心动过缓、窦房传导阻滞，伴或不伴低血压。

上述 4 项中，心电图变化和心肌损伤标志物峰值前移最重要。

2. 直接指标　冠状动脉造影判断标准：心肌梗死溶栓（thrombolysis in myocardial infarction，TIMI）2 或 3 级血流表示血管再通，TIMI 3 级为完全性再通，溶栓失败则梗死相关血管持续闭塞（TIMI 0~1 级）。

附 2-6-3　直接 PCI

根据以下情况作出直接 PCI 决策

（1）Ⅰ类推荐：①发病 12h 内（包括正后壁心肌梗死）或伴有新出现左束支传导阻滞的患者（证据水平 A）；②伴心源性休克或心力衰竭时，即使发病超过 12h 者（证据水平 B）；③常规支架置入（证据水平 A）；④一般患者优先选择经桡动脉入路（证据水平 B），重症患者可考虑经股动脉入路。

（2）Ⅱa 类推荐：①发病 12~24h 内具有临床和（或）心电图进行性缺血证据（证据水平 B）；②除心源性休克或梗死相关动脉 PCI 后仍有持续性缺血外，应仅对梗死相关动脉病变行直接 PCI（证据水平 B）；③冠状动脉内血栓负荷大时建议应用导管血栓抽吸（证据水平

B ）；④直接 PCI 时首选药物洗脱支架（ drug-eluting stents ; DES ）（证据水平 A ）。

（3）Ⅲ类推荐：①无血流动力学障碍患者，不应对非梗死相关血管进行急诊 PCI（证据水平 C ）；②发病超过 24h、无心肌缺血、血流动力学和心电稳定的患者不宜行直接 PCI（证据水平 C ）；③不推荐常规使用主动脉内气囊反搏泵（ intra aortic balloon pump, IABP ）（证据水平 A ）；④不主张常规使用血管远端保护装置（证据水平 C ）。

【NSTEMI 患者的急救流程】

对非 ST 段抬高型急性冠状动脉综合征（ non-ST-segment elevation acute coronary syndrome, NSTE-ACS ），根据心肌损伤生物标志物，主要为心肌肌钙蛋白（ cardiac troponin, cTn ）测定结果分为非 ST 段抬高型心肌梗死（ non-ST-elevation myocardial infarction, NSTEMI ）和不稳定性心绞痛。

如可检测高敏肌钙蛋白（ high-sensitivity cardiac troponin, hs-cTn ），建议在 0 和 3h 实施快速诊断和排除方案，正常情况下外周血 cTnI 参考值：①0.02~0.13μg/L；②>0.2μg/L 为临界值；③>0.5μg/L 可以诊断急性心肌梗塞（图 2-6-1 ）（Ⅰ, B ）。早期 hs-cTn 的绝对变化值在 1h 内可替代随后的 3h 或 6h 的绝对变化值的意义，作为一种替代，建议在 0 和 1h 实施快速诊断和排除方案（图 2-6-2 ）。如果前两次 hs-cTn 检测结果不确定并且临床情况仍怀疑急性冠状动脉综合征（ acutecoronarysyndrome, ACS ），应在 3~6h 后复查（Ⅰ, B ）。

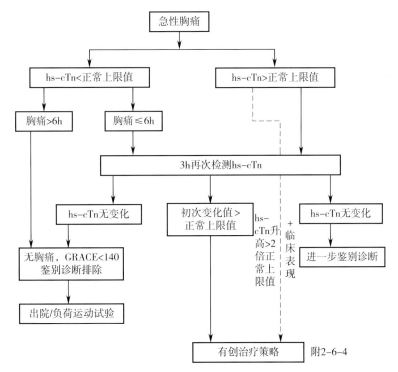

图 2-6-1 通过 hs-cTn 检测对 NSTE-ACS 患者进行 0h/3h 诊断和排除方案

hs-cTn: 高敏肌钙蛋白，NSTE-ACS: 非 ST 段抬高型急性冠状动脉综合征，
GRACE: 全球急性冠状动脉事件注册

表 2-6-1　NSTE - ACS 患者有创治疗策略风险标准

危险分层	症状及临床表现
极高危	血流动力学不稳定或心源性休克；药物治疗无效的反复发作或持续性胸痛；致命性心律失常或心脏骤停；心肌梗死合并机械并发症；急性心力衰竭；反复的 ST-T 动态改变，尤其是伴随间歇性 ST 段抬高
高危	心肌梗死相关的肌钙蛋白上升或下降；ST-T 动态改变（有或无症状）；GRACE 评分 >140
中危	糖尿病；肾功能不全 [eGFR<60ml/（ min · 1.73m^2 ）] 或慢性心力衰竭；早期心肌梗死后心绞痛；PCI 史；CABG 史；109<GRACE 评分 <140
低危	无任何上述提及的特征

NSTE-ACS：非 ST 段抬高型急性冠状动脉综合征，eGFR：估算的肾小球滤过率，LVEF：左心室射血分数，CABG：冠状动脉旁路移植术，GRACE：全球急性冠状动脉事件注册

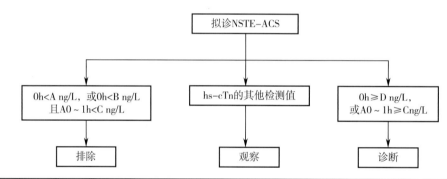

检测项目	检测方法	A（ ng/L）	B（ ng/L）	C（ ng/L）	D（ ng/L）	E（ ng/L）
hs-cTnT	Elecsys	5	12	3	52	5
hs-cTnI	Architect	2	5	2	52	6
hs-cTnI	Dimension vista	0.5	5.0	2.0	107.0	19.0

图 2-6-2　通过 hs-cTn 检测对 NSTE-ACS 患者进行 0h/1h 诊断和排除方案

0、1h 指距首次血液检测的时间间隔。hs-cTn 界值范围与检测方法相关，图中 A、B、D 分别代表不同检测方法时的 hs-cTn 界值，C 和 E 代表 0~1h 血液检测 hs-cTn 的变化值。如 hs-cTn 浓度极低（数值 A），或 hs-cTn 浓度基线水平偏低（数值 B）且 1h 内检测值变化很小（数值 C），可排除 NSTE-ACS；如就诊时 hs-cTn 中等程度升高（数值 D）或在最初 1h 内 hs-cTn 值有明显变化（数值 E），则诊断 NSTE-ACS 可能性大；如 hs-cTn 检测值不在上述数值范围内，需观察患者病情变化并再次复查 hs-cTn。hs-cTn：高敏肌钙蛋白，NSTE-ACS：非 ST 段抬高型急性冠状动脉综合征

附 2-6-4　侵入性治疗策略

建议对具有至少 1 条极高危标准的患者选择紧急侵入治疗策略（<2h）（I，C）。

建议对具有至少 1 条高危标准的患者选择早期侵入治疗策略（<24h）（I，A）。

建议对具有至少 1 条中危标准（或无创检查提示症状或缺血反复发作）的患者选择侵入治疗策略（<72h）（I，A）。

无表 2-6-1 中任何一条危险标准和症状无反复发作的患者，建议在决定有创评估之前

先行无创检查（首选影像学检查）以寻找缺血证据（ I , A ）。

　　荟萃分析提示，对高危 NSTE-ACS 患者不宜在 3h 内介入治疗。对首诊于非 PCI 中心的患者，极高危者，建议立即转运至 PCI 中心行紧急 PCI；高危者，建议发病 24h 内转运至 PCI 中心行早期 PCI；中危者，建议转运至 PCI 中心，发病 72h 内行延迟 PCI；低危者，可考虑转运行 PCI 或药物保守治疗。

（王连生　杨　洋）

【参考文献】

1. 急性 ST 段抬高型心肌梗死诊断和治疗指南 . 中华心血管病杂志，2015，43（ 05 ）：380-393

2. 非 ST 段抬高型急性冠脉综合征诊断和治疗指南（ 2016 ）. 中华心血管病杂志，2017，45（ 05 ）：359-376

3. Steg PG, James SK, Atar D, et al. ESC guidelines for the management of acute myocardial infarction in patients presenting with ST-segment elevation. Eur Heart J, 2012, 33（ 20 ）: 2569-2619

4. Tjandrawidjaja MC, Fu Y, Westerhout CM, et a1. Resolution of ST-segment depression: a new prognostic marker in ST-segment elevation myocardial infarction. Eur Heart J, 2010, 31（ 5 ）: 573-581

5. Amsterdam EA, Wenger NK, Brindis RG, et al. 2014 AHA/ACC Guideline for the management of patients with non-ST-elevation acute coronary syndromes: a report of the American College of Cardiology/American Heart Association Task Force on Practice Guidelines. J Am CollCardiol, 2014, 64（ 24 ）: 139-228

第三章

创伤的介入治疗

第一节　头面部创伤

【概述】

头面部损伤平时多因工伤、运动损伤、交通事故和生活中的意外伤害所致,战争时期则以火器伤为主。在诊治头面部损伤时,要注意可能伴发的其他部位损伤和危及生命的并发症。对伤员应作全面检查,并迅速做出伤情判断。根据其轻重缓急,决定救治的先后步骤,妥善处理。

头面部血液循环丰富,头面部遭暴力致颅底、面颅骨骨折时,常可致口、鼻、耳道大出血。传统治疗方法包括紧急输血、输液补充血容量,以及应用血管活性药物等内科治疗,纱条填塞、内镜及外科手术等,但是这些方法有时难以及时有效止血,严重者可因失血性休克或窒息导致死亡。另外,在抢救过程中往往来不及通过复位固定颌骨骨折和结扎颈外动脉来达到止血的目的,而采用介入治疗及时进行有效的头面部供血血管的栓塞达到止血目的。

随着血管内介入技术和材料的飞速发展,临床上常规开展的血管造影可以及时明确出血的部位和原因,同时有效的介入栓塞治疗也已成为头颈部创伤大出血的首选治疗方法之一。

【临床表现】

1. 头面部活动性出血、口鼻腔出血,同时可伴有局部肿胀、疼痛、骨折段端移位、感觉异常及功能障碍等。

2. 外伤性颅内动脉瘤可在创伤发生后立即或几周后出现颅内外出血的症状,如鼻出血、脑实质出血、硬膜下血肿、脑室内出血、蛛网膜下腔出血等。

3. 颈动脉钝性损伤常表现为颈部软组织肿胀、Horner 综合征、颈动脉杂音、头颅 CT 无法解释的局灶性神经功能缺损等。

4. 病情严重者可能一开始就出现窒息、休克等危及生命的临床表现。

【诊断】

1. 依据外伤的病史及特征性的临床表现,常可做出出血的诊断。需要注意的是,外伤患者可能出现一些危及生命的并发症,如窒息、休克、颅脑损伤及胸腹伤等,在诊断时需综合评估患者的伤情。

2. CT 因为具有扫描速度快、灵敏性及特异性高、普及率高、微创等特点,可快速明确患者的组织肿胀及可能的骨折情况。同时,CTA 作为术前检查可部分取代数字减影血管造影(digital subtraction angiography, DSA)。

3. 因为检查时间长,而且创伤患者患病部位可能存在金属物体或器械等原因,MRI 的应用减少,但是必要时 MRI 检查可诊断患者可能出现的脊髓损伤情况。

4. DSA 是头面部创伤血管检查的金标准,主要作为考虑行介入治疗的患者的术中诊断手段,可确定患者的损伤血管出血情况,其主要表现为造影剂的外溢、假性动脉瘤和损伤血管的痉挛等。

【治疗原则】

首先需优先处理危及患者生命的严重病情,如窒息、活动性出血、休克及颅脑损伤等。窒息的急救包括:及早清除口、鼻腔及咽喉部异物,将后坠的舌牵出,悬吊下坠的上颌骨骨块,插入通气导管保持呼吸道通畅及气管切开术等。活动性出血需紧急止血,包括压迫止血(指压止血法、包扎止血法及填塞止血法)、药物止血及结扎止血等,初步止血后若怀疑伤者有较大的血管损伤或存在严重出血的风险,需行动脉造影及介入栓塞治疗。抗休克治疗的目的在于恢复组织灌注量;创伤性休克的治疗原则为安静、镇痛、止血和补液,可用药物辅助恢复和维持血压;对失血性休克的治疗主要以补充血容量为主。对可疑有颅脑损伤的患者需联合相关科室进行诊治,同时需积极防治感染。

【介入治疗】

创伤引起的头颈部活动性出血可累及颈外动脉和(或)颈内动脉,根据其发生部位的不同,可有不同的血管内治疗方法。颈总动脉及颈内动脉颅外段的出血或假性动脉瘤,以覆膜支架植入或闭塞出血动脉两种介入治疗方法为主。颈外动脉主干或较大分支动脉出血者,采用弹簧圈等栓塞治疗;颈外动脉终末支出血者,可用组织胶、聚乙烯醇颗粒(polyvinyl alcohol, PVA)配合弹簧圈栓塞治疗。

1. 适应证　①头颈部大出血导致生命体征不稳的患者;②经内科治疗及鼻腔纱布条填塞等初步止血后,仍有头颈部活动性出血的患者;③不能耐受全身麻醉或开放手术者。

2. 禁忌证　①肾功能严重不全者;②严重高血压患者;③全身衰竭不能耐受造影检查者;④造影剂过敏或严重甲亢患者;⑤对于拟行支架植入的患者,不能耐受抗凝或抗血小板治疗也是禁忌证。

3. 治疗方法

(1)患者准备及造影评估:患者仰卧位,予以心电监护及吸氧。对于出血量较大的患者,应充分备血,开通良好的静脉通道,维持生命体征的稳定。活动性口鼻腔出血的患者,应防止出血引起窒息。对于严重躁动、意识水平降低(格拉斯哥昏迷量表评分 <8 分)、呼吸道保护反射丧失导致窒息风险增大的患者,推荐使用全身麻醉。对于颈部大动脉损伤引起的大出血,必要时可在手动按压颈动脉止血的情况下行介入治疗。对于血压不稳定或出血速

度比较快的患者,可先行患侧血管进行造影,发现责任血管直接进行介入治疗。对于出血速度较缓的患者,可行全脑血管造影后,优先治疗出血量比较大的血管;颈动脉造影必要时需行颈内、颈外动脉分别造影;对于部分病例,必要时需行双侧甲状颈干和肋颈干造影。创伤性头颈部出血的脑血管造影可出现造影剂外溢、造影剂外溢合并假性动脉瘤、假性动脉瘤、动静脉瘘、血管截断以及造影阴性等征象。

(2)根据出血血管及出血部位不同,合理选择介入治疗模式

1)颈总动脉或颈内动脉主干损伤引起的活动性大出血或者假性动脉瘤的介入处理:

①覆膜支架:覆膜支架能够直接封堵血管破口或隔绝假性动脉瘤,保持责任动脉的通畅。对于颈总动脉或颈内动脉假性动脉瘤的患者,该操作仅发生在载瘤动脉内,减少了假性动脉瘤腔内操作行为,降低了术中假性动脉瘤因微导管和弹簧圈操作而破裂的风险,无弹簧圈栓塞所导致的占位效应。而且覆膜支架膜性材料的阻挡作用可以防止假性动脉瘤腔内血栓的脱落。因此,覆膜支架植入术是颈动脉假性动脉瘤较为理想的治疗方法。其中发生在颈总动脉和颈内动脉颅外段的假性动脉瘤可选择 Wallgraft 和 Viabahn 覆膜支架,颈内动脉颅内段则主要选择 Willis 覆膜支架。术中根据患者病情可部分肝素化。在充分评价病变及颈内动脉行程后,经导引导管在患侧颈内动脉置入交换微导丝,并越过病变部位到达载瘤动脉远心端,然后沿交换微导丝置入相应规格的覆膜支架;也可不用交换微导丝,直接微导丝引导下置入覆膜支架。路径图下推送覆膜支架跨越假性动脉瘤瘤口,多角度造影,精确定位,明确支架和假性动脉瘤瘤口关系,X 线透视下使用压力泵缓慢充盈球囊(以 Willis 支架为例),在覆膜支架额定释放压力时维持球囊充盈状态 1min,随后迅速回抽压力泵,X 线透视下确认球囊完全瘪陷后再行造影,若有内瘘,可调整球囊位置,再次扩张覆膜支架近端,以期达到覆膜支架的最大展径,提高支架的贴壁性能,消除内漏(图 3-1-1)。术后行载瘤动脉血管造影检查,以供术后即刻效果评价和随访比较。并行头颅 CT 扫描,排除颅内出血。对于一些复合伤的患者,术后因无法行抗血小板治疗,覆膜支架植入术有发生急性或亚急性血栓形成导致颈动脉闭塞和远期血管内狭窄的风险。因此,覆膜支架植入前应充分评估颅内血供的代偿情况。对于无抗血小板禁忌的患者,术后应予以充分的抗血小板治疗,以防止支架内急性或亚急性血栓形成和远期血管内狭窄。对于复合性创伤急性期不能行抗血小板治疗的患者,待抗血小板禁忌消除后及时行抗血小板治疗。

②弹簧圈闭塞颈总或颈内动脉主干:对于覆膜支架不能引至破口远端,或存在抗血小板治疗禁忌的患者,若患者能够耐受球囊闭塞试验,使用弹簧圈闭塞患侧颈总动脉或颈内动脉,也是常用的介入治疗方法。具体操作为在相应动脉内置入导引导管,然后置微导管于动脉破口远端,根据载瘤动脉直径选用合适大小的弹簧圈,在破口远侧、破口附近及破口近侧栓塞责任动脉,从而隔绝破口(图 3-1-2)。在闭塞责任动脉的过程中,应注意控制血流速度,防止弹簧圈因血流速度太快而冲向末梢血管。控制血流速度的方法有两种:一是弹簧圈释放时压迫患侧颈动脉来减慢血流速度;二是使用不可脱球囊或血流控制导管控制血流速度。

2)颈外动脉系统出血:将导管选择性地引入靶动脉或通过供血动脉将导管引入靶区。

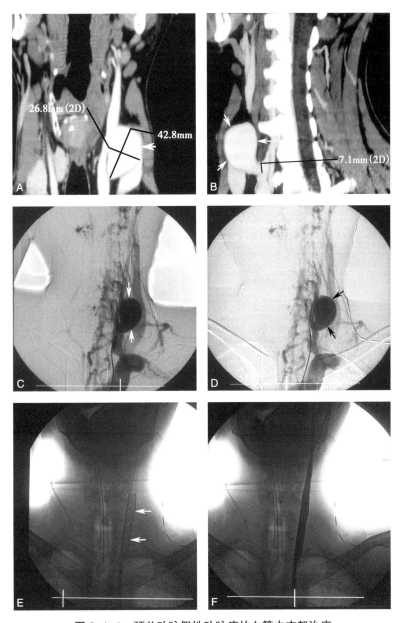

图 3-1-1 颈总动脉假性动脉瘤的血管内支架治疗

A. 增强 CT 的冠状面显示左颈总动脉假性动脉瘤（箭头）；B. 增强 CT 的矢状面显示
左颈总动脉假性动脉瘤（箭头）；C. 左颈总动脉造影动脉期显示假性动脉瘤（箭头）；
D. 左颈总动脉造影静脉期显示假性动脉瘤（箭头）；E. 覆膜支架位于颈动脉内以封
堵假性动脉瘤；F. 覆膜支架封堵假性动脉瘤后的血管造影显示颈动脉通畅，假性动脉
瘤不再显示

此时造影，常可发现造影剂外溢或假性动脉瘤等出血征象。对于颈外动脉主干的损伤，需使
用弹簧圈栓塞破损的血管，具体方法与上述闭塞颈总或颈内动脉主干方法类似，即栓塞动脉
破口远端、破口处以及破口近端血管。避免只栓塞破损动脉近端，这样可能会因远端血管的
侧支代偿，导致止血失败。对于颈外动脉分支末梢性出血，微导管超选至责任血管后，以适

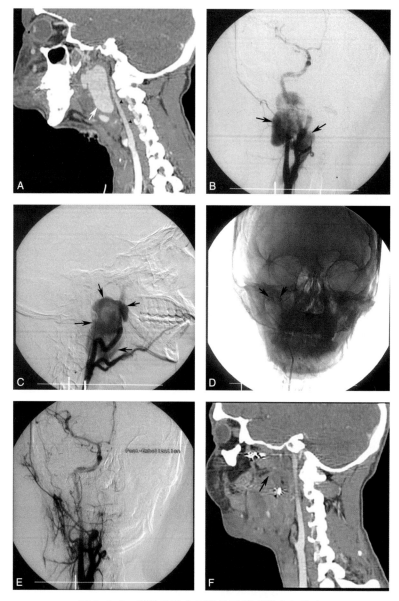

图 3-1-2 颈外动脉主干假性动脉瘤的介入治疗

A. 治疗前的 CT 矢状面重建图像显示颈外动脉主干假性动脉瘤（箭头），颈内动脉连续（短箭头）；B、C. 右颈总动脉正侧位造影显示颈外动脉主干的假性动脉瘤（箭头）；D. 使用弹簧圈栓塞假性动脉瘤供血动脉的近心端与远心端（箭头）；E. 栓塞后的右颈总动脉造影的正位像显示假性动脉瘤及其颈外动脉部分主干消失；F. 治疗后的 CT 矢状面重建图像显示假性动脉瘤消失（箭头），其近、远心端可见高密度的栓塞弹簧圈

当地速度注入适量组织胶、PVA 以封闭出血口，以达到止血的目的。注射过程需在透视监视下进行，注射压力不可过高，特别是在血管栓塞即将完成时，过高的压力可造成栓塞剂反流而导致误栓。

3）其他造影征象的介入处理：①动静脉瘘，根据瘘口部位不同，选择不同的处理方法，处理方案同上述；②血管截断，可能原因为周围血肿压迫、局部血管损伤夹层形成等。对于造影发现截断的血管,通常需弹簧圈栓塞该血管;③造影阴性,有些鼻出血的患者行全脑血管造影未见明显造影剂外溢、假性动脉瘤或动静脉瘘等征象,一般经验性使用明胶海绵栓塞双侧上颌动脉远端。

4. 并发症及处理

（1）覆膜支架相关并发症:①支架内急性亚急性血栓形成与支架导致载瘤动脉损伤、术中或围手术期抗凝不充分有关。预防措施为围手术期充分抗凝,选择合适大小的支架,避免球囊过度扩张支架。②支架内再狭窄,覆膜支架或金属裸支架损伤内膜,引起炎症反应,刺激平滑肌和内皮细胞过度增生所致。预防关键包括术中抗凝、术后长期抗凝及抗血小板治疗。

（2）弹簧圈栓塞相关并发症:颈总动脉或颈内动脉主干栓塞时弹簧圈脱入颅内,主要是弹簧圈选择或操作不当、血流速度过快所致。一旦弹簧圈脱落,则随血流漂入脑内动脉,造成相应脑组织缺血,轻者偏瘫,重者危及生命。其预防措施主要有:①根据载瘤动脉直径选择合适大小的弹簧圈;②最先释放的弹簧圈选用神经可控解脱式弹簧圈;③弹簧圈操作过程中避免反复进退以及张力过大;④对于血流速度过快的患者,可使用血流控制技术,如球囊或血流控制导管控制血流后,释放弹簧圈。另外,在颈动脉暂时性球囊闭塞试验阴性患者中,大约5%~22%可能发生迟发性脑梗死。其主要原因为其他代偿血管发生病变或脑灌注压不足、贫血等。预防措施为:注意贫血的防治以及术后适当提高脑灌注压。

（3）使用组织胶或PVA栓塞相关并发症:①误栓,主要发生于插管不到位、栓塞剂的选择和释放不适当,操作者的经验不足等情况。其严重程度视误栓的程度和具体部位而定。颅面部介入的误栓最常导致颈内动脉系统的栓塞,可造成非常严重的并发症,如偏瘫、失明、死亡等。有时,由于对颅面部颈外动脉复杂血管解剖的认识不够,特别是在侧位DSA图像上,不能很好区分舌动脉、面动脉以及上颌动脉和面横动脉,从而导致颅面部非靶部位的误栓。一旦发生误栓,则需采用适当的保护措施,如给予激素、吸氧、疏通和扩张血管药物等,以减少组织梗死的程度及范围;②栓塞后综合征,与栓塞局部组织的炎症反应以及组织坏死有关,可发生在大多数经皮动脉栓塞治疗（percutaneous arterial embolization,TAE）术后的病例。主要表现为发热、局部疼痛和肿胀、张口受限及伴随恶心、呕吐和食欲下降等。处理措施包括吸氧、给予适当的镇痛剂及其他对症处理。对于术后的发热只要患者可耐受,可不给予降温处理,以利于坏死物的吸收。

5. 疗效评价　疗效评价指标:①栓塞后需行双侧颈内动脉和颈外动脉造影,在动脉造影的静脉期仍然未见造影剂外溢、假性动脉瘤腔显示或静脉早显等征象时,方可结束手术;②临床上出血停止,血管杂音消失,搏动性肿块消失;③超声检查假性动脉瘤内无残存血流信号;④颅面部增强CT扫描也可作为疗效评估和随访的手段,颈动脉假性动脉瘤的成功栓塞表现为注射造影剂后先前明显强化异常软组织密度影（假性动脉瘤瘤腔）完全消失。

目前,对于创伤引起的颈总动脉或颈内动脉主干出血,覆膜支架植入以及弹簧圈闭塞受损动脉仍是急诊介入治疗的主要选择方案。覆膜支架置入操作简单,特别是对出血量较大、血流动力学不稳定的患者,可以迅速达到止血的目的。文献报道止血率可达84%~100%,并可降低死亡率至8%以下,但因部分创伤患者存在抗血小板禁忌,以及后期发生的支架内再狭窄,约 15%~20% 的患者可能发生急性或迟发性脑梗死。而对于能够耐受球囊闭塞试验的颈动脉主干损伤的患者,闭塞同侧颈动脉带来脑梗死的发生率则相对较低。颈外动脉分支出血经血管内介入治疗往往疗效比较确切,并发症发生率也相对较低。

(范新东)

【参考文献】

1. 邱蔚六. 口腔颌面外科学. 北京: 人民卫生出版社, 2006

2. Zhao LB, Shi HB, Park S, et al. Acute Bleeding in the Head and Neck: Angiographic Findings and Endovascular Management. Am J Neuroradiol, 2014, 35(2): 360-366

3. Chaer RA, Derubertis B, Kent KC, et al. Endovascular treatment of traumatic carotid pseudoaneurysm with stenting and coil embolization. Ann Vasc Surg, 2008, 22(4): 564-567

4. Kansagra AP, Cooke DL, English JD, et al. Current trends in endovascular management of traumatic cerebrovascular injury. J Neurointerv Surg, 2013, 6(1): 47-50

5. Anson J, Ahmed NS, Bhaska A, et al. Management of maxillofacial trauma in emergency: An update of challenges and controversies. J Emerg Trauma Shock. 2016, 9(2): 73-80

6. 范新东, 毛青. 颅面部介入诊疗学. 上海: 上海世界图书出版社, 2011

7. Risley J, Mann K, Jones NS. The role of embolisation in ENT: an update. J Laryngolotol, 2012, 126(3): 228-235

第二节　肝脾创伤

【概述】

肝脏和脾脏是腹部最容易遭受外伤的器官,位列腹部外伤的前两位。肝脏由于解剖结构复杂,有复杂的血管及胆管系统,损伤多数波及血管和胆管,出血量大而迅速,短时间内即可出现休克症状,肝破裂损伤病死率高达 10%~15%,合并多个脏器损伤的重型肝破裂的病死率可高达 50%。脾脏损伤的发生率在各种腹部创伤中可高达 40%~50%,交通事故造成的脾破裂居首位。脾脏破裂病情比较凶险,常合并其他脏器的损伤,使临床表现复杂,其死亡率为 3%~23%,合并脾蒂或大血管损伤者死亡率可高达 70%。活动性出血和并发症是导致死亡的主要原因。

20 世纪 90 年代来,随着现代诊疗水平不断提高,肝脾外伤的诊治取得了显著进展,非手术治疗成为肝脾外伤治疗的一种重要方法,入院时血流动力学稳定或经输液治疗后稳定的肝脾外伤患者超过 80% 可以通过单纯保守治疗或选择性肝脾动脉栓塞治疗获得有效治疗。

【临床表现】

1. 肝损伤临床表现 病人一般有明确的右侧胸腹部外伤史,清醒的病人诉右上腹疼痛,有时向右肩部放射。可觉口渴、恶心、呕吐。肝外伤的体征主要是低血容量性休克和腹膜炎。腹腔内大出血时,还可以出现腹胀等表现。一般肝脏浅表裂伤时,由于出血量少、胆汁外渗不多,且在短时间内出血多能自行停止,一般仅有右上腹疼痛,很少出现休克及腹膜炎。肝包膜下血肿或肝实质内小血肿,临床上主要表现为肝区钝痛,查体可见肝大或上腹部包块。若血肿与胆道相通,则表现为胆道出血,引起上消化道出血,长期反复出血可导致慢性进行性贫血。若血肿内出血持续增加,肝包膜张力过大,在外力作用下突然破裂,可发生急性失血性休克。因此对于包膜下血肿病人行非手术治疗时,必须注意延迟破裂出血的可能。若血肿继发感染,可出现寒战、高热、肝区疼痛等肝脓肿的征象。中央型肝破裂或开放性肝损伤肝组织碎裂程度广泛,一般都累及较大的血管及胆管,腹腔内出血、胆汁外渗多,病人常出现急性休克症状及腹膜刺激症状。表现为腹部疼痛、颜面苍白、脉搏细数、血压下降、尿量减少等,腹部压痛明显,腹肌紧张。肝脏严重碎裂伤或合并肝门附近大血管破裂时,可发生难以控制的大出血,导致大量动力性失血而引起致命的低血容量性休克。

2. 脾损伤临床表现 脾脏损伤最常见的症状是腹痛,多由外伤所致的腹部软组织损伤等引起,而脾脏损伤所致的脾包膜感觉神经刺激常不能引起患者的重视。如伤情严重者突发剧烈的腹痛,自左上腹扩展至全腹,此系脾破裂出血的扩散对腹腔产生刺激所致,提示病情严重,发病初期还较常出现恶心、呕吐症状,主要是由于出血刺激腹膜自主神经所致。脾脏破裂损伤随着失血量的增加,患者会出现烦躁、口渴、心悸、呼吸急促、皮肤苍白、四肢冰冷等低血压和失血性休克症状,体格检查会发现患者的血压进行性下降、脉搏快而弱等,伴随出血增多出现腹胀症状,随着时间的延长同时由于腹膜炎出现,可导致肠麻痹而加重腹胀。脾脏包膜下破裂形成的血肿和少数脾真性破裂后被网膜等周围组织包裹而形成局限性血肿,可在 36~48h 冲破包膜和凝血块而出现典型的出血和腹膜刺激症状。这种延迟性脾破裂一般发生在 2 周内,少数病例可延迟至数月以后发生。

【诊断】

肝、脾损伤的诊断主要依靠于对患者病史采集、症状及体征及超声、CT 等辅助检查手段的合理运用。病史的采集和查体对于明确诊断有着重要的指导意义,大多数患者有下胸部及上腹直接或间接暴力外伤史,伴有上腹剧烈疼痛,部分患者伴有腹膜刺激征或失血性休克表现。对于血流动力学不稳定的患者应第一时间选择诊断性腹腔穿刺,腹腔穿刺对闭合性肝外伤的诊断准确率约为 70%~90%,并可反复进行,如腹腔穿刺抽出不凝血应立即考虑急诊剖腹探查。

B 超检查以其无创伤、价格低廉、操作方便的特点,适宜于初步筛查。随着 CT 扫描技术的进步和检查费用的降低,CT 检查在诊断肝脾创伤中的作用在不断提高,其方便快捷,可详细检查患者肝脾破裂的程度、部位,同时可发现有无合并其他实质性脏器伤及有无腹腔内出血等,能较 B 超提供更为准确的诊断依据。特别是腹部增强 CT 已经成为诊断和评估肝脾创伤最重要的检查手段(图 3-2-1,图 3-2-2)。

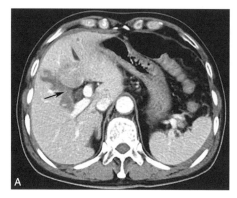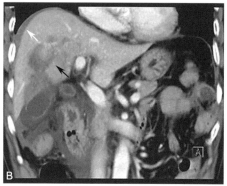

图 3-2-1 肝创伤 CT
A、B. 肝脏挫裂伤,可见包膜下积血(白箭)和肝脏挫裂伤(黑箭)。AAST 分级为 II 级

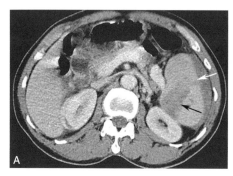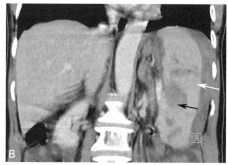

图 3-2-2 脾创伤 CT
A、B. 脾脏多发撕裂伤,可见包膜下血肿(白箭)和脾脏破裂伴脾内血肿(黑箭)。AAST 分级为 III 级

1. 肝脏创伤的常见 CT 表现 ①包膜下血肿:肝缘新月形低、等或略高密度影;②肝内血肿:呈圆形、椭圆形肿块,新鲜出血 CT 值在 60~80Hu,增强后血肿不强化;③肝撕裂:表现为线样或不规则状低密度,裂隙边界不清,增强后正常肝组织强化,损伤部位显示更清楚。

2. 脾脏创伤的常见 CT 表现 ①脾包膜下血肿:脾影增大,沿脾一侧边缘见半圆形突出的等密度或稍高密度影,有时平扫难以发现,增强扫描时血肿无强化而正常脾脏强化才被发现;②脾内血肿:新鲜血肿呈圆形或卵圆形等密度或稍高密度,血肿周围被脾脏实质包绕,增强扫描时,正常脾脏强化而血肿无强化;③脾撕裂:脾脏光滑锐利的边缘变为模糊不清或连续性中断,破裂处充满血凝块,脾周有密度不均影,造成实质分离,增强扫描显示脾实质内有低密度线;④脾脏碎裂:见于严重创伤,脾脏碎裂成多个小碎片;⑤脾梗死:继发于脾血管外伤,常为延及包膜的楔形无强化区。

目前肝脾创伤的严重程度分级,应用最广泛最受认可的为美国创伤外科协会(American Association for the Surgery of Trauma, AAST)制定的标准,该标准将肝脏及脾脏损伤程度分别进行分级:

将肝脏损伤程度分为 6 级。Ⅰ级:裂伤 <1cm 或 <10% 包膜下血肿;Ⅱ级:10%~50% 包膜下血肿或 <2cm 的实质内血肿或深 1~3cm、长度 <10cm 的裂伤;Ⅲ级:>50% 的包膜下血肿或包膜下血肿伴活动性出血或实质内血肿 >2cm 或扩展或裂伤深度 >3cm;Ⅳ级:实质内血肿破裂伴活动性出血,实质破裂达 25%~50% 的肝叶;Ⅴ级:肝实质破裂 >50% 的肝叶,近肝静脉损伤;Ⅵ级:肝脏撕脱伤。

将脾脏损伤程度分为 5 级。Ⅰ级:静止性包膜下血肿 <10% 表面积,包膜撕裂深达实质 <1cm,无腹腔出血;Ⅱ级:静止性包膜下血肿占 10%~50% 表面积,静止性实质内血肿直径 <5cm,或包膜撕裂出血,实质撕裂深 1~3cm,但未累及小梁血管;Ⅲ级:包膜下扩张性或实质内血肿,出血性包膜下血肿或包膜下血肿 >50% 表面积,实质内撕裂深达 3cm 或累及小梁血管;Ⅳ级:实质内血肿破裂有活动性出血,撕裂累及段或脾门造成游离的无血管脾块 >25% 总体积;Ⅴ级:完全粉碎或脾撕脱,脾门撕裂全脾无血管。

一般认为Ⅰ级和Ⅱ级为轻度肝脾损伤,而在Ⅲ级以上(含Ⅲ级)则为重度或复杂肝脾损伤。

【治疗原则】

根据外伤史、临床表现和有关辅助检查,肝脾外伤的诊断并不困难,然而要作出正确的治疗决策则需要更加精准的判断和伤情评估。肝脾外伤伤情评估重点应放在 3 个方面:①血流动力学是否稳定;②肝脾损伤程度及活动性出血情况;③有无胃肠及其他脏器合并伤。肝脾外伤的治疗长期以来遵循"确诊后即应手术探查"这一基本原则。

肝脏损伤的治疗首先要考虑病人的全身情况及是否有复合伤,如是否有脑、肺、骨损伤。根据全身情况及合并伤的轻重缓急确定合理的救治计划。对单纯肝损伤的病人在积极纠正失血性休克的同时积极准备手术。B 超、CT 检查能准确地诊断肝外伤与临床分级,为正确选择治疗方式提供重要依据。

随着对脾脏功能的深入认识以及超声、CT 等现代影像技术的提高和普及,诊断观念也发生了相应的变化,现代脾脏外科的观念已经形成,不再一味地切除脾脏,而是在遵循"生命第一,保脾第二"原则的基础上,采用个体化的治疗原则,轻度损伤可以保守治疗,而较重的损伤则需要及时有效的手术治疗,手术治疗亦须根据患者的具体情况,选择最适合的术式。

1. 非手术治疗 对于肝脾钝性创伤患者,只要血流动力学稳定,无论创伤级别或年龄如何,均可先采用非手术治疗,包括内科治疗和介入经动脉栓塞治疗(transarterial embolization, TAE)。但采用非手术治疗的医疗环境必须具备以下条件:能够持续监测患者生命体征,连续性的临床评估和备有能进行紧急剖腹手术的手术间。轻度肝脾损伤行非手术治疗成功率可达 90% 以上。

2. 手术治疗 手术治疗目前仍然是抢救严重肝脾外伤患者生命的最有效的手段。

(1)手术指征:①有明显的腹腔内出血,出血性腹膜炎;②血流动力学持续不稳定;③腹内脏器合并伤需手术治疗。

(2)肝外伤的手术原则是:确切止血,清除失活肝组织,消除胆瘘,处理合并伤,建立通畅有效引流。重点在于阻止血容量的丢失,手术不应过分关注于修补肝脏破裂而忽视了深部血管或胆管的损伤,导致不能从根本上阻止血容量的丢失,加重伤情,甚至术后再次大出血或严重胆瘘引起的胆汁性腹膜炎。

（3）脾外伤的手术原则:①先保命再保脾;②年龄越小越优先选择保脾;③根据脾脏损伤的程度、类型选择最适合术式;④必要时联合应用几种术式更为安全;⑤脾保留手术后要注意严密观察和随访患者;⑥遇有老龄患者、主要器官功能低下或障碍、严重感染、腹部复杂多发伤、凝血酶原时间延长者,为避免造成意外,可以考虑脾切除术。

（4）术前急救处理:首先要保持呼吸道通畅,充分给氧。迅速建立两条以上的静脉通道保证输血输液通畅,避免重要脏器的血流灌注不足。应选用上肢静脉穿刺,因为下肢静脉在术中可能被阻断。最好有一条静脉通路是经皮锁骨下静脉穿刺或颈内静脉穿刺插管,导管放置于右心房（上腔静脉）,既有利于快速输液又有利于监测中心静脉压,以调节输液量。并留置尿管,观察每小时尿量。在病情好转、生命体征平稳的情况下,做必要的检查,诊断明确后再做进一步治疗计划。休克严重者可在输血、补液扩容的同时积极手术,不能等到休克纠正后再处理损伤,这样常失去挽救病人生命的机会。

【介入治疗】

近年来已经证实 TAE 在治疗肝脾破裂有肯定的疗效,对患者的内环境影响相对较小,具有创伤小,见效快,相对简单安全的优势。

介入治疗作为一种微创的急救技术,选用时需注意,腹腔实质性脏器并发空腔脏器破裂出血的,特别腹腔开放伤者,仍应以手术为首选治疗手段,不能一味地采取介入治疗。另外介入栓塞治疗对静脉系统出血效果不佳,在介入后仍出血不止情况下应考虑静脉系统出血,果断采取手术或其他治疗措施。

1. 适应证

（1）选择性肝动脉栓塞术适应证:①单纯肝损伤伴活动性出血者;②肝破裂修补后仍有出血者;③创伤性胆道出血;④外伤性肝动脉 – 门静脉瘘和两静脉间的瘘;⑤外伤性假性动脉瘤。

优先选择介入治疗的情况:①肝内巨大血肿（直径 >6cm）形成;②复查 B 超或 CT 示肝血肿持续性增大（>1cm/24h）,或 B 超发现血肿内有血流存在;③腹部增强 CT 示肝损伤部位假性动脉瘤或动静脉瘘形成;④肝损伤合并腹腔内出血,生命体征尚稳定者;⑤因各种原因不能承受手术患者;⑥对于合并骨盆骨折、后腹膜大出血的失血性休克患者,应在抗休克、输血治疗同时迅速行介入治疗;⑦多发伤,合并其他器官大出血,无法一次手术止血;⑧肝破裂手术后再出血。

（2）选择性脾动脉栓塞治疗适应证:①临床诊断外伤性脾破裂,生命体征平稳;②脾包膜下血肿呈进行性增大;③ DSA 检查明确诊断脾破裂伴有活动性出血;④排除腹腔空腔脏器损伤。

2. 禁忌证

（1）选择性肝动脉栓塞术禁忌证:①不宜作肝动脉造影者;②肝损伤并发空腔脏器损伤;③肝损伤伴有休克者;④肝损伤伴有门静脉损伤或门静脉不通者;⑤广泛损伤、大量腹内出血及有其他开腹探查指征者。TAE 治疗肝破裂出血主要对肝动脉性出血有效,对于门静脉及肝静脉的出血无效。

（2）选择性脾动脉栓塞术禁忌证：①脾广泛破裂，或脾蒂、脾动静脉主干受损；②广泛损伤，合并腹腔空腔脏器损伤者。

3. 治疗方法 肝脾外伤血管造影检查时除显示破裂处有造影剂外溢外，并有外形改变。包膜下血肿显示肝实质与包膜分离，实质期出现肝缘受压变平浅或内凹。实质内血肿则表现为实质内血管分支有移位推挤，实质期血肿处为充盈缺损。血管造影常见的主要表现为：①部分实质造影浓淡不均匀，呈絮状、片絮状阴影（挫裂伤）；②脏器边缘膨大，外缘清晰，无造影剂向腹腔溢出（包膜下破裂）；③造影剂滞留实质中（中央型破裂）；④造影剂向腹腔溢出（真性破裂）；⑤相应损伤动脉分支中断及肝动脉分支假性动脉瘤；⑥肝动脉–胆管瘘及肝动脉–门静脉瘘。

选择性肝脾动脉栓塞术方法：局麻下从股动脉穿刺插管，一般选择 Cobra 导管或 RH 导管，行选择性肝脾动脉造影检查，探查出血位置及大小，确定出血动脉后，选用微导管行超选择性插管延伸至出血动脉支近端位置，将明胶海绵颗粒或 PVA 颗粒经导管缓慢注入出血血管至血管内对比剂流动缓慢滞留，必要时追加金属弹簧圈加强栓塞至血流中断，有效止血后再次行造影复查观察，出血动脉得到完全栓塞后结束手术（图 3-2-3，图 3-2-4）。

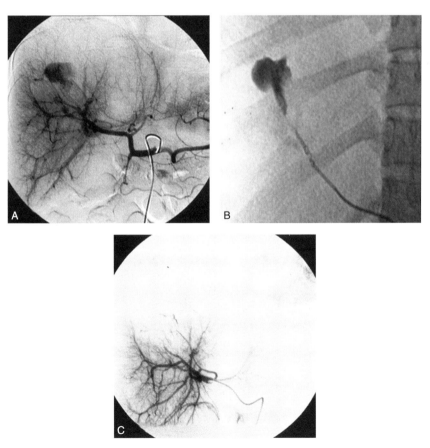

图 3-2-3 肝损伤实质内血肿栓塞治疗

A. 腹腔动脉造影示肝右叶动脉分支破裂、对比剂外溢呈囊袋状滞留；B. 选择性肝动脉栓塞治疗；

C. 肝右动脉复查造影示肝动脉分支闭塞，无对比剂外溢征象

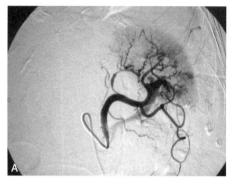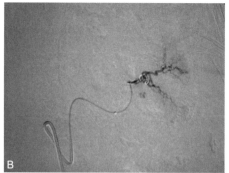

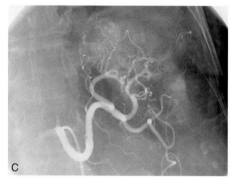

图 3-2-4　脾损伤出血栓塞治疗

A. 选择性脾动脉造影示脾挫裂伤出血；B. 微导管超选择性造影和定位后用微弹簧圈行栓塞术；
C. 选择性脾动脉复查造影示出血征象消失

　　肝外伤出血行肝动脉栓塞时，由于肝内存在吻合或交通支，在栓塞动脉瘤和假性动脉瘤时应同时栓塞动脉瘤的远侧和近侧血管，单纯做近侧或主干栓塞可因远侧血管反流导致动脉瘤再通。对于微小血管出血或渗血，仅用明胶海绵就能获得优良的止血效果，欧美学者用 PVA 止血的报道较多。对于较大的血管（如肝固有动脉、肝左右动脉等）破裂、动脉瘤或假性动脉瘤，宜选用以弹簧圈为主的复合式（弹簧圈 + 明胶海绵，弹簧圈 +PVA）栓塞材料，以降低复发出血的机会或者选用 NBCA 胶栓塞。

　　脾外伤出血栓塞脾动脉的基本技术包括：①脾动脉分支栓塞或选择性远侧脾动脉栓塞，栓塞部位在脾门及远侧分支、接近出血处（对比剂外溢处）；②脾动脉主干栓塞。对于伴有脾动脉撕裂的复杂性脾脏破裂，同时栓塞脾动脉的远侧分支和脾动脉主干也是必要的。

　　脾动脉主干或近段栓塞是基于结扎脾动脉主干治疗脾脏损伤的理念，栓塞阻断脾动脉主干后，脾脏动脉灌注压下降，同时通过启动凝血过程获得止血效果。由于存在胃短动脉、网膜动脉等侧支参与脾脏供血，因此不至于造成有临床意义的大范围脾脏梗死。脾动脉主干栓塞适用于脾脏弥散性损伤或高级别性损伤，多灶性、弥散性或广泛性出血，需要立即止血、挽救患者生命的情况。另外，当影像学提示脾脏损伤严重、预计发生大出血的可能性大、血管造影未发现明确对比剂外溢或血管损伤时，可做脾动脉主干栓塞。栓塞材料以弹簧圈为主，也有报道联合用明胶海绵、PVA 等栓塞。选择性脾动脉分支栓塞术适用于脾脏局灶性损伤、局灶性出血，循环相对稳定、允许做选择性或超选择性插管。栓塞水平在脾内的脾动脉分支,栓塞材料可用明胶海绵、微型颗粒或者微型钢丝圈。一般栓塞后侧支不易形成、止血效果可靠,但术后脾脏梗死的发生率较高。联合栓塞脾动脉主干和分支栓塞术适用于救治脾动脉撕裂或复杂性脾脏破裂出血。经验性栓塞适用于血管造影术未发现明确的对比剂外溢或血管异常,可依据影像学所见进行定向栓塞。

4. 并发症及处理　文献报道严重肝脾外伤非手术治疗后期多发生肝脏、脾脏或肝脾周围脓肿、胆瘘、胆道出血、肝脾迟发性出血等并发症,其中胆瘘发生率为 7.1%~40%。严重的并发症包括术后再出血、血栓形成、异位栓塞、靶器官功能衰竭、感染等。采用微创技术处理后期并发症也是肝脾外伤现代处理方法的显著特点。

Christmas 等报道的 378 例肝外伤非手术治疗病人中,27 例并发胆瘘,其中 18 例经引流获得痊愈,8 例经 ERCP 支架置入康复,仅 1 例因损伤严重需行胆道修复重建手术。对合并的肝脏、脾脏或肝脾周围脓肿、胆瘘等并发症,可采用 B 型超声或 CT 引导下经皮穿刺置管引流,不必二次开腹手术;对较大胆管损伤导致的胆瘘则联合 ERCP 支架置入引流。对于肝外伤后胆道出血,则首选选择性肝动脉栓塞术控制胆道出血。此外,对介入栓塞后脾脏再出血、非手术治疗或介入治疗后并发脾脓肿,腹腔镜脾切除也是较好的选择。

肝脾破裂后合并的并发症较多,对严重创伤者,可以在输血输液等抗休克治疗的同时进行介入治疗。同时介入治疗术后的综合治疗显得尤为重要。一方面维护生命体征的稳定,另一方面术后应早期、足量使用抗生素预防感染的发生,同时辅助保肝护肝、应用营养支持等治疗。

5. 疗效评价　介入肝脾动脉栓塞术治疗的优势:①创伤小,恢复快,操作简单,时间短;②符合损伤控制性外科的救治理念;③不需要全麻或硬膜外麻醉,仅在局麻下进行手术;④止血有效,同时通过造影可以检查其他器官损伤的情况;⑤对于病情复杂的严重肝破裂,及时的肝动脉栓塞治疗能有效减少患者输血量及手术率,提高非手术治疗的安全性。

Pachter 等总结 495 例肝外伤非手术治疗者,成功率达到 94%,并无遗漏的内脏破裂伤或与肝外伤本身有关的死亡;Bouras 等综述 2600 例肝外伤非手术治疗,成功率超过 80%;Jeremitsky 等总结 499 例脾外伤非手术治疗,超过 81% 的病人获得康复。国内有报道完成肝脾外伤介入栓塞治疗 107 例,其中 AAST 肝脏损伤Ⅲ~Ⅴ级 63 例、脾脏损伤Ⅱ~Ⅳ级 44 例。介入栓塞 1 次成功者 98 例,迟发性出血再次栓塞成功 9 例。无开腹手术或腹腔镜探查病例,无死亡病例。治疗后发生胆瘘 5 例,其中 3 例经引流获得痊愈、2 例经 ERCP 支架置入康复。脾外伤行脾动脉栓塞主要的副反应是疼痛和发热,对症治疗均可缓解。随访 1 年,无再出血、严重感染及其他并发症发生。栓塞治疗后 B 型超声检查腹腔有明显积液者行穿刺引流,本组有 42 例(39.2%)行腹腔穿刺置管引流。Haan 等总结美国 4 家创伤中心共 140 例脾外伤采用介入栓塞治疗情况,其中 80% 以上的病例损伤程度达Ⅳ、Ⅴ级,介入栓塞治疗成功率为 87%。

(王卫东　许林锋)

【参考文献】

1. 姜洪池,麻勇.腹部创伤学。北京:人民卫生出版社,2010,174-188

2. 中华医学会外科学分会脾功能与脾脏外科学组.脾损伤脾保留下手术操作建议指南.中国实用外科杂志.2007.27(6):421-423

3. 中华医学会外科学分会脾功能与脾脏外科学组.脾脏损伤治疗方式的专家共识(2014版).中华普通外科学文献(电子版).2015.9(2):83-85

4. Stassen NA, Bhullar I, Cheng JD, et al. Nonoperative management of blunt hepatic injury: an Eastern Association for the Surgery of Trauma practice management guideline. J Trauma 2012; 73: S288-293

5. Stassen NA, Bhullar I, Cheng JD, et al. Eastern Association for the Surgery of Trauma. Selective nonoperative management of blunt splenic injury: an Eastern Association for the Surgery of Trauma practice management guideline. J Trauma Acute Care Surg 2012; 73(5 Suppl. 4): S294-300

6. Gao JM, Du DY, Zhao XJ, et al. Liver trauma: expieriecein 348 cases. World J Surg, 2003, 27(6): 703-708

7. Gourgiotis S, Vougas, Germanos S, et al. Operative and nonoperative management of blunt hepatic trauma in adults: a single-center report. J Hepatobiliary Pancreat Surg, 2007, 14(3): 387-391

8. Mohr AM, Laver, RF, Barone A, et al. Angiograpllie embolization for liver injuries: low mortality, high morbidity. J Trauma, 2003, 55(6): 1077-1081

9. Christian L, Irene M, Yao C, et al. Hepatic Arterial Embolization in the Management of Blunt Hepatic Trauma: Indications and Complications. J Trauma. 2011, 70: 1032-1037

10. Letoublon C, Amariutei A, Taton N, et al. Management of blunt hepatic trauma. Journal of Visceral Surgery. 2016, 153: 33-43

第三节　骨盆创伤出血

【概述】

盆部创伤出血是创伤急救中最危险的重症之一,病情凶险,往往因损伤血管引起急性盆腔大出血,多合并有骨盆骨折,导致患者发生失血性休克,伤后血流动力学不稳定的患者更可能死亡,死亡率占全球死亡率的10%,男性比女性高2.4倍。80%的病例是由于交通事故引起,报道重度骨盆骨折伴休克患者的死亡率高达57%。在治疗上,过去多采用外科手术结扎止血,但创伤大、风险高、死亡率高。随着介入技术的不断完善,经动脉栓塞骨盆创伤出血的止血成功率高、创伤小、并发症少,常常能起到立竿见影的止血效果。

【临床表现】

大多数骨盆创伤患者合并有其他部位创伤,当患者进入抢救中心时往往伴随有休克表现:收缩压 <90mmHg,脉搏 >100 次 /min 或不可触及,尿量 <30ml/h,神志淡漠、皮肤潮冷、呼吸浅快。需要创伤中心由脑外、胸外、普外、创伤骨科、泌尿外科等多学科会诊诊治总体情况,有休克表现时迅速判断休克病因来源,除外其他脏器出血可能。

骨盆骨折有其明显的骨盆外伤史,腹痛是最早最常见症状,疼痛程度不定,患者有下腹部或腰背疼痛,或髋骶部疼痛,有些患者下蹲可减轻症状。下腹部可出现不对称肿胀,可进行性增大,出现会阴部淤血、阴囊肿胀或阴唇肿胀,骨盆变形,周边淤血,髂后上嵴骨性突出,下肢短缩、内旋等征象。

严重损伤患者可伴有失血性休克及严重的贫血、心悸、出汗、恶心、晕厥。血肿压迫肠系膜血管可造成麻痹性肠梗阻甚至坏死,压迫股神经时出现下肢麻木、疼痛和功能障碍。血肿可以影响腹腔神经丛,使植物神经功能紊乱,造成泌尿道和胃肠道蠕动障碍。

【诊断】

腹部检查局部压痛,有时腹部和腰部或侧方可扪及肿块,或伴有轻度腹肌紧张,动脉出血者包块饱满、可有搏动、增大迅速,移动性浊音阴性,当血肿破入腹腔或合并有腹腔脏器出血时,腹膜刺激征阳性。骨盆挤压、分离实验,屈髋伸膝试验阳性。少数病人累及股神经,出现股四头肌无力和膝腱反射消失。

结合 X 线检查,识辨是否有骨盆骨折,必要时必须行 CT 检查,超声检查往往是最快捷迅速的检查手段,特别是对于血流动力学不稳定的病人,随着超声造影的运用,可以确定出血的来源。

CT 检查目前是准确检查骨盆骨折和出血的方法,增强扫描时衰减值增加,提示有活动性出血。CT 或超声引导下穿刺能确诊血肿(图 3-3-1)。

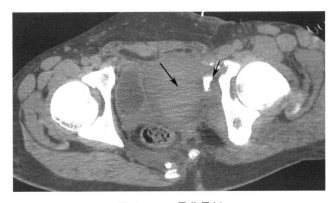

图 3-3-1　骨盆骨折

男,16 岁,车祸致骨盆骨折,失血性休克,盆腔内稍高密度影(粗箭)示新鲜血肿;
盆腔血肿旁高密度(细箭)示左侧髋臼前缘骨折

床旁腹腔穿刺和多普勒检查常有假阳性出现,特别是当血肿穿破后腹膜进入腹腔或合并有腹腔脏器创伤出血的情况下。血管造影和同位素扫描能提示出血部位。

实验室检查:初期白细胞稍高或正常,出血造成有不同程度的红细胞和血红蛋白减低,后期白细胞,中性粒细胞增高。

【治疗原则】

骨盆骨折大出血严重病人全身表现为创伤性失血性休克,接诊病人后应立即进行复苏和对病因的诊治,保持呼吸道通畅、注意清理口腔异物和有无胸壁肋骨损伤,注意神经系统检查、观察瞳孔反射和格拉斯哥昏迷评分(glasgow coma scale,GCS),必要行颅内CT检查,进行血气分析,观察组织缺氧和低灌注情况,腹部超声检查和穿刺除外腹部脏器损伤、出血,迅速开通静脉通道甚至锁骨下静脉或颈内静脉穿刺置管输液,避免下肢输液,中心静脉压(central venous pressure,CVP)监测,立即心电监护、吸氧、禁食水、严密观察各项指标变化,输血和液体复苏,有条件者早期使用充气抗休克裤。

对于骨折后骨盆环不稳定患者,转运过程应及早用床单捆绑骨盆和使用外固定架恢复骨盆环,限制骨盆容量,对合骨折端和限制压力对于骨折端出血和静脉丛及小动脉出血有止血作用。经以上手段病情好转血压脉搏稳定者,无需手术或择期行骨盆修复手术。

明确持续性大出血,大血管损伤,血肿向会阴部有开放性伤口,合并有其他脏器损伤,腹膜炎患者应积极开腹手术,结扎或压迫填塞止血,旷置或修复损伤肠道或膀胱尿道。

骨盆骨折出血患者,保守治疗,或外科手术前、后均可进行介入诊断、栓塞治疗。

【介入治疗】

及时、安全、有效地止血,恢复血流动力学稳定是救治患者生命的关键。传统的保守疗法常通过大量输血、补液以纠正低血容量性休克,但易引起酸碱平衡紊乱、DIC和心、肾等脏器急性衰竭,且止血效果差。外科髂内动脉结扎术存在着创伤大、风险高、并发症多等缺点。原因是手术打开腹腔后,难于稳定血压和判断出血位置。同时因髂内动脉存在丰富的侧支循环,单纯结扎髂内动脉主干达不到确切的止血疗效。1972年,Margolies首次将栓塞髂内动脉用于治疗一例因骨盆骨折引起的盆腔大出血,经过多年的临床实践,经皮动脉栓塞治疗(percutaneous arterial embolization,TAE)技术现已广泛应用于盆腔大出血的临床治疗。采用介入治疗方法,选择性髂内、外动脉造影可显示骨盆骨折所致的出血动脉及其受损程度,并根据造影结果进行栓塞治疗,可迅速有效地止血,具有创伤小、适应证广、疗效显著等优点。

骨盆创伤骨折所致死亡大部分都直接或间接因骨盆骨折引起的大量失血所致,出血来源有以下几种:①骨折端松质骨出血;②骨折周围软组织中的微小动静脉损伤;③盆腔脏器的中小动静脉损伤;④骨盆的静脉丛损伤(如骶骨前静脉丛出血等),盆腔静脉丛非常丰富,为动脉面积的10~15倍,而且紧贴盆壁走行,易损伤、出血量多;⑤大的动静脉,主要指髂内动静脉的分支等。目前普遍认为,骨盆骨折后的大量出血主要是伤及了髂内动脉及其分支所致。髂内动脉分为前支和后支,前支由分布于膀胱、生殖器的脏器支和营养骨盆底的动脉支组成,后支为营养骨盆侧壁的动脉群。骨盆骨折往往合并相应部位动脉分支的横断、挫裂和破损;盆部锐器损伤如臀部、会阴部刀刺伤也常常伤及髂内动脉的分支。盆腔内大出血的特点是出血量往往很大,而临床上常对出血量估计不足,尤其在大量出血进入腹膜后间隙形成腹膜后血肿,临床上常常缺乏典型的血性腹膜炎表现。因此,对盆部创伤所致的不明原因休克,一旦有大量失血的证据或可疑血管损伤,远端动脉搏动减弱或肢体温度下降,局部能听到血管杂音,有明显的大血肿存在等,均应尽早行动脉造影,必要时行介入治疗,同时进行输血、补液等抢救措施,不要长时间观察而延误抢救时机。

骨盆创伤出血的血管造影诊断:出血的早期诊断、早期治疗是挽救生命的主要措施。一般先在腹主动脉分叉处造影,整体上了解盆腔动脉情况,再有选择地进入髂内动脉和(或)髂外动脉及其分支行二次造影,明确出血部位或闭塞情况;也可直接对可疑部位的动脉造影,了解动脉损伤的位置、程度、局部血流动力学改变、出血量大小以及损伤远端的血供情况等。盆腔出血的直接征象是对比剂的外溢或在盆腔间隙的聚集,也可显示血管管腔不规则、血管阻断(断裂或血栓形成)、创伤性动脉瘤、动静脉瘘及血管受压移位(血肿形成所致)等血管损伤的间接征象。但血管造影对出血的检出受多种因素影响,如:①在出血的活动期,且出血量 >0.5ml/min 时才能显示造影剂外溢,间断出血的间歇期可无阳性发现;②超选择插管不充分时,小动脉分支的出血可能不显示;③血管痉挛时可出现假阴性。因此,造影检查时不可放过任何可疑点,避免漏诊。

骨盆创伤出血的 TAE 治疗:Agolini 等对骨盆骨折伴有大出血患者施行栓塞治疗的影响因素进行分析,发现在 3h 内成功栓塞治疗可以显著提高患者的生存率,同样,Moore 等认为与预后相关的最重要因素是栓塞治疗的时间和患者的输血状况。因此,骨盆创伤骨折伴休克患者及时行血管造影检查和介入栓塞治疗是十分必要的。介入栓塞治疗骨盆创伤出血的机制和优势就在于:髂内动脉有广泛的侧支循环,如两侧髂内动脉之间、髂内动脉与髂外动脉、髂内动脉与腹主动脉分支均有吻合支存在,栓塞一侧或两侧髂内动脉,只要细小动脉分支和毛细血管保持通畅,盆腔脏器和组织不会发生缺血坏死,且保持正常功能。栓塞出血动脉分支使动脉性出血停止,同时盆腔血肿的填塞压迫作用未被破坏,静脉出血可得到控制。在明确血管受损的基础上,还可对创伤性动脉瘤、假性动脉瘤、动脉血栓及动静脉瘘等进行治疗。对于骨盆创伤出血的治疗,也有报道利用覆膜支架治疗大血管损伤性出血病例,也可用于血肿压迫动脉,使远端血供受阻的血管起到支撑再通作用。

1. 适应证　准确判断是否盆腔大出血以及是否适合栓塞治疗十分重要。对 CT 显示有出血征象,或临床高度怀疑有盆腔大出血的骨盆外伤病人应及时行盆部血管造影。国外曾对骨盆创伤出血时 TAE 的适应证展开争论,一部分人认为 TAE 只适用于血压偏低或血流动力学不稳定的病人,随着多中心临床病例的回顾性分析,目前普遍认为,不仅对血流动力学不稳定的病人应及早行 TAE 治疗,血流动力学稳定的病人也可积极的行 TAE 治疗,特别是年龄在 60 岁以上的老年人。总之,存在以下情况可考虑行栓塞治疗:①血管造影检查发现明确的血管损伤或出血征象；②活动性大出血，经大量输血、输液等抗休克治疗，生命体征仍不稳定；③开放性骨盆骨折，创口出血不止，且止血困难；④患处有明确渐进性增大的血肿，伴有血管杂音；⑤休克症状持续存在，患肢足背动脉及胫后动脉搏动减弱或消失。

2. 禁忌证　骨盆创伤大出血的介入诊疗属急诊治疗，一般无绝对禁忌证，在保证基本生命体征稳定、抗休克的同时进行介入诊治。严重的对比剂过敏，肝、肾衰竭，严重凝血功能障碍等情况为介入治疗禁忌证。

3. 治疗方法

（1）器械要求和术前准备

1）器械要求：一般常规介入器械准备，超滑导丝，4F 或 5F Cobra 导管，导管鞘，微导管，微导丝，栓塞材料：弹簧钢圈及明胶海绵等。必要时备用覆膜支架、阻断球囊等。

2）术前准备：骨盆创伤大出血一般病情危重，容易伴发失血性休克，如诊断治疗不及时，常导致病情短时间内迅速恶化，因此，要紧急建立 2~3 条静脉通道（包括至少 1 条中心静脉通道），在监测下快速补液、输血抗休克，输液量 1500~3500ml（平均 2500ml），输血量 800~1200ml（平均 900ml）；同时，迅速行开放性伤口局部填塞压迫止血或骨盆带捆绑固定骨盆骨折；及时急诊行选择性盆部动脉造影及损伤血管栓塞止血治疗。

（2）操作技术和注意事项：一般情况下经股动脉穿刺置管，选择损伤较轻的一侧或可疑出血的对侧穿刺，若腹股沟区创伤较重，或局部血肿致穿刺困难可选择左或右侧肱动脉途径。为争取时间，造影的顺序应遵循损伤或可疑损伤部位优先的原则。若病情紧急，失血休克严重，可立即栓塞髂内动脉主干，以快速止血，挽救病人生命。在情况允许时，应尽量超选择插管至出血动脉分支后再栓塞，以减少并发症的发生。对于造影显示两侧髂内动脉出血或盆腔中心部位出血，应行双侧髂内动脉栓塞术，由于盆腔侧支循环丰富，位于中线附近的出血，很快会与对侧形成侧支循环，造成出血复发。栓塞材料主要为明胶海绵和弹簧圈，结合血管直径选择。造影剂外溢消失并长时间在血管内存留、损伤处动脉或分支消失表示栓塞成功。术中继续输液或输血维持血容量，观察生命体征。成功栓塞损伤血管后经短时间继续扩容，病人血压迅速回升，平均 30min 血压升至 90~110/50~80mmHg（平均 102/68mmHg）。可在栓塞完毕后留管约 0.5~1h，待血压回升后再次造影，证实无出血后拔管（图 3-3-2，图 3-3-3）。

在外科手术前、手术中，可放置腹主动脉阻断球囊控制出血。

盆腔小静脉、静脉丛出血一般在外科填塞、骨科固定恢复骨盆环后，经抗休克治疗，血肿压迫而自愈，大静脉损伤出血无论诊断和治疗都是一个难点，术前 CT 增强造影，对怀疑静脉损伤患者介入血管造影时，静脉造影往往阴性表现，需要用球囊阻断大静脉近段再造影以发现损伤，静脉损伤往往需用大口径覆膜支架覆盖止血。

腹膜后大出血患者低血压，脉速或脉弱甚至扪不及脉搏，介入医师应在股动脉区域具备按解剖穿刺的能力，这一点往往是抢救中很重要的一个步骤。对于配备超声仪的导管室，可选择超声引导穿刺股动脉。

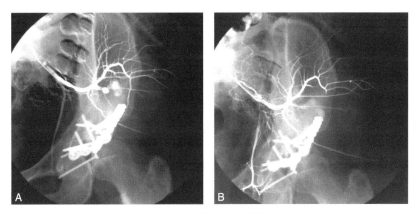

图 3-3-2　车祸致骨盆骨折

男，35岁，创伤骨科探查止血、清除血肿、骨折固定术后 3h，血压下降 90/60mmHg，脉搏 116 次 /min，左臀部肿胀加重，进行介入治疗，A. 左侧髂内动脉造影见左侧臀上动脉有动脉出血；B. 用弹簧圈选择性栓塞靶动脉后出血停止

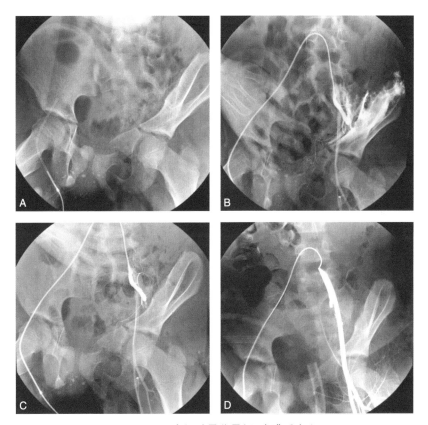

图 3-3-3　车祸致骨盆骨折，腹膜后出血

男，32岁，车祸致骨盆骨折，腹膜后出血，伴休克，A. 骨盆粉碎性骨折；B. 左侧髂内动脉造影见髂内动脉主干大量造影剂外溢；C、D. 用弹簧圈栓塞主干后病人出血停止，血压恢复

　　4. 并发症及处理　除穿刺部位血肿、异位栓塞、血管机械性损伤等血管内操作过程可能出现的并发症外，骨盆创伤出血介入栓塞治疗的主要并发症：①臀部疼痛或臀部皮肤肌

肉缺血性改变。一般于数日内缓解,预防的主要办法是尽量超选择插管栓塞;②盆腔脏器功能性改变。如膀胱功能紊乱,甚至膀胱壁坏死,排便失禁,阳痿等。这些多见于双侧髂内动脉栓塞或末梢血管广泛闭塞,一般较少见;③盆腔脓肿,发生率低,注意无菌操作和抗感染。

5. 疗效评价　骨盆创伤大出血的介入治疗为挽救病人生命,创造外科治疗的手术时机提供了条件,术后注意抗感染、维护生命体征平稳的同时应积极争取治疗其他并发症,外科内固定或外固定等与介入治疗技术协作,才能提高长期疗效。随着介入放射学技术和设备的发展,栓塞成功率可达100%,有效栓塞后病人的死亡率平均为7%~15%。死亡原因主要为多器官功能衰竭、严重的盆部以外的创伤、凝血功能障碍、难治性休克和严重感染等。

血管损伤是造成骨盆创伤患者的主要死亡原因。多达40%的患者出现腹腔或盆腔与骨折相关出血,这是造成死亡的主要原因。骨盆内出血的原因包括主要的骨盆动脉和静脉结构以及与骨性骨折有关的血管损伤,在骨盆骨折患者中,20%患者需要紧急经导管栓塞止血,血管造影术是诊断盆腔动脉出血的金标准。

欧美一些国家已将介入治疗止血技术作为控制骨盆创伤大出血的一种常规手段。在制定和实施骨盆创伤骨折患者的治疗方案时,除要考虑骨盆骨折大出血外,还要考虑是否有更需优先处理的全身问题及其他严重损伤,需要多学科的合作,以便更好地控制严重骨盆骨折的出血、恢复血流动力学的稳定性。

(彭晓新)

【参考文献】

1. Ramasamy B, Thewlis D, Moss MJ, et al. Complications of trans arterial embolization during the resuscitation of pelvic fractures. Injury, 2017, 48(12): 2724-2729

2. Hymel A, Asturias S, Zhao F, et al. Selective versus nonselective embolization versus no embolization in pelvic trauma: A multicenter retrospective cohort study. J Trauma Acute Care Surg, 2017, 83(3): 361-367

3. Ierardi A, Duka E, Lucchina N, et al. The role of interventional radiology in abdominopelvic trauma. Br J Radiol, 2016, 89(1061): 20150866

4. Scemama U, Dabadie A, Varoquaux A, et al. Pelvic trauma and vascular emergencies. Diagn Interv Imaging, 2015, 96(7-8): 717-729

5. Ierardi A, Piacentino F, Fontana F, et al. The role of endovascular treatment of pelvic fracture bleeding in emergency settings. Eur Radiol, 2015, 25(7): 1854-1864

6. Schwartz D, Medina M, Cotton B, et al. Are we delivering two standards of care for pelvic trauma? Availability of angioembolization after hours and on weekends increases time to therapeutic intervention. J Trauma Acute Care Surg, 2014, 76(1): 134-139

7. Roudsari B, Psoter K, Padia S, et al. Utilization of angiography and embolization for

abdominopelvic trauma: 14 years' experience at a level I trauma center. AJR Am J Roentgenol, 2014, 202 (6): W580–585

8. Matityahu A, Marmor M, Elson J, et al. Acute complications of patients with pelvic fractures after pelvic angiographic embolization. Clin Orthop Relat Res, 2013, 471 (9): 2906–2911

9. Kos S, Gutzeit A, Hoppe H, et al. Diagnosis and therapy of acute hemorrhage in patients with pelvic fractures. Semin Musculoskelet Radiol, 2013, 17 (4): 396–406

10. Elhaj M, Bloom A, Mosheiff R, et al. Outcome of angiographic embolisation for unstable pelvic ring injuries: Factors predicting success. Injury, 2013, 44 (12): 1750–1755

第四节　血管外异物

【概述】

血管外异物是相对于血管内异物（整体位于血管腔内异物）而言的，这类异物完全或主体位于血管尤其血管腔之外，主要包括软组织异物、眶内异物（尤其眼球异物）、食管异物、气管异物、膀胱异物及关节腔内异物等，其中食管、气管、膀胱及关节腔内异物由内镜介入治疗，眼球异物主要由外科手术治疗，因此影像介入治疗主要涉及软组织异物，故而本节重点介绍软组织异物及其损伤的诊断与介入治疗。

人体软组织异物损伤、存留较常见，其发病率随工业化、城市化进程的加快、工业机械化程度的提高和全球不和谐因素的增加而呈明显上升趋势。发病人群以青壮年为主，儿童软组织异物患病率亦非少见。其常见原因包括劳动意外、斗殴、战争等，比如建筑施工人员因安全措施不到位或防范不严造成的钢片、铁钉、铁屑等金属类异物戳入体内；医源性遗留物或损伤尤其手术物品遗留也是重要因素之一，比如少数缝针、螺帽等；也有自虐自残及他虐他残等原因所致人体异物。

异物穿入人体软组织内，除直接撞击伤、疼痛、肿胀、功能（如肢体、关节活动）障碍等外，常致异物周围组织损伤如肌肉肌腱挫裂伤、神经血管断裂、局部出血、血肿甚至形成假性动脉瘤，机体对异物排异及免疫反应导致异物周围组织炎性反应与组织增生，异物毒性、过敏反应也时有发生，污染异物还可引起局部感染甚至菌血症、败血症产生等后果。异物在软组织内存留时间长久，可产生金属锈蚀、异物肉芽肿和诱发肿瘤如神经纤维瘤、脂肪瘤甚至脂肪肉瘤等。同时，软组织异物还具有迁徙和游动性，那些锐利针状金属异物一旦进入人体内尤其容易随肌肉收缩、关节运动而全身移动，异物迁移可导致进一步继发损伤，也有血管外软组织异物迁移至血管内的报道。

【临床表现】

软组织内异物常位于手足部等暴露部位，也可见上下肢、臀部、胸腹部及头颈部等部位,异物可单发,也可多发。其病史较为简单,一般均有明确的异物穿入损伤病史。患者常以不同程度局部疼痛或伴局部肿胀为主诉,多在异物经皮穿入软组织损伤后2周以内来就诊;少数患者可出现局部感染,且久治不愈;个别患者虽无局部症状但因过度关注异物残留可出现一定程度的焦虑症状,此类患者就诊时间较晚、有些甚至长达10数年之久。继发包块或肿瘤就诊者偶见。并发大血管损伤尤其动脉贯穿伤、大出血的软组织异物则为名副其实的"小毛病、大问题"了,常急诊就诊且需急诊手术异物取出和修补重塑血管。

【诊断】

异物诊断较为简单,主要依靠相关病史尤其穿入性外伤史和影像学检查。影像学检查主要目的不仅在于明确诊断,更在于术前术中异物及其毗邻组织结构的精确定性、定位和并发症特别是大血管损伤评估,异物取出方法选择与优化。

深部软组织单发细小异物或多发散在分布的异物尤其血管神经行程区域危险部位异物,非精确定位情况下即使外科手术直接切开寻找也如同大海捞针,不但费时棘手还常导致异物取出失败甚至严重神经血管损伤并发症。异物的准确定位和选择合适异物取出方法是异物成功取出之关键。除铝外的金属异物、玻璃和大多数动物骨骼是不透X线的,可行X线平片、CT等检查与定位;大多数塑料、木头甚至鱼骨是透X线的,可选择超声、MRI等检查与定位。我们的经验是,对掌指(趾)、头皮等浅表金属异物且异物周围组织结构较为简单尤其无大血管、神经等重要结构的病例,一般仅依据X线平片(正、侧位或加切线位投照)即可诊断与定位,深部异物及毗邻解剖结构复杂者则常需加行CT尤其增强CT仿真局解(virtual anatomy imaging,VAI)来进行更为细致、更为精确的诊断与定位(图3-4-1)。

鉴于大多数金属具有导磁性、一般禁用MRI检查的特点,我们主张对人体软组织异物尤其金属异物的VAI检查采用螺旋CT技术。基于CT不同阈值的组织VR图像无创性活体3D重构、成像与显示了兴趣区局部组织解剖结构与解剖位置关系,逐层成像、显示了扫描视野内皮肤、皮下组织、浅表静脉、肌肉肌腱、动脉与深部静脉(引入含碘对比剂后)、骨骼等组织解剖结构,清晰、准确揭示了异物形态、边缘、粗细、长度及其与毗邻组织结构的位置关系,结合断面影像精确获得了异物的深度及其与周围大血管等重要解剖结构的最小、最大间距和异物取出过程中主要途经的组织器官关系,准确揭示了异物所致的局部组织反应、血肿、血管损伤及假性动脉瘤形成等情况,并由此准确判断和剔除不适合甚至禁忌介入治疗的病例(图3-4-2,图3-4-3),研判异物介入摘除术的可行性和难易程度,指导手术切口、入路、路径、深度、钳取力度与方向等的选择及其优化。术者根据所提供的异物前后位、后前位、侧位及切线位3D图像和断面影像一般即可决定手术,一些疑难与高风险病例尤其大血管旁异物则需到影像工作站多角度全方位旋转、仔细观察这些3D和2D影像、"心中有数"后再行决策,有效避免了盲目钳夹、拔取和异物移位、邻近组织损伤的发生。

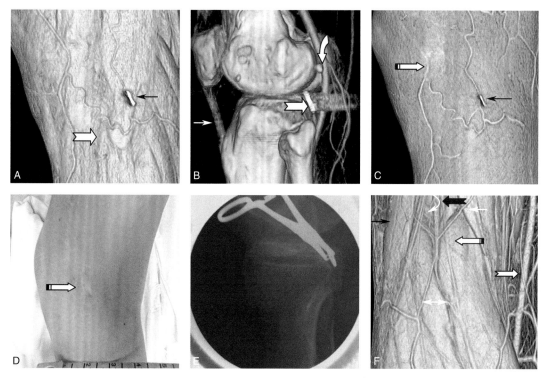

图 3-4-1　左膝外伤骨折内固定及拆除内固定术后螺帽脱落存留 8 年

A. 增强 CT 静脉期阈值 –250Hu 时外内位仿真局解图像,清晰显示了异物与腓骨头(燕尾箭)、膝周浅静脉关系及股二头肌肌腱损伤(黑箭)等情况;B. 动脉期阈值 80Hu 时异物切线位仿真局解图像,准确测量了异物直径、厚度及其与腘动脉、腓骨头最近、最远距离等,髌韧带(白箭)也清晰可见,注意籽骨(弯箭)与异物的鉴别;C. 静脉期阈值 –250Hu 时外内位仿真局解图像,清晰显示了异物印痕(黑箭)、邻近皮下静脉、手术瘢痕(虚箭)与实际情况(图 D)一致且更为清楚明了;E. 艾力斯钳从螺帽中央孔成功夹住时透视图像;F. 静脉期阈值 –200Hu 时腘窝仿真局解图像,股二头肌(黑箭)、半腱肌(白箭)、腓肠肌(左右双箭)、腘静脉(虚尾箭)、小隐静脉(燕尾白箭)、腓总神经(弯箭)、胫神经(燕尾黑箭)等解剖结构清晰可见

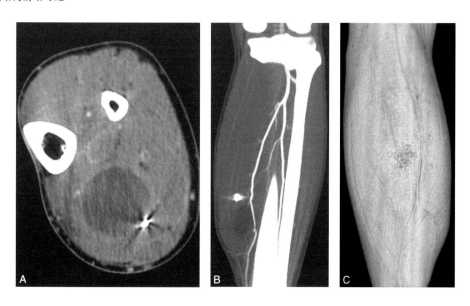

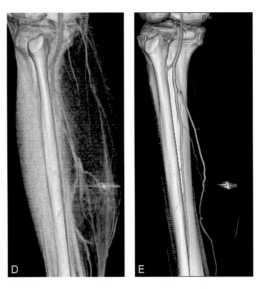

图 3-4-2 小腿金属异物伴巨大血肿形成（男，31 岁）

A. 增强 CT 横断面图像示异物位于血肿壁上；B. MIP 图像揭示了异物、血肿及血管等解剖关系；C~E. 最小阈值 −500、−80、100 时的仿真局解皮肤观（C）、静脉观（D）、动脉观（E）清楚显示异物与其对毗邻皮肤、血管、骨骼等解剖结构的影响。该患者尽管血肿巨大，但由于血肿与血管腔不相通且最近动脉 - 异物间距 3mm 以上，适合介入治疗，同时起到直接血肿引流作用

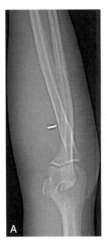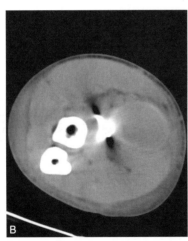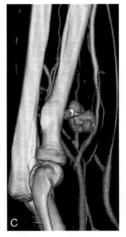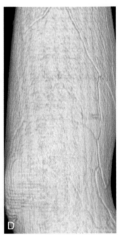

图 3-4-3 左前臂软组织金属异物、桡动脉近段损伤伴不规则假性动脉瘤（男，37 岁）

A. 平片仅显示了异物及其与尺、桡骨位置关系，血肿、假性动脉瘤均未能揭示；B. CT 平扫横断面同时显示了异物旁血肿样病变；C. 增强 CT 动脉期仿真局解动脉观（最小阈值 100Hu）清晰揭示了异物旁血肿样病变实为不规则假性动脉瘤（异物部分嵌入假性动脉瘤壁内），同时勾画出了异物、尺骨、桡骨、肘关节、肱动脉分叉及尺、桡动脉、肘静脉和桡动脉近段损伤情况；D. 增强 CT 仿真局解皮肤观仅显示了皮肤损伤及与浅静脉关系，前臂局部无肿胀，掩盖了大动脉损伤。这种动脉穿孔损伤、血肿与血管相通形成了假性动脉瘤且异物位于瘤壁内情况则属于经皮直接异物介入钳取术禁忌证。对这类看似简单病例若未行增强 CT 仿真局解成像检查而采取贸然治疗，无论外科开刀或介入钳取摘除异物，大出血等严重并发症将不可避免

　　值得一提的是，在应用 CT VAI 指导异物介入治疗时，一要注意金属伪影、籽骨和永存骨骺等对诊断、评价与定位的影响，结合多平面重建图像、适当去伪影软件应用等可有效降低其负面影响，籽骨、永存骨骺等还可结合其相对较低的 CT 值、光滑的边缘等特点

与类圆形、小结节状、斑点状或不规则异物鉴别；其次，颈根部、上肢异物者宜经下肢静脉穿刺注射对比剂，一般不宜用 350mgI/ml 及以上高浓度对比剂（尤其四肢异物者），以避免血管内高亮对比剂伪影影响异物及其毗邻结构的清晰重构与展示；再次，鉴于异物特别是关节周围异物的可移动、可游走特性，介入手术宜在影像学检查完成后尽快安排。同时，无论院外院内检查，必要的影像学复查或多种影像学检查手段联合应用能够及时发现一些假阳性或被忽略的病例等情况（图 3-4-4），以避免不必要的介入手术及医患纠纷发生。

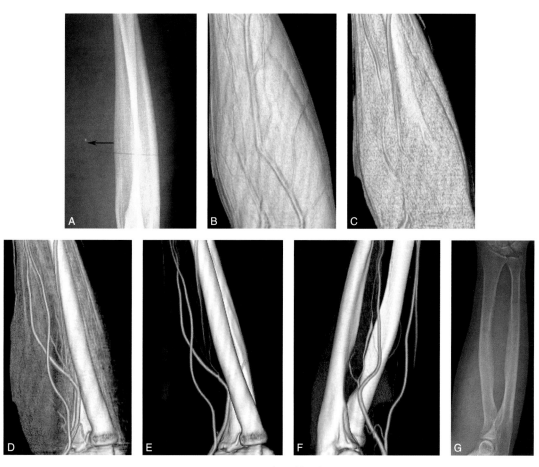

图 3-4-4 假阳性异物

A. 52 岁男性患者，21 天前外伤后外院平片发现前臂 2mm 长径异物（箭）；B~G. 3D CT VAI 皮下观（B）、肌肉相（C）、韧带相（D）、深部动脉骨骼相（E）及其多方位旋转观察（F）均未发现异物存在，随即复查平片（G）也未再显示原斑点状致密异物影。为此，影像学复查及时发现了假阳性异物，避免了不必要的介入手术操作与风险

【治疗原则】

血管外异物治疗主要包括异物取出及并发症的治疗（如血管修补术等），传统异物取出以开放式外科手术直视下取出异物为主；一些异物尤其细小、深在异物考虑术中难以发现或容易损伤毗邻重要结构甚至可能导致手术失败，则辅以 X 线透视导向下手术切开组织、逐

层分离探查并直接暴露异物并取出（图 3-4-5）。随着介入技术的发展，介入微创治疗异物取出已成为一种很好的治疗方法，治疗切口小、微创、定位准确，手术时间和住院时间短，简便易行；而外科开刀直视下摘除不仅没有必要，而且创伤大、并发症多、费用高，技术失败风险也不容忽视，所以选择宜慎重。伴有局部感染特别是急性感染者，宜先予以抗感染治疗，炎症控制后再行介入异物取出治疗。

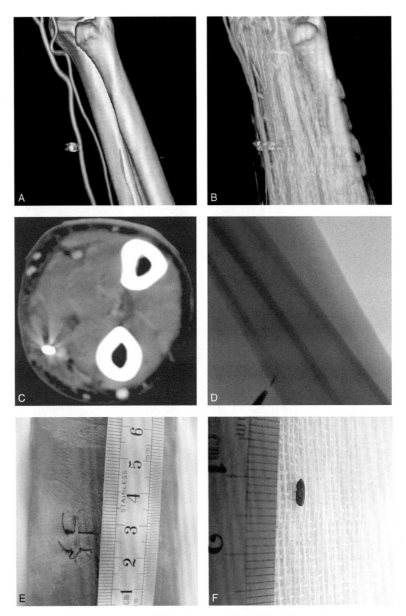

图 3-4-5 右前臂桡动脉旁金属异物损伤（男，62 岁）

A. 异物紧贴桡动脉；B、C. 邻表面侧无血管等重要组织结构；D. 电视透视导向下定位切口及路径，局麻下开放式手术、直接暴露取出异物；E. 示术后 2cm 长皮肤切开；F. 取出的金属异物

【介入治疗】

介入治疗已成为血管外异物的重要治疗手段,其一般采用在 X 线电视透视或超声实时引导下进行,B 超导向下介入治疗主要用以钳取透 X 线异物,透视导向下介入治疗主要用以钳取不透 X 线异物,后者可在网格定位器辅助下区域限定性精确定位(图 3-4-6)或非限定性透视导向精确定位(图 3-4-7)下采用专用异物钳或合适适形普通医用钳子直接钳夹取出异物,也有采用经皮穿刺、扩张管或外套管逐级扩张穿刺通道后以椎间盘髓核钳经扩张管或外套管直接取出或用大号注射器吸出较小异物的报道。其治疗的主要目的是完整取出异物,同时尽量少地损伤周围组织尤其绝对避免损伤毗邻重要血管神经组织。

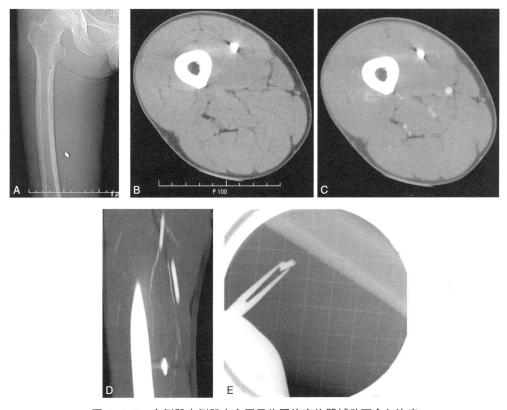

图 3-4-6 右侧股内侧肌内金属异物网格定位器辅助下介入治疗

A. 平片示右大腿内侧高密度异物影;B. CT 平扫显示异物位于股内侧肌内;C、D. CT 增强轴位及冠状面重建图像揭示了异物与毗邻血管关系,尤其异物周围 5mm 半径范围内无大血管走行;E. 以网格定位器辅助下经皮介入钳取异物治疗

1. 适应证　目前,透视导向介入治疗血管外异物损伤的适应证主要包括:①软组织内不透 X 线异物尤其体积不太大的金属异物;②异物区无重要血管神经结构或异物与毗邻最近大血管间距(即异物－血管间距)2mm 以上,且不伴大血管损伤尤其较大假性动脉瘤等病变(需超声、增强 CT 尤其 CT VAI 检查);③各种原因尤其异物体积太小术中找不到(图 3-4-8)或异物数目太多手术创面过大(图 3-4-9)等导致外科手术异物取出失败,且无介入治疗禁忌证者。

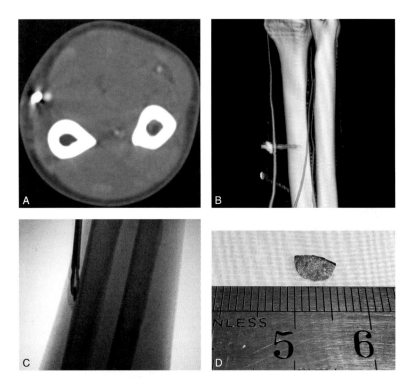

图3-4-7 前臂软组织内金属异物直接透视导向下钳夹取出

A. 增强CT横断面图像示异物与桡动脉间距1mm但外侧无明确血管走行；B. CT-VAI清晰揭示了异物与毗邻血管尤其桡动脉、骨骼整体解剖位置关系，异物金属伪影明显但尚能定位判断、3D图像影响较小；C. 为电视透视导向下异物钳取中；D. 为取出的长径6mm的不规则形状之异物铁屑

2. 禁忌证 ①异物紧贴毗邻重要血管尤其动脉血管壁（异物-血管间距2mm以内，但一侧无明确血管显示者为相对禁忌）或异物周边围以多支重要血管、神经结构（图3-4-10）；②血管外异物但伴毗邻大血管损伤如假性动脉瘤、动静脉瘘、异物贯穿血管等尤其异物部分甚至全部位于假性动脉瘤壁上（图3-4-3）。

3. 操作方法

（1）简单异物介入取出方法：异物常规介入治疗采用小或大C臂机X线电视透视导向局麻下（包括异物周围组织局部浸润阻滞麻醉）经皮直接钳夹、摘除异物，钳子可用带有精确刻度的磁性异物钳，也可选用合适的普通血管钳，皮肤切口3~5mm，透视下钳子经切口向异物方向缓慢边钝性分离组织边推进，适度（力度太大会夹碎或夹断异物）夹住异物长轴方向的一端或异物窄面钳夹后小心原途回撤、拔出异物（注意避免钳夹异物周围组织及异物划擦沿途组织），成功钳夹取出异物后，对切口处及钳行路径进行局部压迫止血，创口无需缝合。对于多发异物，在患者能够耐受的情况下争取多个微小切口多个路径一次一枚一枚取出，也可分次多切口取出。术后给予预防破伤风、感染及对症处理。

介入成功的关键一是要术前仔细读片与科学评估、术中准确定位与进钳，二是钳子进出不宜过快、应尽可能多地夹住异物长轴方向的一端后再小心缓慢退出，三是对玻璃或较长时

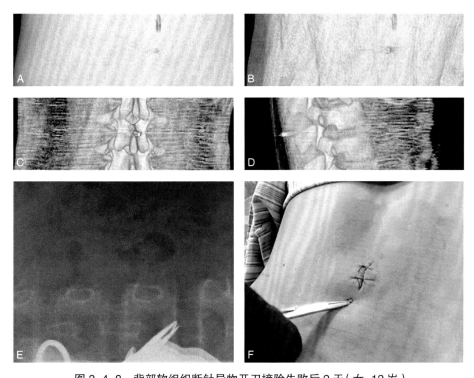

图 3-4-8　背部软组织断针异物开刀摘除失败后 2 天（女，12 岁）

A~D. 背部仿真局解皮肤像、肌肉像、骨像及侧位骨像清晰揭示了异物与毗邻软组织、骨骼及外科手术切口位置关系；E. 电视透视导向下经皮直接异物介入钳取轻松成功取出了异物；F. 为介入术中照片，示介入小切口（仅容普通血管钳进出）位于外科切口稍下方

间存留及其他易碎异物钳夹力度一定要适中，否则容易夹碎异物、加大手术难度，四是对存留时间较长尤其 2 周以上的异物宜先围绕异物适当进行组织松解、然后钳夹并取出异物。

（2）复杂异物介入取出方法：由于 X 线透视图像缺乏组织层次，特别是异物周围血管神经透视下无法可视、定位及在异物钳取操作过程中无法有效避开钳夹与异物划擦等，使得传统经皮经软组织介入技术在重要大血管间异物尤其伴血管损伤的软组织异物治疗上束手无策。而外科逐层组织切开、直接暴露异物、直视下摘除异物创伤大，留院时间长，康复慢，异物取出失败等风险也较高。

为此，笔者专门设计了同时辅以经皮经腔血管造影、定位等新介入技术，尝试治疗这些复杂病例，以拓展异物介入治疗适应证范畴。先经皮经腔异物旁血管造影与定位，再常规介入治疗。常规消毒、铺单及一侧腹股沟区利多卡因局部组织浸润麻醉后，约 3mm 纵向皮肤小切口，股动脉（异物最近血管为动脉）或股静脉（异物最近血管为静脉，图 3-4-11）穿刺、插入 5F 导管鞘，经鞘置入 4F 或 5F 导管至目标血管发出（动脉）或回流（静脉）血管，造影证实、确认并进一步明确血管与异物的关系及血管损伤伴发症，之后将导管或经导管将导丝（导管长度不够时酌情改用普通导丝或 0.89mm 粗、260cm 长的交换导丝，图 3-4-12）推送、置入目标血管并使其超过异物水平。这样，透视下显像的导管、导丝即间接标定了该目标血管及其走向。然后，于异物水平局部组织浸润麻醉与皮肤小切口（长约 5mm），缩小视野、放大透视图像，实时电视透视显示目标血管及异物区域，将钳子（带有精确刻度磁性异物钳或

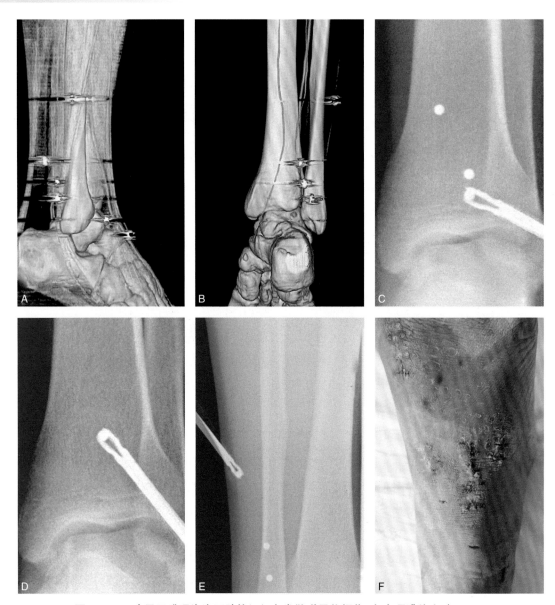

图 3-4-9 索马里遭遇海盗下肢软组织多发散弹异物损伤,多次硬膜外麻醉下开刀
直接暴露异物并取出,但部分异物手术摘除失败(男,41 岁)

A、B. CT-VAI 肌腱像、动脉像清晰揭示了异物残留及其与毗邻肌腱、动脉、骨骼等关系(异物金属伪影导致了血管、肌腱影像不连贯假象);C~E. 示多个皮肤小口、电视透视导向下经皮直接异物介入钳取术中,全部残留异物介入摘除成功;F. 介入术后即刻照片,示多个皮肤新鲜小切口(介入切口)和愈后旧的长切口(外科手术切口)并存

普通血管钳)经该切口向异物方向缓慢推进,夹住异物长轴方向一端后,小心拔出异物(进退钳子小心回避血管行程区域)。也可加用球囊导管,钳取异物前以生理盐水(加入少许对比剂)充盈球囊临时闭塞该动脉(无血流、空瘪动脉体积小,间接增宽了异物 - 血管间距),更为有效地防止动脉为异物或钳子继发所伤。异物成功取出后,切口处及钳行路径稍作加压止血(创口一般无需缝合),再次经导管造影,观察术区有无出血等情况发生,最后拔出导丝、导管、导管鞘,血管穿刺局部压迫、包扎止血,嘱患者平卧、血管穿刺大腿止动 12h 左右。

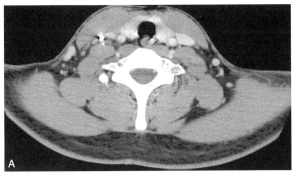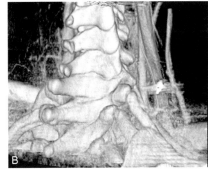

图 3-4-10 颈部异物（男，20 岁）

A、B. 增强 CT 横断面及 VAI 动脉像准确显示异物（伴金属伪影者）位于右侧颈动脉鞘内，异物四周围以重要动、静脉血管及神经组织尤其与颈内静脉、肋颈干颈升动脉等血管紧贴，采用 X 线透视下经皮直接异物钳取摘除术中损伤这些重要结构甚至导致大出血的可能性较大，采用了外科直接暴露并取出异物

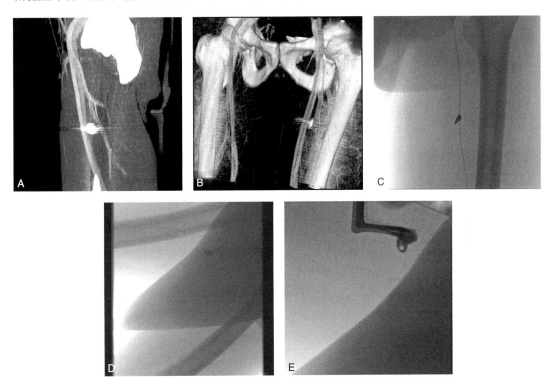

图 3-4-11 左侧股动、静脉与股深动、静脉之间金属异物（男，21 岁）

因异物周围布满大、小血管，外科手术或常规介入治疗难免继发损伤。A、B. 4 排螺旋 CT 静脉早期靶 MIP 图像及 VAI 血管观显示小片状异物位于股静脉与股深静脉倒 "V" 型间隙内、紧贴股静脉；C. 经右侧股静脉穿刺、置管并将 5F 眼镜蛇导管经鞘送至左髂外静脉、经导管将导丝置入左侧股静脉内并过异物水平；D. 定位异物旁该最近血管及走向后，左侧卧位右腿高位交叉跨过左腿；E. 左腿内侧异物水平以利多卡因局部浸润麻醉后异物钳经 5mm 长的皮肤小切口自内侧水平向外侧小心进入，夹住异物后缓慢退出，用无菌纱布切口处稍加压 2min 后恢复平卧，再依次拔出导丝、导管、导管鞘，穿刺局部压迫止血

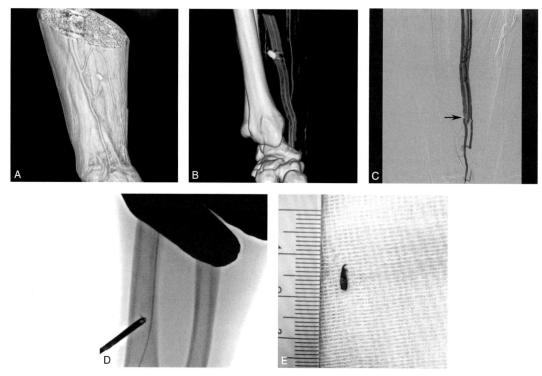

图 3-4-12　右前臂软组织金属异物损伤患者（男，37 岁）

异物位于 3 支变异桡动脉之间，毗邻数支深、浅静脉血管，A、B. 增强 CT-VAI 皮下组织观及切线位动脉观准确揭示了该异物及与毗邻动、静脉位置关系；C. 先将 5F 猎人头导管插至右肱动脉并造影确认异物与血管尤其 3 支变异桡动脉关系（箭头）；D. 再经导管将长导丝置入其一异物旁桡动脉内以定位该血管及走向，然后在 X 线透视导向下经皮肤小切口以异物钳避开导丝缓慢进入并小心夹住异物后缓慢退出；E. 成功摘除了这枚不规则形状、长 6mm、宽 2mm、厚不足 1mm 锐利异物，无任何并发症

对合并有假性动脉瘤、血管贯穿伤等血管损伤伴发症的治疗，需要辅以临时性支架技术（可降解覆膜支架或密网支架等）、实现异物的临时性血管支架辅助的血管与非血管双介入治疗。对伴血管损伤但无活动性出血、仅存异物及血管旁血肿形成者，介入钳取异物既可取出异物，又引流了血肿，解除了血肿压迫的已闭合血管伤口—旦再破裂出血，则立即释放事先预置的支架；对假性动脉瘤形成等血管损伤并发症的异物损伤患者，介入钳取异物前先行血管支架置入以实现无缝合血管修补，再行介入钳取异物。

4. 并发症及处理　异物介入钳取术后宜常规予以预防破伤风、感染及对症处理。术区出血为常见并发症，然而其出血量较少，单个异物介入术中出血量约 1~15ml，尽管双介入血管穿刺处出血量会稍大些，但一般也在 20ml 以内，仅需压迫或加包扎止血即可；偶尔损伤周围较大血管，则需结扎出血血管等止血处理（操作前仔细研读增强 CT 及其 3D 图像能够有效避免其发生）。周围神经损伤发生率极低，约 0.50%，且多症状轻，仅表现为局部麻木、手指麻木等，嘱其功能锻炼即可，无需专门治疗，我们未碰到肌肉萎缩并发症发生的病例。对合并感染的异物，先行抗感染治疗，感染控制后再行异物取出术，术后继续抗炎 2 周；严格规范操作，术后合并感染概率非常小。

5. 疗效评价 大多数血管外尤其软组织异物可实施经皮经软组织直接介入摘除术,完全治愈率约95%,部分治愈率约4.8%,介入失败发生率约0.2%,后者主要系术者指征把握不严或操作不当所致,如玻璃异物介入术中被夹碎、取不干净等;但仍有约38%的软组织异物患者未行介入治疗,主要因考虑到异物对健康无大碍、不影响工作与生活等(约占25%),医技因素是主要原因(约占75%)如异物紧贴大血管其或伴局部巨大血肿、假性动脉瘤等。经皮经软组织结合经皮经腔双介入技术拓展了介入治疗指征,提高了介入治疗异物的临床效果,辅以可降解覆膜支架无缝合修补血管技术将有望彻底打破异物介入治疗瓶颈,使或伴血管损伤的异物得以有效介入治疗。

（杨秀军）

【参考文献】

1. 杨秀军,邢光富,史常文,等. 软组织不透 X 线异物透视导向经皮钳取治疗. 介入放射学杂志, 2011, 20 (1): 37-41

2. 范峻,邢光富,史常文. 异物坐标定位器与异物钳在人体软组织异物取出术中的应用. 中华外科杂志, 2006, 44 (23): 1650-1651

3. Yang XJ, Xing GF. Percutaneous retrieval of foreign bodies around vital vessels aided with vascular intervention: A technical note. Cardio Vascular and Interventional Radiology, 2015, 38 (5): 1271-1276.

4. Ando A, Hatori M, Hagiwara Y, et al. Imaging features of foreign body granuloma in the lower extremities mimicking a soft tissue neoplasm. Ups J Med Sci.2009, 114 (1): 46-51.

5. Boyse TD, Fessell DP, Jacobson JA, et al. US of soft-tissue foreign bodies and associated complications with surgical correlation. Radiographics, 2001, 21 (5): 1251-1256.

6. Al-Abduwani JA, Bhargava D, Sawhney S, et al. Bimanual, intra-operative, fluoroscopy-guided removal of nasopharyngeal migratory fish bone from carotid space. J Laryngol Otol, 2010, 124 (7): 786-789.

7. Amoretti N, Hauger O, Marcy PY, et al. Foreign body extraction from soft tissue by using CT and fluoroscopic guidance: a new technique. Eur Radiol, 2010, 20 (1): 190-192

8. Koch TS, Ching BH, Meyermann MW, et al. Percutaneous fluoroscopically guided removal of a deep retroperitoneal foreign body with a laparoscopic trocar and grasping device. J Vasc Interv Radiol, 2010, 21 (6): 945-947

第五节 脊柱骨折

【概述】

随着人口的增多和老龄化社会的加快,骨质疏松患者越来越多,尤其是绝经后女性,外力作用很小的情况下很容易发生骨折。脊柱骨折十分常见,约占全身骨折的 5%~6%,而椎体压缩性骨折又占脊柱骨折的 90% 以上,以胸腰段骨折发生率最高。脊柱椎体骨折的有效治疗方法已成为全球重点关注的问题之一。

外伤是造成椎体压缩性骨折最主要的原因。随着人口老龄化、道路增多拓宽、机动车辆快速增长,老年人交通事故发生率显著增加。如车辆急刹车造成乘员脊柱急速过度前屈或跌坐到地上,车辆剧烈上下颠簸使乘员颠离座位后又下落。此外,还有高处坠落伤或斗殴中跌倒,因臀部或头部首先着地,导致椎体压缩性骨折。其次骨质疏松的老年女性在绝经期后,随着雌激素水平的下降,骨钙严重丢失,骨质疏松更为明显。当受到外力扭伤及用力不当,或者没有明显的外伤时都会造成不同程度的腰椎压缩性骨折。第三位的是脊柱原发性或转移性肿瘤,是病理性骨折最常见的原因,尤其是溶骨性病灶。原发性骨肿瘤如多发性骨髓瘤、骨巨细胞瘤及溶骨性骨肉瘤等。脊柱溶骨性转移瘤的原发病多为肺癌、乳腺癌、甲状腺癌、肾癌等。不少脊柱肿瘤因发生病理性骨折后才被发现。

【临床表现】

1. 大多数病人有明显的外伤史,如车祸、高处坠落、躯干部挤压伤等。慢性骨质疏松性压缩性骨折患者,可无明显外伤史。

2. 患处局部疼痛,如颈项痛、胸背痛、腰痛或下肢疼痛等。虽然有些骨折是无症状的,但临床上约84% 的椎体压缩性骨折患者有一定程度的疼痛。急性期常呈疼痛剧烈,多位于受累椎体平面,触诊受累部位疼痛加剧。疼痛多与体位相关,平卧时减轻或缓解,负重或弯腰时则加重。疼痛可放射至髋腰部或沿肋骨至前胸部。

3. 体格检查 可有脊柱塌陷、后凸畸形,棘突骨折皮下可见淤血。骨折部位压痛和叩击痛阳性。脊柱屈伸运动及侧弯旋转运动受限,并肋骨骨折时可呼吸受限或呼吸减弱。腰椎骨折时,除腰背部明显压痛外,伸、屈下肢时感腰痛加剧。

4. 颈、胸椎骨折常可并发脊髓损伤,腰椎骨折可并发脊髓圆锥和马尾神经损伤。可表现为四肢瘫痪、截瘫、Brown-Sequard 综合征和大小便功能障碍等。出现完全或不完全性感觉、运动和括约肌功能障碍。

【诊断】

1. 明显的外伤史,或骨质疏松病史。

2. 根据病变位置不同,有相应椎体水平的局部疼痛,相应棘突压痛及叩击痛(+),脊柱活动受限,后凸畸形。

3. 影像学检查　凡疑有骨折者均应摄 X 线片检查,了解骨折部位、损伤类型、有无脱位及严重程度。

CT 检查可从轴位了解椎体、椎弓和关节突损伤情况及椎管容积改变。MRI 检查对于有脊髓和神经损伤者为重要检查手段,可了解椎骨、椎间盘对脊髓的压迫,脊髓损伤后的血肿、液化和变性等。

MRI 可评估骨折的新鲜程度。一定要做脂肪抑制序列成像,以鉴别新鲜骨折、肿瘤或是椎体内脂肪岛。鉴别骨质疏松性骨折和恶性肿瘤的关键是看有无椎弓根及软组织受累。

【治疗原则】

椎体压缩性骨折多采取内科保守治疗的方法,对于内科保守治疗无效的患者可采取微创介入治疗,一般外科手术较少用于椎体压缩性骨折。

1. 内科治疗　椎体压缩骨折引起的疼痛通常为自限性,持续时间 2 周到 3 个月,因此急性骨折多采取保守治疗,使用镇痛抗炎类药物控制疼痛及严格卧床等,也可用热敷、冰袋、按摩或局部封闭等治疗。当患者能负重时,可用束腰带、理疗及功能锻炼等其他治疗手段。

2. 外科治疗　外科手术较少用于椎体压缩骨折,而内固定仅用于椎体严重变形、不稳或神经受损的患者。

【介入治疗】

介入经皮椎体成形术是在局部麻醉下,经高清晰度的 DSA 或 CT 影像设备引导,通过皮肤和椎弓根用骨穿针插入骨折椎体内,注射医用骨水泥的一种介入微创手术,主要针对经保守治疗无效的椎体压缩性骨折或病理性脊柱骨折患者。经皮椎体成形术主要目的是缓解疼痛,改善患者活动能力,避免长期卧床;其次是加固椎体,增强脊柱的稳定性(图 3-5-1)。

1. 适应证　①难治的骨质疏松性压缩骨折引起的疼痛。口服止痛药物不能或仅能轻微缓解疼痛,或虽然能缓解疼痛,但药物引起的不良反应大、不能坚持服药、影响日常生活者;②疼痛性的病理性骨折或良、恶性骨肿瘤(如椎体血管瘤、多发性骨髓瘤、转移瘤、嗜酸性肉芽肿和动脉瘤样骨囊肿等)引起的骨质破坏而存在骨折危险者;③不稳定的椎体压缩性骨折;④骨质疏松引起的多节段椎体压缩骨折,并可能造成肺功能障碍,胃肠功能紊乱或全心改变等风险;⑤骨折后不愈合或囊性变。

2. 禁忌证　①无症状的稳定性骨折,经保守治疗后明显改善的脊柱骨折患者;②椎体骨髓炎、硬膜外脓肿,或合并手术区域感染者;③无法纠正的凝血功能障碍;④心肺功能衰竭,体质极度虚弱不能耐受手术者;⑤对术中任何机械或材料过敏者。

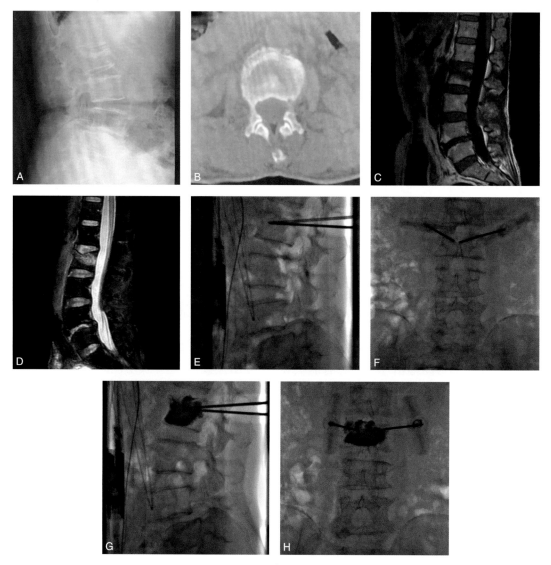

图 3-5-1　经皮椎体成形术步骤

患者女性，63 岁，因"外伤后腰背部疼痛 2 天"入院。A. 术前 X 线侧位片可见 L₂ 椎体高度变扁，呈梯形变，上缘凹陷骨折。B. 术前 CT 平扫横断面提示椎体前缘骨皮质不连续，见多发条形透亮线。C、D. 腰椎 MRI 检查提示 L₂ 椎体上缘局限性凹陷，下方骨髓水肿，呈 T₁WI 低信号，T₂WI 高信号。E~H. 术中摄片。图 E、F：采用双针法经皮椎体成形术，术中正侧位片提示双侧穿刺针经皮穿刺入病变椎体内，并置入骨髓水肿区。图 G、H：术中正侧位实时监控骨水泥注射过程，明确骨水泥分布情况，椎体上缘凹陷骨折，局部骨皮质破损，骨水泥少量溢出

3. 治疗方法

（1）患者体位：患者一般取俯卧位。部分患者在俯卧一段时间后会感到明显疲惫或很不舒服，因此，要尽量使患者处于一个比较舒适的俯卧状态，以免产生不必要的活动从而影响操作和引起危险。譬如加厚造影床的垫子、使用专门为俯卧位设计的上肢支架，以及在胸腰椎患者胸部、髋部和踝部下面放置软枕以减少压迫，放低肘关节和膝关节等。

（2）靶椎体和穿刺针的定位：尽管术前大多数患者的疼痛部位与影像学检查所示椎体

压缩性骨折的节段一致,但是仍应在术前进行透视检查进一步确诊。在实施"标准穿刺方法"前,要求在前后位片中将靶椎体的上下终板显示呈一直线,棘突位于正中线,双侧椎弓根对称;在侧位片上可见肋骨、椎弓根、神经孔和相连椎体的后部均是连续排列在一起的,即标准正侧位,从而为进针点定位,有利于正确评估穿刺针的位置。进针点的定位包括皮肤穿刺点和经椎弓根的骨进针点。一般来说,行双侧穿刺途径时,皮肤穿刺点离椎体外上缘的距离要比单侧穿刺为近。可在相应体表做出标记。

（3）消毒铺巾、麻醉:常规在患椎处局部皮肤消毒和铺巾后,就可进行麻醉。通常选用2%的利多卡因局麻,为使患者感到舒服和放松,也可同时加用镇静药。对于极少数患者可使用全麻:如极度疼痛、不能忍受俯卧体位的患者或者有心理障碍不能在清醒状态下进行治疗的。局麻时,经穿刺点皮肤向椎弓根方向做穿刺通道全程浸润麻醉。整个针道包括:皮肤、皮下组织,包括骨穿刺点的骨膜都必须得到充分的麻醉。

（4）穿刺并注入骨水泥:对于胸腰椎一般在正位透视下选择穿刺点,双侧穿刺法的穿刺点位于棘突旁2~3cm处,穿刺针与人体矢状面呈15°~20°;单侧穿刺法的穿刺点位于棘突旁约5cm处,穿刺针与人体矢状面大约呈45°。先用手术刀在皮肤穿刺点处做一个约3mm的小切口,然后在X线透视下将骨穿针穿过皮肤和皮下组织直抵靶椎体椎弓根后缘骨膜。操作过程中正侧位双向透视证实穿刺方向,当侧位见骨穿针抵达椎体后缘骨皮质但未超过椎弓根前缘时,正位像针尖应位于椎弓根投影之内。确保穿刺针的方向及位置准确后,将穿刺针穿入椎体前中1/3处,正侧位透视确定骨穿针尖端到达靶目标后,将穿刺针斜面方向调整指向骨折破坏明显区,用骨水泥高压注射器将标准调配糊状骨水泥（聚甲基丙烯酸甲酯）注入病变椎体内。如发现有骨水泥渗漏立即停止注射,注射结束后插入针芯,等待1~2min后将骨穿针旋转拔出。

（5）伤口处理:当骨穿针移除后,应当在穿刺部位局部按压3~5min,以防止局部出血形成血肿。见无血液自伤口冒出后,仔细消毒穿刺点,覆盖无菌敷料。用平板车护送患者返回病房。

4. 并发症及处理

（1）骨水泥渗漏:按照渗漏部位可分为椎管内硬膜外渗漏、神经孔渗漏、椎间盘渗漏、椎旁软组织渗漏、椎旁静脉渗漏及穿刺针道渗漏。椎间盘及椎旁软组织渗漏常不会引起明显的临床症状。少量椎旁静脉渗漏多不引起临床症状,而大量骨水泥渗漏进入静脉血管,可导致肺动脉栓塞的发生。硬膜外和神经孔渗漏可引起神经根、脊髓受压,导致下肢症状出现。造成骨水泥渗漏的原因是多方面的,应从手术适应证、术前准备、手术入路、术中操作等各方面着手,尽量减少骨水泥渗漏的发生。

（2）邻近神经血管损伤:穿刺针穿刺过程中位置不当,可损伤椎弓旁的神经根,或渗漏出椎体的骨水泥聚合反应时释放的热量可损伤邻近的神经组织。术前仔细研究影像学资料,熟悉术区解剖结构,熟练掌握手术操作技能,术中监测患者反应及肢体功能,可有效防止神经损伤等并发症的发生。

（3）肺动脉栓塞、脊髓压迫:大量骨水泥渗入椎旁静脉丛,从而漂移至肺动脉,导致肺动脉栓塞,严重者可出现生命危险。椎体后缘骨皮质破损,骨水泥向后方渗漏至椎管内,压迫脊髓,导致脊神经受压、损伤,出现截瘫等临床症状。术中应严格规范透视下操作,实时监测骨水泥的注射及分布情况。一旦发现骨水泥外漏,应立即停止注射,降低其危害性。

（4）肋骨骨折:严重骨质疏松患者,可能因术中俯卧于手术台上而发生肋骨骨折。手术台上放置软垫、俯卧位下穿刺或用锤子敲击穿刺针进入骨骼内可有助于减少肋骨骨折的发生。

5. 疗效评价 通常运用疼痛视觉模拟评分表（visual analogue scale,VAS）对患者的疼痛程度进行评价。将一条横线平均分成 10 个小格共 10 分,每个小格子代表不同程度的疼痛。手术前后患者可在 0~10 分区间选择自我感觉疼痛的程度,分数与疼痛程度成正比,在直线上选择分点并做好标记。

根据国人习惯,采用改良 Oswsetry 功能障碍指数（Oswsetry disability indexes,ODI）对患者手术前后的日常活动的功能障碍程度进行评分,剔除问卷中性生活一项,总分为 45 分。0 分表示日常活动无障碍,45 分表示日常活动完全不能自理,用分数来表明功能障碍程度。

将患者术前与术后 24h,术后 3 个月及 6 个月的 VAS 评分及 ODI 数值进行统计分析,大量临床随访研究结果显示术前与术后患者疼痛程度 VAS 评分及 ODI 评分比较差异有显著性（$P<0.05$）,说明经皮穿刺椎体成形术（percutaneous vertebro plasty,PVP）具有理想的止痛效果,患者的日常生活能力得到良好地恢复。

综上所述,脊柱骨折特别是椎体压缩性骨折是临床上老年女性的多发病,介入椎体成形术是治疗椎体骨折、缓解疼痛症状、提高患者行动能力的有效手段。

（吴春根　宋　超）

【参考文献】

1. Brown DB, Gilula LA, Manu S, et al. Treatment of chronic symptomatic vertebral compression fractures with percutaneous vertebroplasty. AJR, 2004, 182: 319–322

2. 陈孝柏,石维强. 腰椎创伤性骨折螺旋 CT 三维和多平面重建的评价. 实用放射学杂志, 2004, 20（10）: 952–954

3. Varga PP, Bors IB, Lazary A. Orthopedic treatment of vertebral compression fractures in osteoporosis. Orv Hetil, 2011, 152（33）: 1328–1336

4. Martinez JE, Grassi DC, Marques LG. Analysis of the applicability of different pain questionnaires in three hospital settings: outpatient clinic, ward and emergency unit. Rev Bras Reumatol, 2011, 51（4）: 299–308

5. Sarlak AY, Atmaca H, Tosun B, et al. Isolated pedicle screw instrumented correction for the treatment of thoracic congenital scoliosis. J Spinal Disord Tech, 2010, 23（8）: 525–529

6. Anselmetti GC, Manca A, Montemurro F, et al. Vertebroplasty using transoral approach in painful malignant involvement of the second cervical vertebra（C2）: a single–institution series of 25

patients. Pain Physician, 2012, 15：35-42

7. Druschel C, Schaser KD, Melcher I. Minimally invasive combined anterior kyphoplasty for osteolytic C2 and C5 metastases. Arch orthop trauma surg, 2011, 131：977-981

8. Masala S, Guglielmi G, Petrella MC, et al. Percutaneous ablative treatment of metastatic bone tumors：visual analogue scale scores in a short-term series. Singapore Med J, 2011, 52（3）：182-189

9. Lykomitros V, Anagnostidis KS, AlZeer Z, et al. Percutaneous anterolateral ballon kyphoplasty for metastatic lytic lesions of the cervical spine.Eur Spine J, 2010, 19：1948-1952

10. 王卫国, 吴春根, 程永德, 等 . 射频消融联合经皮椎体成形术治疗脊柱转移性肿瘤 . 介入放射学杂志, 2009, 8, 262-266

第四章

大出血的急诊介入治疗

第一节 动脉瘤性蛛网膜下腔出血

【概述】

蛛网膜下腔出血（subarachnoid hemorrhage，SAH）是指各种原因导致颅内血管破裂后，血液流入蛛网膜下腔引起的疾病。临床上将 SAH 分为外伤性与自发性两大类，自发性 SAH 的病因包括颅内动脉瘤、中脑周围非动脉瘤性出血（perimesencephalic non-aneurysm subarachnoid hemorrhage，PNSH）、血管畸形、硬脑膜动-静脉瘘（dural arteriovenous fistula，DAVF）等，其中颅内动脉瘤破裂出血是最常见且致死率极高的疾病。

颅内动脉瘤的发生率存在明显的地域和种族差异，一项经动脉脑血管造影的研究发现亚洲人群中颅内动脉瘤的患病率为 2.5%~3.0%，任何年龄均可发病，但 40~60 岁人群发病率明显增高。国内李明华团队通过磁共振血管成像技术（MRA）检查八千多例无症状人群发现，动脉瘤发病率约为 7%。有研究发现具有 SAH 家族史、Ehlers-Danlos 综合征、多囊肾等危险因素时，其发病率明显增高，达到 10% 以上。自发性 SAH 中约有 80% 的病例是由颅内动脉瘤破裂引起，颅内动脉瘤一旦破裂出血，接近 15% 的患者来不及就医就直接猝死，首次出血后病死率为 20%~30%。如不能得到及时救治，动脉瘤再破裂的风险增加，而再次破裂后病死率达 60%~80%。因此，国内外的指南或者专家共识均认为应该尽早积极治疗颅内动脉瘤，以降低再次破裂的可能性，主要方法包括外科夹闭术和介入栓塞术。

虽然近年来针对颅内动脉瘤的诊断技术、治疗方法及围手术期处理均有较大进展，但是由动脉瘤破裂引起的蛛网膜下腔出血（aneurysmal subarachnoid hemorrhage，aSAH）依然有较高的死亡率和致残率。另外，由于其他原因导致 SAH 的资料相对缺乏，根据出血原因不同其治疗方案差别较大而且部分还存在较多争议。因此，本文将重点阐述自发性的、颅内动脉瘤破裂引起的 SAH 的治疗。

【临床表现】

颅内动脉瘤破裂后最标志性的症状为剧烈头痛，往往是在数秒内迅速达到顶峰的严重疼痛。但是颅内动脉瘤引起的头痛只占到所有头痛症状的 1% 左右，还需要和其他原因引起的头痛进行鉴别；另外，约 10%~40% 的患者会在动脉瘤破裂前 2~8 周出现不同程度的头痛症状。因此,准确识别颅内动脉瘤破裂的临床症状,及时发现动脉瘤破裂的前期症状具有重要的临床意义。

1. 先兆头痛(sentinel headache)和局灶性神经功能障碍 前哨头痛(sentinel headache)和局灶性神经功能障碍是颅内动脉瘤破裂最常见的前驱症状,出现前哨头痛的患者近期再出血的概率增加 10 倍,而动眼神经麻痹则是常见且易被察觉的局灶性神经功能异常。关于症状性未破裂动脉瘤应积极治疗已达成共识,不论动脉瘤的大小,只要引起相关神经系统症状和体征,都应积极手术治疗。因为这些症状的出现可能与动脉瘤体积的迅速增大或少量渗血相关,提示动脉瘤发生破裂出血的可能性极大。因此,症状性颅内动脉瘤是手术的绝对适应证,应尽快手术,以免延误时机,导致致命的广泛出血。

2. 动脉瘤破裂后引起 SAH 的相关临床表现 动脉瘤的破裂往往和生理及心理压力增加相关,但是更多见的是患者常在体力劳动或情绪激动时发病。由于动脉瘤破裂突然,所以起病急剧,多数为蛛网膜下腔出血,出血量大时可形成颅内血肿,甚至破入脑室,使脑室铸型。破裂前所出现的症状是直接压迫邻近结构的结果,破裂后由于出血破坏或血肿压迫脑组织,以及血管痉挛缺血,均可出现相应的症状。蛛网膜下腔出血的临床表现差别较大,主要取决于出血量的大小。常见表现为突然剧烈头痛,可伴恶心、呕吐、意识状态改变、癫痫和脑膜刺激征,严重者可出现深度昏迷甚至很快死亡,而意识状态的严重程度往往和预后相关。也有少数表现不典型且头痛不严重的病例,容易导致延误诊断。首次动脉瘤破裂出血的死亡率为 20%~30%。首次破裂出血后动脉瘤未予根治者中有 30% 左右在一年内会因再次破裂出血而死亡;50% 左右将在 5 年内因再次破裂出血死亡。

(1)非局灶性症状和体征:蛛网膜下腔出血及其引起的脑血管痉挛是产生相关症状体征的重要原因。

1)头痛:头痛为蛛网膜下腔出血最常见的症状或首发症状,特点为突然暴发性,伴有恶心呕吐、晕厥。

2)脑膜刺激征:常见为颈项强直,伴有 Kernig 征阳性。脑膜刺激征强度和持续时间因出血严重程度不同而不同。脑膜刺激征常在蛛网膜下腔出血后 4~24 小时内出现。

3)血压升高:可能与颅内压升高的反射性改变以及血儿茶酚胺指标增高的刺激作用有关。

4)意识障碍:近一半患者有短暂意识障碍,可逐渐恢复至意识模糊、嗜睡、清醒,老年患者意识障碍较为多见且较重。

(2)局灶性症状动眼神经麻痹:是颅内动脉瘤最常见的局灶性症状。不同部位动脉瘤可产生相应的局灶性症状,如前交通动脉瘤可产生视神经和视交叉处受压,出现单侧全盲,双颞侧偏盲;后交通动脉瘤压迫视束产生对侧同向偏盲等。

(3)临床分级:根据动脉瘤破裂引起蛛网膜下腔出血后的临床症状与体征进行适当的分级是临床治疗方案选择的重要客观依据。最常用的即是 Hunt-Hess 分级法,另外还有利用格拉斯哥昏迷量表(GCS)评分标准的分级法,包括世界神经外科医师联盟(world federation of neurological surgeons, WFNS)量表以及动脉瘤性 SAH 入院患者预后（prognosis on admission of aneurysmal subarachnoid hemorrhage，PAASH）评分量表等（附 2-2-2）。

【诊断】

大多数患者就诊时主诉有突发剧烈的头痛，结合体检时的脑膜刺激征阳性往往提示有自发性 SAH 的可能，需要尽快行进一步检查确诊。诊断的内容主要包括是否为 SAH 以及发生 SAH 的确切病因，明确诊断的方法常用的有以下几个方面：

1. 头颅 CT 平扫　CT 扫描现已成为诊断 SAH 的首选检查（图 4-1-1），在 SAH 发病 12h 内，CT 平扫诊断的敏感性可以达到 98% 以上，24h 内诊断的准确性约为 95%。但是由于出血的吸收和重新分布，随着时间的推移其敏感性逐渐下降，一周左右约为 50%，发病 10 天后除出血量较大的患者，CT 已经很难诊断 SAH，如此时 CT 扫描仍有明显积血应考虑再出血的可能。CT 扫描的表现为脑池和脑沟内的高密度影，有时脑室也有高密度出血影。根据表现可以进行分级（附 2-2-1），不但可以判断出血量的多少，对后续的脑积水或者血管痉挛也有重要的预后判断。

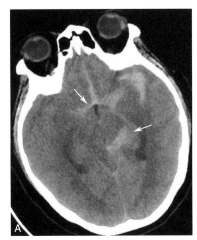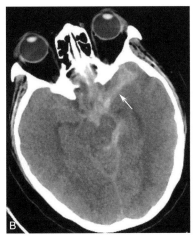

图 4-1-1　头颅 CT

大脑纵裂池、鞍上池、脚间池、环池多发高密度影（箭），考虑为蛛网膜下腔出血

2. 腰穿　对于临床高度怀疑蛛网膜下腔出血，但 CT 扫描又未能明确显示者可行腰椎穿刺检查。急性期腰穿如发现均匀血性脑脊液，可协助诊断少量的 SAH。发病 1 周后，脑脊液黄变，显微镜下见大量皱缩红细胞，并可见吞噬了血红蛋白或含铁血黄素的巨噬细胞。

因为 SAH 患者脑脊液压力较高，腰穿检查引起的压力变化也增加了再出血、加重神经功能障碍甚至导致脑疝的风险，应持既积极又谨慎的态度。而且因为 SAH 后脑脊液的播散需要一定的时间，一般建议在出血 6~12h 后进行必要的腰椎穿刺。对于能够很好配合检查的患者，MRI 扫描在出血后期依然可以对蛛网膜下腔出血进行准确的判断。

3. MRI　SAH 发生一周之内，MRI 在诊断 SAH 的敏感性方面接近 CT 扫描，但一周之后，MRI 检查可获得比 CT 检查更多的信息，敏感性优于 CT。其常用的 FLAIR、质子密度成像、DWI、梯度回波等序列在 SAH 后的不同时间表现不同，有助于明确诊断以及大致判断发病的时间。在 SAH 发病数小时内，T_1WI 为等或低信号，T_2WI 为等信号或高信号。发病 24h 后，出血处 T_1WI 为高信号，T_2WI 为低或高信号，而 FLAIR、DWI 上均为高信号，而梯度回波或磁敏感加权成像（SWI）为低信号。另外，在 MRI 扫描时因为血液的流空效应，脑部的大血管和动脉瘤在 T_2WI 像上为黑色，与白色高信号的脑脊液形成明显对比，有助于对部分动脉瘤进行诊断。但是因为许多医院未开展急诊 MRI 检查，部分急症患者不配合检查出现运动伪影，另外检查时间较长、费用高以及有一定的风险等问题限制了其临床的广泛应用。

4. CTA　头颅 CTA 具有快速成像、普及率广等优点，适用于急性重症患者。而且 CTA 还可以弥补 DSA 检查的不足，对于动脉瘤壁钙化、动脉瘤腔内血栓、动脉瘤导致脑实质出血的倾向及动脉瘤与骨性结构的关系等方面具有一定优势。CTA 对颅内动脉瘤诊断的总体敏感度可以达到 77%~100%，特异度约为 79%~100%，其准确性会受到影像设备质量、血管的迂曲程度、动脉瘤的大小和部位等因素的影响。其缺点主要在于需使用碘造影剂、骨性伪影对成像质量产生干扰、对远端小血管或微小动脉瘤的诊断欠准确等。另外，行 CTA 检查时由于局部的容积效应，显示的动脉瘤颈可能大于实际情况从而影响术前判断。因此，对于 CTA 检查阴性但高度怀疑动脉瘤的患者，或者需要准确评估治疗方案的病人仍需要进一步行全脑 DSA 检查。

5. MRA　具有无需碘对比剂、无离子辐射，适用于孕妇等优点，可用于 SAH 的病因筛查。其敏感度约为 55%~93%，其准确性的高低主要受到动脉瘤大小的影响，对于直径 <5mm 的动脉瘤其诊断的敏感性低于 60%。由于 MRA 对颅内小动脉瘤的定位、定性等方面可靠性较低，对于判断动脉瘤颈与所属血管的关系也存在着局限性，而且因为检查操作的时间相对长，患者往往无法很好配合等不足，目前不推荐用于急诊 SAH 的病因诊断。

6. DSA　与 CTA、MRA 相比，脑血管造影在诊断颅内动脉瘤方面占有绝对优势，是针对 SAH 最有价值的诊断方法。结合目前广泛应用的三维旋转造影，可明确动脉瘤的发生部位、形态、数量、瘤颈与载瘤动脉的关系、脑血管痉挛情况等，检查的微侵袭性是其唯一缺点。

SAH 患者一般病情比较危重，脑血管造影应遵循"早期、全面、患侧优先"的原则。"早期"即在发病后尽早行 DSA 造影准确诊断，为后续治疗提供依据。"全面"是指需要行全脑血管造影进行评估，避免遗漏出血的原因或者合并多种脑血管病的情况。一般情况下需要先使用猪尾巴导管进行主动脉弓内造影大致判断头颈部血管走行情况，然后换管行选择性全脑血管造影。其范围应包括双侧颈总动脉和双侧椎动脉（四血管法），发现问题时再超选择插管进行三维旋转和局部"工作位"放大造影；也可以分别插管到双侧颈内、颈外及椎动脉进行脑血管造影（六血管法），再对靶血管进行精细检查。"患侧优先"原则就是根据 CT 检查或神经定位体征确定可能的载瘤动脉为第一靶动脉，首先针对第一靶动脉进行选择性插管造影，如此即使患者因各种原因不能完成全脑血管造影，动脉瘤也能在首次造影时被发现，但也不必过分追求，如果第一靶动脉插管难度较大，则可以在其他血管造影完成后再换管处理。明确颅内动脉瘤的诊断后,还应进一步进行造影,尽量清楚显示动脉瘤体、瘤颈及其与载瘤动脉的关系,以便确定外科手术或介入治疗方案。

部分 SAH 患者在脑血管造影可能出现假阴性的结果,出现假阴性的主要原因有:①载瘤动脉痉挛;②微小动脉瘤等无法在造影中显示;③瘤腔内有血栓形成,造影剂无法进入瘤腔;④因血管间重叠难以显示;⑤造影设备差及术者经验不足导致的造影质量不足等。对于怀疑有动脉瘤但脑血管造影阴性的患者,应该在发病后 2~4 周进行第二次脑血管造影检查以降低漏诊率,二次脑血管造影可以发现 >10% 的患者存在颅内动脉瘤。也有部分 SAH 患者的影像学检查表现为出血主要局限于中脑或者脑桥前方,或者局限于四叠体池等中脑周围,研究认为该类出血多为静脉破裂引起,风险相对较低,因而被称为良性中脑周围出血。对于该类患者仅有 2.5%~5% 的病例存在后循环的动脉瘤,因此如果有高质量的 CTA 或者 DSA 排除动脉瘤后,不建议造影复查。

【治疗原则】

动脉瘤一旦发生破裂出血,其发生再出血的概率明显增加(24h 内再出血的发生率为 4%~13.6%)。60%~80% 的再出血患者预后不良,而且再出血发生得越早,其预后越差,预防再出血最根本的措施是针对病因治疗,去除动脉瘤等潜在的风险。因此,针对动脉瘤性 SAH 患者,除进行常规的内科处理外,均应尽早行外科或者介入栓塞治疗。

1. 内科治疗　主要目的在于防止再出血和控制血管痉挛。卧床休息,适当抬高头部,保持病人安静;使用钙通道阻滞剂可预防或减轻脑血管痉挛,改善微循环;根据病情进行相关处理,如退热、预防感染、维持水电解质平衡;降低颅内压能增加脑血流量,推迟血脑屏障的损害和减轻脑水肿,还可以加强脑保护;无明显脑血管痉挛者,可适当降低血压,以减少再出血的机会,但通常降低 10% 即可,密切观察病情,如有头晕、意识障碍等缺血症状,应予适当回升。

2. 外科手术治疗　开颅进行动脉瘤颈夹闭仍是最常用的外科治疗方法,目前动脉瘤外科显微手术总的死亡率已明显下降。手术的目的是阻断动脉瘤的血液供应,将动脉瘤排除于血循环之外,避免发生再出血。保持载瘤动脉及供血动脉通畅,维持脑组织的正常血运,是处理颅内动脉瘤的标准方法。

【介入治疗】

血管内介入治疗颅内动脉瘤的先行者是 Serbinenko 教授,1974 年开创利用可脱球囊栓塞技术治疗颅内动脉瘤,随即该技术便在全世界应用。但不久发现可脱球囊栓塞治疗存在许多不足,如球囊最终泄漏、动脉瘤颈不全栓塞以及较易再次破裂出血等,目前作为动脉瘤本身的栓塞已被淘汰,而仅用于闭塞载瘤动脉。二十世纪九十年代曾用过机械解脱弹簧圈进行动脉瘤腔栓塞治疗,由于更具优越性的电解脱弹簧圈的广泛使用,机械解脱弹簧圈现也已基本淘汰。1991 年,意大利神经介入放射医师 Guglielmi 发明的电解脱弹簧圈(guglielmi detachable coil, GDC)栓塞颅内动脉瘤技术开始应用于临床,并且达到了与外科手术夹闭类似的临床效果。1995 年美国 FDA 批准 GDC 可用于颅内动脉瘤的栓塞治疗,导致了这一技术的进一步广泛使用,其后发展的一些技术与产品均是在此基础上延伸而来。近年来介入治疗的材料、技术和理念等又有了长足的进步,其治疗的适应证在不断拓宽的同时,手术的并发症也在不断降低。

随着血管内介入治疗技术的成熟,越来越多的医师开始选择血管内栓塞治疗这种微创、有效的治疗方法。特别是 2002 年国际蛛网膜下腔出血的动脉瘤研究(international subarachnoid aneurysm trial, ISAT)结果的公布,证实血管内治疗在改善临床预后、降低死亡率方面优于外科手术,由此更加速了介入治疗的发展。我国在 2013 年出版的《颅内动脉瘤血管内介入治疗中国专家共识(2013)》和 2016 年发表的《中国蛛网膜下腔出血诊治指南(2015)》都明确指出:对于同时适用于介入栓塞及外科手术的动脉瘤患者,应首先考虑介入栓塞(Ⅰ级推荐,A 级证据)。

但是介入治疗和外科手术都有其优点和局限性,临床工作中对于患者是适合手术还是介入治疗,需要综合考虑多种因素。结合现有的研究结果和荟萃分析,同时考虑到动脉瘤治疗的安全性和长期稳定性的平衡,目前比较明确的是对于后循环动脉瘤总体上建议血管内治疗;对于出血后血管痉挛严重、病人症状较重(Hunt-Hess 分级 >3 分)、年龄 70 岁以上或者同时合并有较多基础疾病的患者,建议介入治疗。对于颅内动脉瘤合并较大血肿(如前循环出血 >50ml)的患者,外科手术夹闭动脉瘤的同时清除血肿,可以改善预后;另外,对于年轻患者,或者动脉瘤上有血管分支发出的情况,也倾向于外科手术治疗。虽然多数神经外科专家认为对于大脑中动脉瘤的治疗外科夹闭更加适合,但是目前并没有高级别的证据证明开颅夹闭治疗的疗效和安全性优于介入治疗。

1. 适应证　如上所述,随着介入治疗器械发展与技术的改进,原先难以介入治疗的动脉瘤也同样可以进行有效的治疗,加上介入治疗的安全性与疗效得到进一步肯定,血管内治疗的适应证在逐渐增宽。不仅可以进行外科手术治疗的动脉瘤基本上都可以接受介入治疗,而且一些外科手术难以完成的动脉瘤同样可以采用血管内介入治疗的方式。尤其是针对一些:①手术不可到达部位的动脉瘤;②神经外科不能或难以手术治疗的巨大动脉瘤;③一些梭形动脉瘤、宽颈或无颈动脉瘤;④病情不容许实施开放性手术患者;⑤对于外科手术难以一次处理的多发动脉瘤等。

2. 禁忌证　对于血管内治疗手术目前没有明确的禁忌证,但是有一些情况下建议外科治疗或者无法行介入手术治疗。①严重血管痉挛以至于无法插管;②伴有较大血肿或者巨大占位效应的动脉瘤;③需要行搭桥手术的动脉瘤;④病人一般情况较差不能接受介入手术的等。

3. 治疗方法

(1)病人准备:患者需要做好常规血管内介入治疗前的准备,包括生化电解质、凝血等血液化验指标,心电图及心脏功能的检查;另外还需进行全身麻醉等方面的准备。虽然目前关于颅内动脉瘤血管介入治疗麻醉管理的文献很少,不同的医疗机构选择的麻醉技术不尽相同,但气管插管全身麻醉通常被认为是介入治疗颅内动脉瘤的首选麻醉措施。一方面这种麻醉方式在患者制动、控制血压稳定，以及获得最佳的图像质量方面有较大的优势，可以指导精细的血管内介入操作；另外，万一在介入治疗过程中发生颅内动脉瘤破裂等并发症时，全身麻醉更有利于并发症的处理，能够降低死亡率和致残率。

随着支架尤其是多支架技术在颅内动脉瘤介入治疗中的广泛应用，术前抗血小板药物的准备显得越来越重要。对于未破裂动脉瘤术前应予以充分的抗血小板药物已达成共识：一般要求常规术前双抗 5~7 天，目前最常用的方案是氯吡格雷片 75mg 联合拜阿司匹林 100mg 每天口服，然后根据血栓弹力图的结果调整给药剂量；或者术前 1~3 天给予负荷量，如氯吡格雷和拜阿司匹林各 300mg 口服。然而对于破裂动脉瘤的抗血小板药物准备尚未形成统一认识，关于药物应用与否、应用药物的种类、方式以及时机都存在较大争议。多数专家认为，术前 1~3h 或术中应用负荷量的抗血小板药物可能不会增加动脉瘤破裂出血的风险，给药方式包括口服、经胃管或者纳肛等。近几年由于静脉用抗血小板药物的广泛使用，临床上多数医院多采用支架释放后先给负荷量静脉推注，然后静脉维持直到交叉至口服药物的方式，常用方案如盐酸替罗非班氯化钠注射液 6~8ml 静推，然后 4~6ml 静脉维持 24h 的方法。然而，由于仍缺乏循证医学证据和药物适应证的支持，需要谨慎使用这些药物。支架植入术后每日常规给予口服氯吡格雷 75mg，共服用 6~8 周，肠溶阿司匹林 100mg，共 6~12 个月。

（2）器械准备：可解脱弹簧圈是目前治疗颅内动脉瘤栓塞的主体材料，目前市场上能够提供的弹簧圈种类众多，其中进口产品主要来源于 Medtronic 公司（Axium 系列、Prime 系列等）、Terumo 公司（Cosmos 系列、Hydrocoil 系列等）、Syker 公司（Target 系列、GDC 系列等）、Cordis 公司（orbit 系列、Micrus 系列等），国产加奇、维心、天新福等公司提供的系列弹簧圈。弹簧圈的分型方法很多，如按照成篮形状或空间构型可以分为二维、三维、不规则形状等；按照解脱方式可以分为电解脱、水解脱、机械解脱等；按照材料的区别可以分为生物涂层、带纤毛或者裸圈等；弹簧圈丝（即一级螺旋）的直径有 10、12、18 等系列（即 0.010in、0.012in、0.018in，1in=2.54cm），圈的直径为 1~25mm。这些种类繁多的弹簧圈均有较为可靠的防解旋性能，为临床提供了丰富的选择。

输送微弹簧圈的导管均为专用微导管，常用的有 Echelon 系列、Headway 系列、Excelsior 系列、Prowler 系列等。导管头端 3cm 处均有标记，与弹簧圈输送导丝的标记对应，但不同的弹簧圈系列所对应的方式有差别。与微导管相匹配的微导丝多为 0.014in，临床常用的产品主要是 Trsend 系列、Tracess 系列、Synco 系列等。其他配套的器械包括导引导管、超滑导丝、Y 阀、三通、连接管与高压输液袋等。

对于宽颈动脉瘤，尤其是超宽颈动脉瘤、梭形动脉瘤或夹层动脉瘤，需要使用支架或者球囊保护的辅助技术进行弹簧圈栓塞，可有效防止弹簧圈突入载瘤动脉。由于支架辅助栓塞技术具有使用方便，安全可靠和降低栓塞术后复发等作用，在临床上的应用更加广泛。支架的种类较多，包括激光雕刻的支架和编制支架两大类，其中激光雕刻的支架中 Neruoform 是开环支架设计，闭环设计的有 Enterprise、Solitaire AB 等；编制支架主要有 LVIS 系列、LEO 系列等。这些颅内动脉瘤栓塞专用支架系统都是自膨式支架，均设计为通过配套的微导管进行释放,在血管内操作容易,对血管刺激性相对较小。虽然支撑力较球扩式的冠脉支架略差,但已可避免弹簧圈填塞后可能造成的支架塌陷。

对于宽颈动脉瘤也可采用球囊辅助技术,所采用的球囊主要为 sentry 球囊、hyperglide 与 hyperform 球囊。sentry 与 hyperglide 球囊的形状和扩张成形术所用的球囊类似,但 hyperglide 球囊的顺应性较 sentry 球囊更好,hyperform 为可塑型球囊,充盈后可对分叉处动脉瘤颈进行塑型。

（3）手术操作

1）建立血管内治疗通道,确定工作角度:常规经股动脉穿刺置入导管鞘进行相关操作,但是对于部分患者合并有其他情况,如髂动脉闭塞、胸腹主动脉严重迂曲甚至合并有主动脉瘤等的患者,也可以穿刺桡动脉、肱动脉甚至颈动脉进行操作。穿刺完成后给予肝素化,一般首剂为全身肝素化（1mg/kg,1mg=125U 肝素）全量的 1/2 左右,根据检测凝血功能的结果调整肝素量,以维持活化凝血时间（activated clotting time of whole blood,ACT）在 250~300s 之间。将导引导管与连接有高压输液袋的 Y 阀相接,在超滑导丝的引导下插管进入相应的靶血管。根据三维旋转的结果选择工作角度,尽量将导引导管上到较高且较稳定的位置,过程中维持高压输液袋的灌洗。

2）动脉瘤腔弹簧圈填塞术:动脉瘤腔内弹簧圈栓塞术是血管内介入治疗颅内动脉瘤的核心技术。通过造影结果进行动脉瘤相关数据的测量并确定好动脉瘤治疗的工作角度,随后的操作在路径图（road map）状态下进行,操作视野尽量放大,但必须确保导引导管头端与动脉瘤在视野内。根据动脉瘤的形态及其与载瘤动脉的关系,进行微导管和微导丝的塑型与成型,利用导丝导管技术将栓塞用导管进入到瘤腔内,确定微导管到位后即可置入微弹簧圈进行栓塞。对于宽颈或者形态不规则的动脉瘤,可以使用双导管（图 4-1-2）或多导管技术进行栓塞,该技术在破裂动脉瘤的急性期可以避免支架的使用。

3）载瘤动脉闭塞术:该技术是颅内动脉瘤的重要治疗方法之一,适用于手术无法夹闭又不能很好进行介入栓塞的颈内动脉系统梭形动脉瘤、巨大动脉瘤（特别是颈内动脉海绵窦段的巨大动脉瘤）、夹层动脉瘤以及在颅内血管远端分支的动脉瘤等。使用此技术时应充分了解颅内血管的交通情况,最好能够在局麻、清醒的条件下进行球囊闭塞试验以观察远端的侧支代偿情况和患者的临床症状。栓塞材料可选择弹簧圈、胶或可脱球囊等,以弹簧圈栓塞更安全可靠。

4）血管内支架或者球囊辅助栓塞技术:当宽颈动脉瘤或梭形动脉瘤等单纯用弹簧圈栓塞不可行时,应用 remodeling 技术（即支架置入或者球囊辅助技术）可以大大拓宽介入治疗的适应证。这些技术可以在动脉瘤腔致密栓塞的同时又可使栓塞物不逃逸至载瘤动脉内,是行之有效的方法。在操作过程中应至少使支架或者球囊的长度超越瘤颈远近端各 5mm 以上,以保证栓塞用弹簧圈不会突入到载瘤动脉（图 4-1-3）。使用支架植入或者球囊辅助技术各有其优缺点,一般来说支架辅助技术的适应证更多,而球囊辅助技术多仅仅用于宽颈动脉瘤的栓塞,撤管时依然有栓塞物逃逸的可能性,但是球囊辅助栓塞的技术不需要术后口服抗血小板药物,而且术中一旦动脉瘤破裂时可以快速充盈球囊减少出血量是其优点。

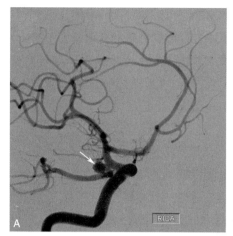
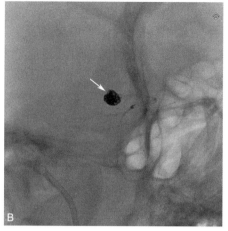
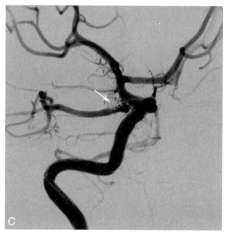

图 4-1-2　双导管技术栓塞分叶状动脉瘤

A. 右侧颈内动脉后交通段分叶状动脉瘤（箭）；B. 双微导管（箭）栓塞；
C. 栓塞后造影可见瘤腔（箭）内无造影剂充填，载瘤动脉通畅

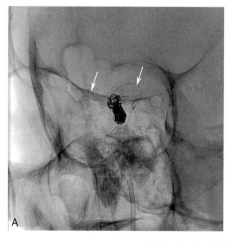
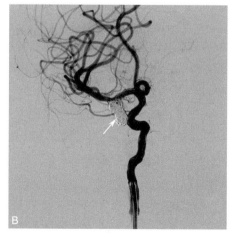

图 4-1-3　支架辅助弹簧圈栓塞

A. 显示栓塞过程，支架完全展开，两段为支架标记点（箭）；
B. 栓塞后造影可见瘤腔（箭）内无造影剂充填，载瘤动脉通畅

5）血管内治疗技术的新进展：近年来随着新型材料的发展和设计理念的不断创新,在颅内动脉瘤治疗领域同样涌现出许多的新器械,推动了颅内动脉瘤血管内治疗技术和理念的不断进步,下面简单介绍一些相对成熟和新颖的材料和相关的技术应用。

血流导向装置(密网支架)对于颅内大型或巨大型动脉瘤、梭型动脉瘤等,采用传统的介入栓塞技术治疗,效果常不理想,存在即刻致密栓塞率低,远期复发率较高等不足。近年来投入临床使用的多种血流导向装置,如 Pipeline、Silk、Fred、Derivo 和国产的 Tubridge 等密网支架系统,是这些难治性动脉瘤的一个选择。虽然在病例积累的过程中各家报道的检查差异较大,但是一些荟萃分析显示血流导向装置治疗难治性动脉瘤随访结果提示,血流导向装置仍伴有较高的并发症发生率,在选择临床适应证时应慎重。

Willis 支架系统是由国内李明华教授团队设计、上海微创公司生产的专用颅内覆膜支架,由覆膜支架和输送系统(球囊导管)组成。该系统依据的是载瘤动脉血管重建理论,可以隔绝、闭塞颅内动脉瘤,并保持载瘤动脉的通畅,达到治疗动脉瘤的目的。与传统支架辅助栓塞的方法相比,具有降低术后的复发率,减少医疗费用等优点。国内 2013 年在获得了 SFDA 的批准后开始正式使用于临床,但是目前并没有被广泛推广使用,主要用于颈内动脉较平直血管部位大型动脉瘤的治疗。

WEB(woven endobridge)栓塞装置是 Sequent Medical 公司开发的一款新型动脉瘤栓塞装置,其治疗原理类似于血流导向支架,可以在动脉瘤颈部形成 35%~45% 的金属覆盖率,以减少和扰乱进入到动脉瘤腔的血流。该装置也是通过导管释放,在解脱以前可以完全回收,不同之处在于该装置完全释放于动脉瘤腔内,对载瘤动脉没有什么影响。根据国外 Asnafi 等的 Meta 分析 565 个病人治疗的 588 个动脉瘤的结果发现 97% 的患者获得了技术成功,血栓事件的发生率为 8%,动脉瘤腔的栓塞率从术后即刻的 59% 上升到术后 7 个月复查时的 85%。这样的临床初步结果对于宽颈动脉瘤的治疗是一个好的选择,而且术后不需要双抗治疗,但是其临床推广应用还需要进一步的经验积累和数据分析。

Medina 栓塞装置是 Medtronic 公司开发的,Medina 系统(图 4-1-4)是一种全新设计的花瓣状合金结构的动脉瘤栓塞装置,解脱后可以根据动脉瘤的形态填充在动脉瘤腔内并封堵瘤颈口,可以用于囊状动脉瘤的治疗。虽然目前的病例数比较少,早期的小样本经验显示该新型装置围手术期并发症低,动脉瘤腔的闭塞率高,但是还有待大样本的研究结果进一步证实其疗效。

Pulse Rider 装置(Codman Neuro 公司)是一种设计新颖的动脉瘤辅助栓塞用开环支架,通过微导管释放后形成类似于 Y 型支架的形态,特别适合于血管分叉部宽颈动脉瘤。由于金属覆盖率低,利于释放后栓塞用微导管穿孔,而其形态也可以避免复杂的 Y 型双支架操作从而降低手术的并发症。初步的临床使用经验显示能够获得较高的手术成功率和动脉瘤腔的闭塞率。pCONus 支架辅助系统(phenox GmbH 公司)的设计初衷与 PulseRider 相似,也是用于分叉部宽颈动脉瘤的辅助治疗,其不同之处在于支架的远端需要放在动脉瘤腔内,操作上有一定的风险。

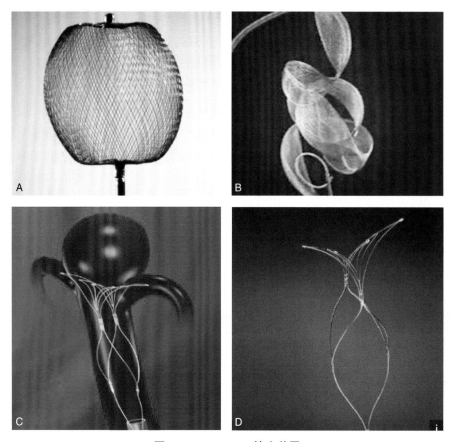

图 4-1-4　Medina 栓塞装置
A. WEB；B. Medina；C、D. pulse rider

4. 并发症及处理

（1）动脉瘤破裂：这是血管内治疗术最严重的并发症，主要发生原因多为：①微导管、微导丝或弹簧圈张力过大刺破动脉瘤；②弹簧圈过度填塞；③血管的牵拉致动脉瘤破裂等。常见处理原则为：①立即使用鱼精蛋白中和肝素；②控制患者血压减少出血量；③微导管已进入动脉瘤者应快速继续栓塞，直至完全闭塞动脉瘤；④微导管未到位者或者出血量较大时立即中止血管内治疗，争取急诊外科手术。

（2）脑栓塞：主要发生原因为：①肝素化不足缺乏精确监测或者自身血液高凝状态；②同轴导管系统中反复操作致血栓形成并进入脑血管，尤其是使用支架辅助栓塞动脉瘤时发生率会相应增高；③术中动脉粥样硬化斑块或弹簧圈脱落；④动脉瘤腔内血栓脱落进入载瘤动脉；⑤空气栓塞等。处理原则为：①规范给予肝素化，术中监测并保持 ACT 在 250~300s；②操作过程中注意维持高压冲洗，避免反复不规范的操作；③对于术中产生的血栓可给予静脉用抗血小板药物、超选择性动脉内溶栓治疗等，但要注意使用这些药物之前尽量完全栓塞动脉瘤；④术中脱落的斑块或弹簧圈等可以采用支架取栓等办法；⑤使用中间导管抽吸栓子或空气等。

（3）脑血管痉挛：常见原因主要是患者处于脑血管痉挛期、血管条件差以及操作时间过长等。处理原则为：①自发性 SAH 患者栓塞术后使用抗血管痉挛药物；②术中颈内动脉轻度痉挛一般不须处理,有明显痉挛时可通过微导管或导引导管使用药物,如尼莫地平、罂粟碱等;③脑内动脉严重痉挛者可行血管成形术。

(4)弹簧圈移位、微导管或微导丝断裂:术中弹簧圈移位、微导管或微导丝断裂会造成异位栓塞并可能诱发血栓形成,尽可能使用支架或者其他取栓器械取出;若无法取出可以使用支架贴覆等方法,以保证重要血管的通畅。

(5)支架内狭窄:可能的原因是支架释放过程中对血管的损伤和作为异物诱发血管内膜过度增生,且在血管内引起血小板聚集形成血栓。为了避免支架内狭窄的发生,支架置入的围手术期抗血小板聚集治疗非常重要,有条件的单位需要监测血栓弹力图调整药物及相关剂量。

(6)动脉瘤复发和延迟出血:一些研究发现颅内动脉瘤血管内治疗的复发率多高于外科夹闭手术,虽然具体的复发率和复发时间与动脉瘤的性质、大小、形态以及即刻治疗结果等因素密切相关,但是也需要引起我们足够的重视。对于延迟的动脉瘤性出血目前的说法不一,可能与动脉瘤栓塞不够致密、栓塞后血流动力学的改变以及术后抗凝药物的使用等相关。因此,增加动脉瘤栓塞的致密性以及个体化、较密切的随访是及时发现问题的主要措施。动脉瘤复查的结果常用 Raymond 分级进行评价(表4-1-1),对于 Raymond III级的患者推荐再次治疗。

表4-1-1 动脉瘤栓塞致密性的 Raymond-Roy 分级法

分级	影像学表现
I级	动脉瘤腔完全闭塞,无对比剂进入
II级	动脉瘤颈部少量残留
III级	动脉瘤腔残留,对比剂进入动脉瘤腔

5. 疗效评价 未经外科或者介入治疗的动脉瘤性 SAH 患者的病死率较高,在出血第1周高达27%,在发病3个月内病死率为45%~49%。因此,治疗的首要目标是降低死亡率。2001年完成的国际蛛网膜下腔出血的动脉研究(international subarachnoid aneurysm trial,IAST)中介入组的死亡率为8.1%,略低于外科治疗组。近年来随着技术的进步和治疗理念的完善,病死率已经进一步降低。但是介入治疗的复发率和未完全闭塞率高于外科治疗,而且有过动脉瘤破裂病史的患者也有出现新发动脉瘤的可能性,因此,定期随访复查显得尤为重要。通常来说,对于一个治疗方法疗效的评价必须包含短期、中期和长期的随访结果。因此,对于大多数患者推荐行6个月、12个月、24个月的影像学随访,且建议至少进行一次血管造影检查。虽然血管内治疗的复发率高于外科手术,一项多中心研究发现,复发动脉瘤再次介入治疗的残死率为1.1%,提示再次治疗较为安全,两次介入手术的风险之和可能仍比单次开颅手术的风险低。因此,不应把首次介入治疗后高复发和高再次治疗率视为选择外科手术的理由,对于绝大多数动脉瘤血管内治疗介入治疗仍应当是首选的治疗方案。

(刘 圣)

【参考文献】

1. 中华医学会神经外科学分会神经介入学组. 颅内动脉瘤血管内治疗中国专家共识（2013）. 中国脑血管病杂志. 2013, 10（11）: 606-616

2. 徐跃峤, 王宁, 胡敏, 等. 中国医师协会神经外科学分会重症专家委员会. 重症蛛网膜下腔出血管理专家共识. 中国脑血管病杂志. 2015, 12（4）: 215-224

3. 中华医学会神经病学分会脑血管病学组. 中国蛛网膜下腔出血诊治指南. 中华神经科杂志. 2016, 49（3）: 182-191

4. Connolly SE, Rabinstein, AA, Carhuapoma, RJ, et al. Guidelines for the Management of AneurysmalSubarachnoid Hemorrhage-A Guideline for Healthcare Professionals From the American HeartAssociation/American Stroke Association. Stroke. 2012, 43（6）: 1711-1737

5. Lawton MT, Vates GE. Subarachnoid Hemorrhage. N Engl J Med. 2017, 377（3）: 257-266

6. MolyneuxA, Kerr R, Stratton I, et al. International Subarachnoid Aneurysm Trial（ISAT）of neurosurgical clipping versus endovascular coiling in 2143 patients with ruptured intracranial aneurysms: a randomised trial. Lancet. 2002, 26（360）: 1267-1274

7. Milinis K, Thapar A, O'Neill K, et al. History of Aneurysmal Spontaneous Subarachnoid Hemorrhage. Stroke. 2017, 48（10）: e280-e283

8. Macdonald RL, Schweizer TA. Spontaneous subarachnoid haemorrhage. Lancet. 2017, 389（10069）: 655-666

9. Rinkel GJ. Management of patients with aneurysmal subarachnoid haemorrhage. Curr Opin Neurol. 2016, 29（1）: 37-41

第二节　鼻　出　血

【概述】

鼻出血（epistaxis），是临床常见的症状之一，多由鼻部（鼻腔、鼻窦）疾病引起，也可因邻近部位病变如鼻咽部、海绵窦、颈内动脉或动脉瘤破裂出血等所致，亦可见于全身性疾病。引起鼻出血的原因有: ①外伤: 外伤、操作、手术等可致鼻部组织损伤出血，如筛动脉、颈内动脉或假性动脉瘤破裂可发生严重的鼻出血，严重时可危及生命; ②局部炎症: 多因黏膜受累所致出血; ③鼻部疾病: 鼻中隔偏曲、溃疡、穿孔、鼻腔异物等均可有鼻出血症状; ④肿瘤: 鼻部及邻近组织的良、恶性肿瘤均可导致鼻出血，其中血管瘤破裂或大血管受累时可引发大出血，应当警惕; ⑤血管畸形: 口腔颌面部各类血管畸形发生破裂出血时亦可导致鼻出血; ⑥全身性疾病: 出血性疾病及血液病、血压升高、动脉硬化、感染性疾病、中毒、遗传性疾病等亦可引起鼻出血。

【临床表现】

鼻出血因病因不同临床表现各异,多为单侧出血,少数情况下可出现双侧鼻出血;出血量亦多少不一,轻者仅为涕中带血,重者可引起失血性休克,反复出血者可导致贫血表现。青少年鼻出血多发生于鼻中隔前下部的利特尔区(Little area),中老年人鼻出血多见于鼻腔后部,位于下鼻甲后端附近的吴氏鼻 – 鼻咽静脉丛(woodruff venous plexus)及鼻中隔后部的动脉。鼻后部出血可流入咽部再经口吐出,因此表现为咯血、呕血症状的患者应警惕有无鼻出血可能。

【诊断】

1. 根据病史、体征等判断出血源头及出血情况,排除咯血和呕血。
2. 明确出血部位　鼻内镜、CT 或 MRI 检查可协助判断出血部位。
3. 辅助检查　血常规、凝血功能等判断失血情况、凝血状态及有无血液系统疾病可能。
4. 评估病情　判断患者当前循环系统情况,有无休克征象,必要时须与相关科室协作会诊。
5. 排除全身性疾病。

【治疗原则】

1. 基础治疗　严重的鼻出血应尽早行气管插管以保障呼吸通道开放,避免误吸窒息导致丧失救治时机。同时密切监测生命体征,尽快予补液、输血、抗休克等急救处理,维持生命征平稳。

2. 查找出血点　根据患者出血情况选择相应的检查方法,可应优先考虑行前鼻镜或鼻内镜检查以明确出血部位,避免盲目鼻腔填塞。

3. 止血　根据出血部位或出血状况选择合适的止血方法:

(1)指压法:头部略前倾,用手指捏紧双侧鼻翼或按压出血侧鼻翼约 10~15min,可同时冷敷前额和后颈。此法适用于出血量少且鼻腔前部出血患者。

(2)电凝止血:适用于出血点明确的患者。收缩并表麻鼻腔黏膜后在镜下通过物理治疗封闭出血的血管。

(3)鼻腔填塞法:一般鼻出血最常用的鼻腔止血方法,适用于出血较剧烈、渗血面较大或出血部位不明者。即利用填塞物直接压迫鼻腔出血部位,使破裂的血管闭塞而达到止血目的。包括前鼻孔鼻腔填塞法和后鼻孔填塞法。填塞材料包括纱条(凡士林油纱、碘仿纱等)、止血棉、明胶海绵、止血气囊或水囊等。注意填塞物一般在 48~72h 内取出,碘仿填塞于7 天取出,填塞期间应用抗生素以预防鼻腔、鼻窦及中耳感染等并发症。

(4)介入治疗:颈动脉造影确定出血相关血管,选择性栓塞靶血管或在病变血管放置覆膜支架。适用于顽固性鼻出血、大血管损伤出血及假性动脉瘤破裂出血的诊断及治疗。

(5)血管结扎法:对于反复鼻腔填塞及内科治疗无效,出血凶猛者在无条件开展血管介入治疗的医院可考虑血管结扎。常用的有颈外动脉结扎和筛前动脉结扎。但因头颈部动脉侧支循环十分丰富,动脉结扎后,远端侧支很快会导致出血复发,复发后无法再进行血管介入治疗,因此尽量避免使用血管结扎方法。

（6）其他治疗：①镇静剂：有助于缓解患者紧张情绪,减少出血；②止血剂,适用于凝血功能障碍导致的黏膜弥漫性出血；③病因治疗。

【介入治疗】

1974 年 Sokoloff 等首次报道采用血管栓塞技术治疗严重鼻出血,此后许多学者陆续采用此方法治疗鼻出血并获得成功。随着介入医学方法水平以及材料科学的不断进步,该技术已得到耳鼻喉科和急诊科医师的认可,成为治疗难治性鼻出血和凶险性鼻出血的重要手段。

鼻腔血供分布：鼻腔的动脉主要来自颈外动脉的上颌动脉和颈内动脉的眼动脉。眼动脉在鼻腔的主要分支为筛前动脉和筛后动脉；上颌动脉在翼腭窝相继分出蝶腭动脉、眶下动脉和腭大动脉供应鼻腔。筛前动脉主要供应鼻腔外侧壁的前上部、鼻中隔前上部,筛后动脉供应鼻腔外侧壁的后上部、鼻中隔后上部,并与蝶腭动脉分支吻合。蝶腭动脉分支供应鼻中隔后部、下部及前下部。眶下动脉分支供应鼻腔外侧壁的前部。腭大动脉供应鼻中隔前下部分。另外颈外动脉的面动脉分支上唇动脉供应鼻前庭及鼻中隔前下部。蝶腭动脉的分支、筛前动脉、筛后动脉、上唇动脉的分支与腭大动脉在鼻中隔前下吻合形成网状动脉丛,称为利特尔区,是鼻出血最常见的部位。

1. 适应证　顽固性鼻出血,经填塞、内镜下治疗及内科治疗无法止血者,大血管损伤出血及动脉瘤破裂出血等。

2. 禁忌证　造影剂过敏者；凝血功能障碍所致鼻出血；严重肝肾功能不全者；其他不宜行介入治疗者。

3. 治疗方法

（1）术前准备和器械要求

1）术前准备：①常规术前检查：血常规、凝血功能、肝肾功能、心电图及胸部 X 线片。尽量完善头颈部平扫和或增强 CT、MRI、CTA、MRA；②术前备血；③对于出血量大者或生命体征不稳定者尽早气管插管,联系麻醉科全麻下治疗；④药品准备：肝素、造影剂、止血药及抢救药品。

2）器械要求动脉鞘、普通导丝、加硬交换导丝、单弯导管、Simmon 导管、猎人头导管、微导管、指引导管、PVA、明胶海绵、可脱球囊、可解脱弹簧圈、普通弹簧圈、覆膜支架、输液加压袋、Y 阀、三通接头等。

（2）操作流程及注意事项

1）血管造影流：程介入治疗前应行全面的出血区供血动脉造影,以评估出血部位的血供、交通和代偿情况。首先进行双侧颈总动脉造影,发现异常再超选择性插管进行颈外或颈内动脉造影。

2）观察内容：观察各分支血管走行情况、显影范围,有无造影剂外溢等出血直接征象或血管异常、假性动脉瘤、肿瘤染色等间接征象。进而判断出血部位及责任血管所属分支,有无危险吻合支。然后进一步超选造影明确,并准备治疗。

3）动脉栓塞是目前最主要的介入治疗方法。鼻出血患者最主要的出血来源是颈外动脉,动脉栓塞即可达到止血目的。根据颈外动脉造影表现首先超选择插管到上颌动脉或面动脉远端分支,尽量避开非鼻腔供血分支进行动脉栓塞,血管栓塞一般要求达到小动脉水平,避免造成严重的局部组织缺血坏死。栓塞材料主要有:明胶海绵颗粒、PVA 颗粒、弹簧圈等。

注意事项:①操作中采用超选择插管技术,将导管头端尽量插至供血动脉分支远端进行栓塞;②栓塞颗粒选择直径大于 300μm 颗粒较为安全;③在透视下缓慢注入栓塞剂,注意及时冲管,严格避免栓塞剂反流;④栓塞完毕后复查颈总动脉主干造影了解栓塞情况,如仍有其他分支供血再用同样的方法进行栓塞,然后插管到对侧颈动脉造影,用同样的方法进行栓塞;⑤不要过度栓塞,避免正常组织缺血损伤(图 4-2-1、图 4-2-2)。

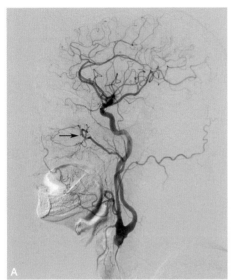 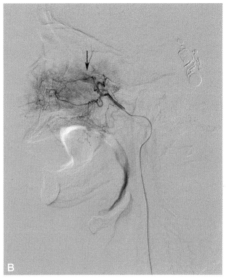

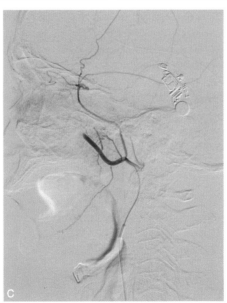

图 4-2-1 鼻咽癌出血

男性,64 岁,鼻咽癌治疗后 23 年,鼻出血 6 个月,A. 造影见上颌动脉分支血管异常染色影;
B. 超选后造影可见局部浓染,考虑为病灶;C. 使用 PVA 颗粒分支血管栓塞后,复查造影病灶血管消失

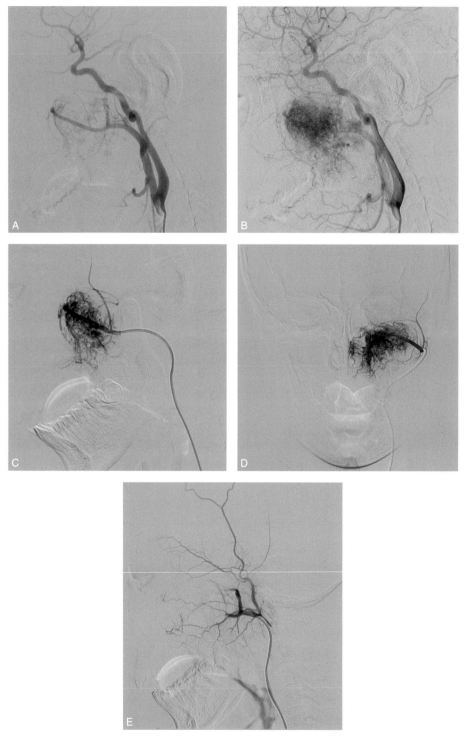

图 4-2-2　鼻腔纤维血管瘤

男性,15 岁,突发鼻腔出血 1 天,A~D. 双侧颈总动脉造影检查示左侧上颌动脉增粗,其分支增多、紊乱,无静脉提前显影。鼻咽部明显团块状肿瘤染色,血供丰富;E. 超选择性插管至上颌动脉后使用 PVA 颗粒栓塞肿瘤供血血管,栓塞后造影示肿瘤染色消失

4）对于颈内动脉主干动脉瘤、损伤或假性动脉瘤破裂出血者,首选覆膜支架置入进行治疗。

由于病变血管很少存在狭窄,一般不需预扩张,直接在路径图下将支架沿导丝送到病变血管处,造影证实覆膜支架能够充分覆盖病变血管,根据支架的特点释放支架,然后造影检查有无内漏,若有内漏,可再行后扩张,如内漏仍存在,可在渗漏端再行覆膜支架置入,最后造影检查血管的通畅性及有无并发症。

注意事项:①支架的直径应略大于病变血管近端动脉直径 0.5mm,长度应超过病变血管大于 3mm;②支架推送至病变血管宜小心操作,避免强行推送造成血管破裂或支架断裂脱落;③确认支架到位后,如为球扩式支架应缓慢扩张球囊直到达到所期望的直径,扩张后保持扩张状态 10s。注意了解产品的最大耐受压力值,避免压力过大而导致球囊破裂;④支架释放成功后迅速负压回抽至球囊完全排空,在压力泵零压的状态下撤回球囊。目前可选择的支架有雅培公司的 Jostent 覆膜球囊扩张支架、波士顿公司的 Symbiot 覆膜球囊扩张支架、Gore 公司的覆膜自膨式支架、上海微创的 Willis 覆膜球囊扩张支架等,但由于缺乏适用于该部位血管的专用覆膜支架,该技术尚未得到广泛应用(图 4-2-3)。

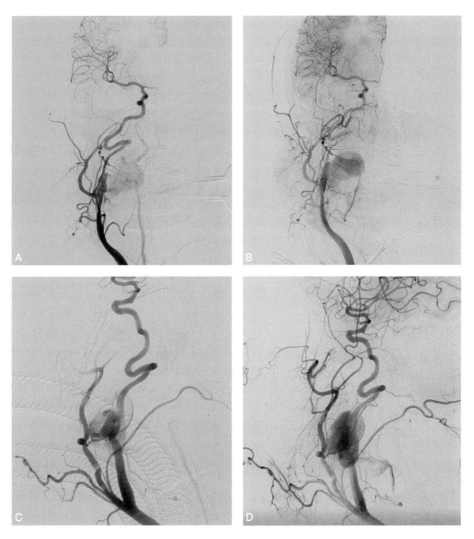

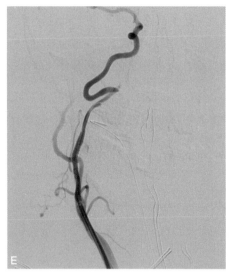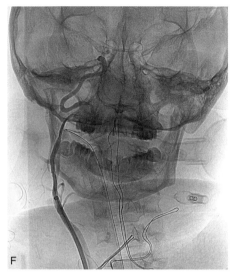

图 4-2-3 覆膜支架治疗动脉瘤破裂出血

女性,29 岁,突发鼻腔大出血,呼吸骤停 6h,经抢救后呼吸、心跳恢复,但鼻腔填塞后未能有效止血,入院后行急诊介入治疗,A~D. 双侧颈总动脉造影示右侧颈内动脉局部明显扭曲,颈段可见明显瘤样膨大,并见明显造影剂外溢表现,考虑为动脉瘤破裂出血;E、F. 于病变处置入 5mm×25mm Gore 覆膜支架封堵瘤腔,再次造影见瘤腔无显影,瘤腔消失,无明显渗漏

5)对于颈内动脉病变因血管过于迂曲或病变范围较大等原因导致无法成功放置覆膜支架者,应充分评估后行颈内动脉主干栓塞,多适用于鼻咽癌放疗后的患者。

拟行颈内动脉栓塞的非活动性出血患者,需要球囊闭塞试验详细评估对侧脑血管代偿情况。用球囊临时闭塞患侧颈内动脉 15min 后行健侧颈内动脉、椎动脉造影,观察患侧大脑前动脉和中动脉的充盈情况,充盈不充分者为试验阳性,应避免患侧颈内动脉栓塞,对于试验阴性者可行患侧颈内动脉栓塞,栓塞时注意要同时闭塞病变血管的远端和近端才能达到理想的止血目的。但对于活动性鼻出血患者应与患者家属充分沟通后,在血管造影充分评估的基础上直接进行患侧的颈内动脉栓塞,球囊闭塞试验会延误治疗时机。常用的栓塞材料如可脱球囊、可解脱弹簧圈与普通弹簧圈等。栓塞方法可根据栓塞材料的不同选择不同的栓塞方法:① 2~3 个可脱球囊栓塞的方法:部分医院采用 2 个球囊栓塞,也有部分医院采用 3 个球囊栓塞,作者推荐用 3 个球囊栓塞更安全,第 1 枚球囊放置在病变血管远侧 1~2cm 处,避免累及眼动脉,第 2、3 枚球囊分别放在病变血管近端 1~2cm 和 2~3cm 处,第 3 个球囊应高于颈内动脉起始处 2~3cm,以防止压迫颈动脉窦,引起低血压。该方法由于可脱球囊精确定位耗时导致手术时间较长,但费用较低。梁熙虹等用 3 球囊栓塞方法栓塞了 26 例颈内动脉 25 例获得了成功。②单纯弹簧圈栓塞:第一个弹簧圈选择是关键,直径一般大于拟栓塞的目标血管直径 1~2mm,优先选择 3D 可解脱弹簧圈,这样第一个弹簧圈就可以稳定地盘曲在目标血管而不伸入远端血管,放置位置一般位于病变血管远侧 1~2cm 处,第 2 个弹簧圈仍用可解脱弹簧圈,后续弹簧圈可用普通弹簧圈连续栓塞至颈内动脉起始处上方 2~3cm 处。亦可采用远近端栓塞法,即分别于病变血管远侧 1~2cm 处和颈内动脉起始处上方 2~3cm 处使用弹簧圈进行栓塞。单用弹簧圈栓塞简单易行,使手术时间明显缩短,但费用较高。③球囊加弹簧圈栓塞的方法:球囊放置在病变血管远侧 1~2cm 处,避免累及眼动脉,该方法先用可脱球囊放在病变血管远端,避免了弹簧圈进入颅内血管的风险,然后于颈内动脉起始处上方 2~3cm 处用弹簧圈进行栓塞(图 4-2-4)。

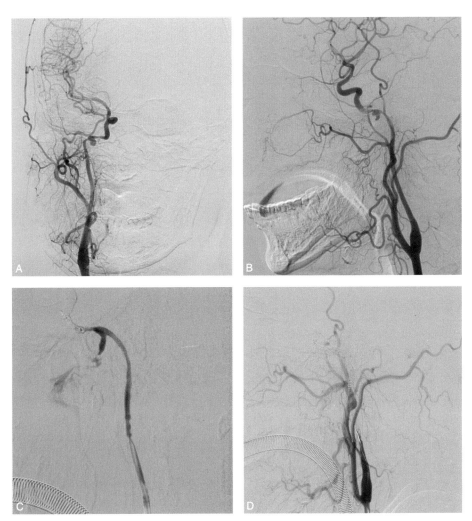

图 4-2-4　颈内动脉闭塞性栓塞治疗颈内动脉破裂出血

男性,51 岁,确诊鼻咽癌 10 个月余,鼻出血 1 天,既往行鼻咽部放射治疗及鼻内镜下颅底病灶切除术。入院时有鼻腔大出血近千毫升,予急诊介入治疗,A、B. 术中造影见右侧颈内动脉岩骨段局部膨大畸形,考虑为假性动脉瘤破裂出血;C、D. 因病变管腔狭窄明显覆膜支架无法通过,于病变血管远端置入可脱球囊,近端使用弹簧圈栓塞,复查造影示右颈内动脉完全栓塞。术后观察无神经系统功能障碍,鼻出血完全停止,好转出院

4. 并发症及处理

(1)发热、疼痛:为栓塞后一般反应,予对症处理可好转。

(2)局部软组织坏死:当栓塞范围较大、栓塞较为充分时可导致末梢血供完全阻断,软

组织缺血坏死。处理：术中尽量超选至分支血管远端栓塞，保留供血动脉主干，避免过度栓塞，切忌使用血管破坏型栓塞剂；术后出现缺血坏死表现应及时处理创面，避免感染，坏死范围较大时应由外科协同处理。

（3）异位栓塞：栓塞过程中血栓形成、栓塞剂反流或经由危险吻合支逃逸至颅内动脉或眼动脉等致使脑梗死、偏盲或全盲等并发症，严重者危及生命。处理：栓塞前充分评估靶血管侧支循环情况，尽量避开危险吻合支，无法避开时可选较大栓塞颗粒或弹簧圈栓塞分支主干；一旦发现有异位栓塞，可尽早尝试选择性插管至靶血管溶栓治疗，经改善循环、营养神经等治疗后部分患者症状可逐渐改善。

（4）可脱球囊脱落、移位：可引起异位栓塞，导致永久性神经功能丧失甚至死亡。预防：选择合适大小的可脱球囊，放置位置尽量准确。

（5）弹簧圈脱落：栓塞到颈内动脉内的弹簧圈因局部组织坏死脱落到鼻咽腔而到体外。处理：请耳鼻喉科医生将已部分脱落的弹簧圈近鼻咽腔处剪断取出即可，避免强行拔出，复查颈动脉造影了解原来栓塞的颈内动脉是否栓塞完好。

5. 疗效评价　鼻出血是急诊科或耳鼻喉科较为常见的急诊疾患，临床处理一般是经鼻腔纱条填塞加止血药物治疗，且往往止血效果明确。但部分患者具有出血量大、病情进展迅速等特点，采用传统的填塞和烧灼疗法止血效果有限，而外科手术结扎颈外动脉或上颌动脉创伤大。血管造影可在短时间内明确出血部位，通过栓塞供血动脉，从而确切止血。且患者在介入治疗后可以撤出鼻腔的填塞物，及早恢复鼻腔呼吸，减轻痛苦。随着介入治疗技术的进步，其技术成功率可达 100%，临床有效率达 71%~100%。介入术后反应主要表现为低热、栓塞部位胀痛等轻微异位栓塞并发症，选择合适的栓塞位置及栓塞材料能有效的减低术后并发症的发生率。介入治疗鼻出血，因其安全性高、创伤小、见效快、预后好等优点，近年来已成为治疗鼻出血，特别是凶险性鼻出血的一项重要治疗手段，往往可以起到挽救生命的作用。因此，对于病因明确并有介入治疗指征的患者可首选介入治疗方法。介入治疗过程中，应充分进行血管造影发现出血位置，针对颈外动脉来源的，需使用微导管依照抵近、跨越栓塞的原则彻底闭塞损伤血管，而颈内动脉来源的，则要根据损伤的原因、部位及造影情况选择颈内动脉闭塞或覆膜支架植入。

（余　雷　崔旭东）

【参考文献】

1. 张希全，鹿咏红，孙晶华，等．选择性动脉造影诊断和栓塞治疗严重鼻腔大出血．中华放射学杂志，2002,（10）:54-57

2. 黄选兆，汪吉宝，孔维佳．实用耳鼻咽喉头颈外科学,北京：人民卫生出版社,2008,135-137

3. 李麟荪，滕皋军．介入放射学临床与并发症．北京：人民卫生出版社,2010,340-344

4. Guss J, Cohen MA, Mirza N. Hard palate necrosis after bilateral internal maxillary artery

embolization for epistaxis. Laryngoscope, 2007, 117（9）: 1683–1684

5. Wang B, Zu QQ, Liu XL, et al. Transarterial embolization in the management of intractable epistaxis: the angiographic findings and results based on etiologies. Acta Otolaryngol, 2016, 136（8）: 864–868

6. Noy D, Rachmiel A, Emodi O, et al. Transarterial Embolization in Maxillofacial Intractable Potentially Life–Threatening Hemorrhage. J Oral Maxillofac Surg, 2017, 75（6）: 1223–1231

7. Dubel GJ, Ahn SH, Soares GM. Transcatheter embolization in the management of epistaxis. Semin Intervent Radiol, 2013, 30（3）: 249–262

8. Gottumukkala R, Kadkhodayan Y, Moran CJ, et al. Impact of vessel choice on outcomes of polyvinyl alcohol embolization for intractable idiopathic epistaxis. J Vasc Interv Radiol, 2013, 24（2）: 234–239

9. 杨大章, 程靖宁, 韩军, 等. 难治性鼻出血的出血部位及治疗. 中华耳鼻咽喉头颈外科杂志, 2005,（05）: 360–362

10. 孙贞魁, 李永东, 李明华, 等. Willis 覆膜支架治疗颅段颈内动脉动脉瘤的前瞻性研究. 介入放射学杂志, 2010, 19（04）: 263–268

11. 梁熙虹, 郭鹏德, 丁宁, 等. 颈内动脉栓塞在头颈部相关疾病治疗中的临床应用. 中华医学杂志, 2015, 95（30）: 2442–2446

第三节　大　咯　血

【概述】

咯血是指气管、支气管或肺组织的出血,并经咳嗽动作从口腔排出的过程。咯血为呼吸和心血管系统疾病的常见症状,而大咯血则为临床重症;大咯血临床死亡率高达 28%,主要死亡原因为窒息。目前大咯血的出血量尚无统一标准,一般指一次出血量≥200ml 或 24h 出血量≥300ml。对于咯血患者的救治需要综合评估,包括患者基础疾病、肺功能情况和合并症等;不能完全按照咯血量决定救治流程。目前经血管内介入治疗是内科治疗无效、无外科手术指征和急救的咯血患者最主要的治疗手段,其中最主要的治疗方式为经血管内栓塞术（endovascular embolization, EVE）。

【临床表现】

咯血的病因众多,主要为呼吸系统疾病,也包括循环系统、血液系统和外伤性疾病。我国咯血的基础疾病主要包括支气管扩张症、肺部感染（结核、曲菌和其他感染）和肺癌等。西方国家另一主要基础疾病为有种族遗传性特征的囊性纤维化。其他少见的基础疾病包括:①先天性:支气管 – 肺动脉瘘、肺隔离症、Dieulafoy 病（一种罕见的黏膜下动脉发育不良性疾病)、异常体动脉供应正常下肺基底段和真性肺动脉瘤等;②体动脉代偿性:慢性肺动脉栓塞、各种先天性心脏病(法洛氏四联症、室间隔缺损、动脉导管未闭和肺动脉缺如等)和肺静脉狭窄、闭锁等;③外伤性和医源性:肺挫伤、刀刺伤、肋骨骨折、肺穿刺活检术后、肺肿瘤射频消融术后和右心导管术后等;④隐源性:长期吸烟性咯血;⑤其他少见:尘肺、胸主动脉瘤破裂、特发性肺动脉高压、肺子宫内膜异位症和肺肾出血综合征等。

咯血的病理生理学复杂,常见的咯血目前主要分为体动脉源性和肺动脉源性。体动脉源性包括支气管动脉(bronchial artery,BA)和非支气管性体动脉(nonbronchial systemic artery,NBSA),肺动脉源性为肺动脉(pulmonary artery,PA),其中 BA 源性占 65%~70%,NBSA 源性占 20%~25%,PA 源性占 5%~15%。PA 源性咯血分中央型和周围型。体动脉源性咯血临床表现为连续性咯血,PA 源性咯血表现为阵发性咯血。

【诊断】

咯血的主要诊断方法为胸部 X 线平片、支气管镜和胸部 CT 检查三种,诊断的主要目的为明确基础疾病和出血部位。

1. 胸部 X 线平片　为咯血的常规检查,但其正确诊断率较低;有大样本研究证实只有 50% 的咯血患者在 X 线平片上能得到明确诊断。

2. 支气管镜检查　为明确咯血部位的经典手段,同时可以对出血部位进行局部治疗;但支气管镜只能检查段及以上气道,同时在我国大咯血仍为支气管镜检查的禁忌证。

3. 胸部 CT　可以明确咯血基础疾病性质,同时大概了解出血部位。目前多层螺旋 CT 血管成像(computed tomography angiography,CTA)已经成为咯血患者最重要的诊断手段。CTA 可以同时观察体肺循环、肺内病变和心血管的情况;在有条件的情况下,EVE 术前必须进行 CTA 检查。首先进行胸部 CT 平扫,然后经肘静脉以 4~5ml/s 的速度注入 300mg I/ml 或 350mg I/ml 非离子型碘对比剂 100~120ml。16 层以下螺旋 CT 在注射后约 20s 进行扫描,16 层及以上螺旋 CT 在注射后约 18s 进行扫描。螺旋 CT 也可应用 CT 值峰值触发模式扫描,阈值点定于隆凸水平胸降主动脉,触发值为 100~120Hu,触发后延迟 6s 进行扫描。扫描范围从颈根部至 L_2 水平。

【治疗原则】

1. 快速明确诊断　咯血患者积极行 CTA 检查,明确出血原因;根据咯血病因进行各类治疗。

2. 一般治疗　采取患侧卧位,患侧予以冰敷,嘱患者轻咳排血,避免不必要的移动,同时予以吸氧,失血多者予以扩容。保持呼吸道通畅,大咯血窒息者积极予气管插管或气管切开,并予以气管内吸引。

3. 药物治疗　体动脉源性咯血可常规应用各类一般止血药物(维生素 K、卡巴克络、酚磺乙胺和凝血酶等),同时配合垂体后叶素(有心脑血管疾病者慎用)进行治疗。肺动脉源性咯血常规应用各类一般止血药物（维生素 K、卡巴克络、酚磺乙胺和凝血酶等），同时配合酚妥拉明（监测血压）进行治疗。

4. 介入治疗　药物治疗无效或无外科手术指征者积极行血管内栓塞术。

5. 外科手术　药物治疗无效且病灶局限者、无介入治疗指征或介入治疗无效者行外科手术（肺叶切除术或胸主动脉隔绝术）。

【介入治疗】

Remy 在 1973 年报道了支气管动脉栓塞术（bronchial artery embolization，BAE）治疗大咯血，在 1984 年报道了肺动脉栓塞术（pulmonary artery embolization，PAE）治疗 PA 源性大咯血。我国在 20 世纪 80 年代中期开始开展 BAE，而 PAE 治疗 PA 源性大咯血则是近几年才报道。BAE 在国内常被错误地认为只是栓塞 BA，而国外所述的 BAE 即为体动脉栓塞术，包括 BA 和 NBSA。咯血的栓塞包括体动脉和肺动脉栓塞术，统称为 EVE。因此 EVE 治疗咯血的靶血管包括 BA、NBSA 和 PA。

BA 源性咯血约占 65%~70%；BA 通常起源于 $T_{5~6}$ 水平的降主动脉，起源于此部位以外的 BA 称为迷走、异位或异常起源。迷走 BA 发生率约 30%，最多起源于主动脉凹，其他部位包括下位胸主动脉、主动脉弓上壁、锁骨下动脉、胸廓内动脉、甲状颈干、肋颈干、食管固有动脉、头臂干、椎动脉、颈动脉、胃左动脉和冠状动脉等（图 4-3-1）。NBSA 源性咯血约占 20%~25%；NBSA 因相邻肺异常组织的刺激使其通过脏层胸膜进入肺内，包括肋间动脉、胸廓内动脉、膈下动脉、食管固有动脉、甲状颈干、肋颈干、胸外侧动脉、肩胛下动脉、胃左动脉和肝动脉等（图 4-3-2）。PA 源性咯血约占 5%~15%，最多见于空洞型肺结核，好发于病程超过 2 年的慢性空洞；因此出血部位往往好发于上叶和下叶背段；主要形式为结核空洞内肺动脉假性动脉瘤（pulmonary arterial pseudoaneurysm，PAPA），又特称为 Rasmussen 动脉瘤。其他坏死性肺炎、肿瘤和曲菌球等空洞性疾病也可出现 PAPA。

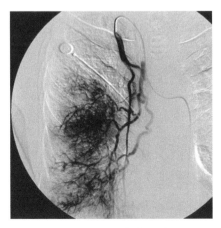

图 4-3-1　右侧支气管动脉异位起源于右侧胸廓内动脉

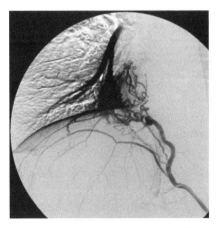

图 4-3-2　右侧膈下动脉异常，造影见血管增粗、末梢增生和体 - 肺分流

　　PAPA 为 PA 源性咯血的主要形式。部分 PAPA 的供血 PA 在主 PA 造影时可出现特殊的低灌注现象（即对比剂不能充盈或充盈不佳导致 PAPA 无法显示），因此目前 CTA 是诊断 PAPA 的金标准（图 4-3-3）。这种低灌注现象的原因尚不明确，可能为：①病灶处肺血管床受损，丧失了正常血液循环，导致对比剂前进能力变弱；②体 – 肺分流（systemic to pulmonary shunt，SPS）导致局部 PA 压力增高，对比剂进入受阻；③病变血管存在血栓或 PAPA 有活瓣存在；④病变血管位于外周及 PAPA 内血流缓慢，对比剂不足以达到可观察的浓度。

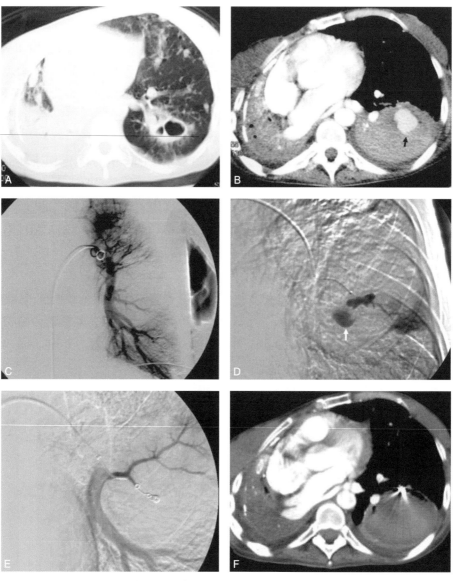

图 4-3-3　女，38 岁，3 周内反复大咯血，总量约 7000ml，2 次体动脉栓塞术无效，A. 大咯血前胸部 CT 示右肺结核性毁损，左肺下叶背段一结核空洞；B. 大咯血后胸部 CTA 示原左肺下叶背段空洞内出现一假性动脉瘤（箭）；C. 左主肺动脉造影示左下肺尖段动脉低灌注，CTA 提示的假性动脉瘤未显示；D. 超选择性病变 PA 造影，示假性动脉瘤（箭）；E. 应用弹簧圈对供血动脉行栓塞后动脉瘤未显示；F. 栓塞后复查 CTA 示动脉瘤消失

另外需要重视中央型 PAPA 和胸主动脉破裂。中央型肺癌的肿瘤坏死及侵犯可导致中央肺动脉破裂。各类胸主动脉破裂也会出现咯血。以上两类咯血的死亡率极高,需紧急行腔内隔绝术。心律失常的射频消融介入治疗造成的肺静脉狭窄和闭塞导致的咯血 EVE 治疗无效,需行经皮肺静脉成形术或外科肺叶切除术。

1. 适应证 ①经内科治疗无效,需进行急救的急性大咯血患者;②经内科治疗复发,且不宜或拒绝外科手术的大咯血患者;③经内科治疗复发,且不宜或拒绝外科手术的长期咯血患者;④经外科治疗无效或复发的咯血患者;⑤隐源性咯血明确诊断和治疗者。

2. 禁忌证 ①血管插管禁忌者,如严重凝血功能不全、穿刺部位感染或不能平卧者等;②血管造影禁忌者,如对比剂过敏、严重肾功能不全或血管插管失败者等;③血管栓塞禁忌者,如选择性插管失败、避开脊髓动脉的超选择性插管失败或 PA 插管出现严重心律失常等。

3. 治疗方法

(1)介入术前准备

1)完善检查:凝血指标、血常规、血生化、CTA 和支气管镜检查等。

2)术前准备:备皮、心电监护、吸氧和开放静脉通道等。

3)做好术前临床评估:根据临床、影像学和支气管镜检查,评估出血量、基础疾病、介入干预适应证和出血部位等。

4)急危重患者给予气管插管和呼吸机辅助通气,充分保持呼吸道通畅。

5)根据手术方式,签署相应的知情同意书。

(2)介入手术操作程序

行术前 CTA 者:①通过 CTA 图像分析患者的体、肺动脉和基础疾病情况;②根据 CTA 提供的信息,直接经动脉和(或)静脉入路后对靶血管进行造影。

未行术前 CTA 者:①经股动脉入路应用猪尾巴导管行术中主动脉弓造影分析主动脉弓、胸降主动脉和上腹主动脉的体动脉分支的整体情况;②如遇大咯血急救时,主动脉弓造影可在经验性栓塞控制大咯血后进行(排除可能的漏栓);③术中体动脉造影经 SPS 发现存在 PAPA 者,经静脉入路行相应的患侧主 PA 造影,发现 PAPA 的供血血管后直接进行插管;④如主 PA 造影存在 PAPA 病变区的低灌注现象,可根据 SPS 图像对供血 PA 行选择性造影。

经体动脉栓塞术:一般经股动脉入路,置入 4~6F 血管鞘进行栓塞术。如遇股动脉、髂动脉和(或)主动脉严重扭曲导致导管操控不佳者,可置入各型血管长鞘进行支撑。如进行锁骨下动脉分支选择性、超选择性插管失败者,可经相应的上肢动脉(桡、肱动脉)入路。咯血的体动脉栓塞术涉及锁骨下动脉、胸降主动脉和上腹主动脉的诸多分支,因此所需的栓塞用造影导管较多。栓塞胸降主动脉和上腹主动脉分支的造影导管建议选用以下:Cobra 2、Cobra 3、Mikaelsson、RLG、SIM 1、Shepherd 和 RH 等。栓塞锁骨下动脉分支的造影导管建议选用以下:Cobra 1、Headhunter 1、VERT、MPA、JB 1、RIM 和 RDC 等。微导管尽量选用内腔较大、头端柔软者,微导丝选用塑形性能佳者。咯血的栓塞材料众多,包括:真丝线段、明胶海绵颗粒和条、聚乙烯醇颗粒(PVA)、各种栓塞微球和各种金属弹簧圈等。最近有文献报道了液体胶用于咯血的栓塞治疗且取得满意的效果,即 α- 氰基丙烯酸正丁酯(N-butyl cyanoacrylate,NBCA)和 Onyx 胶(ethylene vinyl alcohol copolymer)。目前国内外常用的仍为明胶海绵、PVA 和弹簧圈。将外科手术止血用明胶海绵块进行切剪可手工制成直径约 500~2000μm 的末梢性栓塞颗粒,也可制成各种形态的主干性栓塞条。目前市场上也有成形的明胶海绵颗粒,但性价比不高。PVA 一般选用 300~500μm、500~700μm 和 700~1000μm 三种规格作为末梢性栓塞剂。弹簧圈一般作为主干性栓塞剂,可脱性弹簧圈用于支气管动脉瘤的栓塞。栓塞方法包括选择性和超选择性两种。选择性栓塞常选用锥形头端的造影导管和(或)反弧造影导管,通过调整导管头端位置使其深入动脉内并固定,注入栓塞剂进行栓塞。超选择性栓塞常用同轴导管系统或用较细的造影导管(4F)进行靶血管的超选择性插管后进行栓塞。虽然成功的选择性和超选择性栓塞的止血和复发率相近,但超选择性栓塞大大提高治疗成功率并降低并发症发生率。目前一般为超选择性栓塞。咯血体动脉的栓塞一般采用末梢 + 主干栓塞,即先应用各种末梢性栓塞剂进行末梢栓塞,然后应用各种主干性栓塞剂进行主干栓塞;既达到即刻止血的效果,同时降低复发率和延长复发时间。也可以两种或三种栓塞材料进行三明治样栓塞,如:PVA+ 明胶海绵颗粒 + 明胶海绵条。不建议弹簧圈应用于主干性栓塞,因其可导致血管再通后再次栓塞困难,以及血管闭塞后广泛侧支形成导致再次栓塞困难。

经肺动脉栓塞术:一般经股静脉入路,置入合适的血管鞘进行栓塞术。如遇下腔静脉滤器植入后、右心房异常增大和下肢静脉血栓等特殊情况,也可选择肘静脉、颈静脉和锁骨下静脉入路。但上入路在患者发生咯血时会增加污染机会。一般情况下,可先置入 5~6F/90cm 血管长鞘或各型导引导管至 PA 干或主 PA,以便于保证栓塞导管的稳定和避免反复进出右心导致的各种严重并发症。PA 的走行复杂,在不同部位的 PA 可选用不同的造影导管。右上、中、下肺 PA(除背段)和左舌段、下叶 PA(除背段):以弧度较小的单弧和多弧导管为主,如 NIH、MPA 和 Headhunter 1 等。左上 PA:可选用弧度较大的单弧和多弧导管,如 RIM、RDC 和 JB 1。下叶背段 PA:可选用弧度较大的多弧导管和宽度较小的反弧导管:JB 2、VS 和 Mikaelsson 等。栓塞材料主要为弹簧圈、液体胶(NBCA 和 Onyx 胶)和覆膜支架。位于亚段及远端的周围型 PAPA 可应用弹簧圈或液体胶直接栓塞供血血管或同时栓塞瘤体,对肺功能的影响不大。位于肺段的周围型 PAPA 可用弹簧圈或液体胶栓塞瘤体,尽量保护肺功能。位于叶及近端的中央型 PAPA 可用电解式可脱性弹簧圈栓塞瘤体,宽颈 PAPA 必要时可植入支架辅助栓塞;也可应用自膨或球扩式覆膜支架封闭动脉瘤。

4. 并发症及处理

(1)常规并发症:低热、胸闷、胸痛、吞咽异物感和打嗝等,为常规的栓塞后综合征和 BA、NBSA 栓塞后致纵隔、食管和隔肌等缺血有关。一般无效特殊处理,1~3 周即可自愈。

（2）脊髓损伤：予以扩血管、神经营养和高压氧舱治疗；部分可恢复者，加强肢体的锻炼。栓塞时，认识和避开脊髓动脉仍是防止这类严重并发症最重要的措施。

（3）经肺动脉操作时，可致各种心律失常。轻度的反应可调整右心器材的位置，将器材和心室壁的接触分离；严重者撤出心室内器材并行药物治疗，无效者行电复率。

（4）其他严重并发症：①术后呼吸衰竭：为 BA 和诸多 NBSA 众多血管同时栓塞，导致纵隔缺血、呼吸肌（主要为膈肌）功能受影响所致，特别是合并本身肺功能有限者。因此同侧胸廓内动脉和膈下动脉尽量避免进行末梢性栓塞；②严重异位栓塞：BA 和主动脉分支可以出现诸多异常吻合，栓塞可导致颅内后交通系统和冠状动脉栓塞。因此需仔细观察体动脉造影，观察是否有 BA 和锁骨下动脉、头臂干或冠状动脉有异常吻合。

5. 疗效评价　患者术后是否即刻止血，需观察是否仍有活动性咯血。一般大咯血患者 1~2 周仍有咯暗红色陈旧性血。复发为再次咯血的出血量大于前次咯血 50% 以上。无效则为术后仍有活动性咯血，需要考虑是否漏栓。肺曲菌球、非结核分枝杆菌病和特发性肺动脉高压导致的咯血体动脉栓塞术往往效果不佳，同时容易复发。此类疾病可能导致末梢肺动脉出血，但并不形成明显的 PAPA，因此出血的靶血管较难判断。

积极进行基础疾病的治疗，如抗结核、抗感染和抗肿瘤等。对于隐源性咯血，特别是长期吸烟导致的隐源性咯血患者，1~2 年内的胸部 CT 随访是有必要的，需排除早期中央型肺癌。

因 EVE 是微创、重复性强的治疗手段，复发咯血可以重复、多次进行栓塞治疗。最近有研究表明应用 NBCA 作为栓塞剂可明显降低支气管扩张症导致咯血的复发率。对于咯血复发患者，最常见的复发原因是原栓塞血管再通，但也有可能出现肺动脉出血。再次栓塞前需再次进行 CTA 检查观察肺内血管情况，特别是短期内出现复发者。

（江　森）

【参考文献】

1. Yoon W, Kim JK, Kim YH, et al. Bronchial and nonbronchial systemic artery embolization for life-threatening hemoptysis: a comprehensive review. Radiographics, 2002, 22（6）: 1395-1409

2. Bruzzi JF, Remy-Jardin M, Delhaye D, et al. Multi-detector row CT of hemoptysis. Radiographics, 2006, 26（1）: 3-22

3. Hartmann IJ, Remy-Jardin M, Menchini L, et al. Ectopic origin of bronchial arteries: assessment with multidetector helical CT angiography. Eur Radiol, 2007, 17（8）: 1943-1953

4. 江森, 朱晓华, 孙兮文, 等. 非支气管性体动脉引起咯血的发病情况及介入栓塞疗效分析. 中华放射学杂志, 2009, 43（6）: 629-633

5. Jiang S, Sun XW, Yu D, et al. Endovascular embolization of bronchial artery originating

from the upper portion of aortic arch in patients with massive hemoptysis. Cardiovasc Intervent Radiol, 2014, 37（1）: 94-100

6. Shin S, Shin TB, Choi H, et al. Peripheral pulmonary arterial pseudoaneurysms: therapeutic implications of endovascular treatment and angiographic classifications. Radiology, 2010, 256（2）: 656-664

7. 江森, 孙希文, 史景云, 等. 经肺动脉血管内栓塞治疗难治性大咯血. 中华放射学杂志, 2010, 44（8）: 863-866

8. 江森, 孙希文, 虞栋, 等. Rasmussen 动脉瘤的影像学诊断和血管内栓塞治疗. 中华放射学杂志, 2012, 46（11）: 1032-1034

9. 江森, 史宏彰, 孙希文, 等. 长期吸烟者隐原性大咯血的血管内栓塞治疗. 中华放射学杂志, 2011, 45（12）: 1119-1202

10. Jiang S, Shi JY, Zhu XH, et al. Endovascular embolization of the complete type of anomalous systemic arterial supply to normal basal lung segments: a report of four cases and literature review. Chest, 2011, 139（6）: 1506-1513

第四节　主动脉夹层

【概述】

主动脉夹层是指主动脉腔内的血液从主动脉内膜撕裂口进入主动脉中膜, 使中膜分离, 并沿主动脉长轴方向扩展, 从而造成主动脉真、假两腔分离的一种病理改变, 该病于 1761 年由 Morgani 首次报道。现在普遍认识到, 主动脉夹层是极为严重的心血管突发性疾病。1955 年 DeBakey 首次用切除夹层血管的两端间置入人造血管的方法, 成功地为一例主动脉夹层患者进行修复手术。1992 年, Dake 等首先使用覆膜支架隔绝术治疗 Stanford B 型主动脉夹层。国内从 20 世纪 90 年代末开始使用覆膜支架隔绝术治疗 B 型主动脉夹层。近年来, 随着腔内治疗技术的发展和成熟, 以及材料的不断改进和更新, 覆膜支架也越来越多地运用于 B 型主动脉夹层的治疗。

主动脉夹层的病因还不十分清楚, 可能与高血压、动脉粥样硬化、结缔组织疾病, 以及外伤、妊娠、先天性心血管疾病等因素相关。由于主动脉解剖及血流动力学因素, 主动脉夹层的破口通常位于升主动脉窦上或降主动脉近端（左锁骨下动脉开口以远）。因此, 目前国际上公认的主动脉夹层分型主要有 DeBakey 和 Stanford 两种（参见第二章第四节）。

主动脉夹层真正的发病率虽难以肯定, 但有日益增加趋势, 文献报道其为腹主动脉瘤破裂的 2~3 倍, 为 5/100 万 ~10/100 万, 多发生于 50~60 岁, 男女之比为 3∶1。按发病时间, 临床上分急性期（2 周以内）、亚急性期（2 周至 2 个月）和慢性期（2 个月以上）, 急性期死亡率可高达 70%,死亡的主要原因是夹层破裂、心脏压塞或肾衰等。

【临床表现】

临床表现取决于主动脉夹层的部位、范围、程度,主动脉分支受累情况,是否有夹层向外破溃并发症等。

1. 疼痛　是本病最主要和最突出的临床表现。多表现为突发性胸或胸背部持续性撕裂样或刀割样剧痛,放射到背部,特别在肩胛间区沿夹层发展方向引起胸、腹部和下肢疼痛。约 1/3~1/2 的患者伴有面色苍白、出冷汗、四肢发凉、神志改变等休克样的表现。少数夹层患者发作时不伴有疼痛,称为无痛性主动脉夹层,应当引起注意。

2. 高血压　95% 以上的夹层患者可伴有高血压,可能与主动脉弓压力感受器受累引起儿茶酚胺释放,或肾动脉阻塞引起肾缺血导致肾素 - 血管紧张素系统激活有关。

3. 夹层累及主动脉分支,可表现出相应的临床表现　累及冠状动脉,可表现为心肌缺血甚至心肌梗死;累及主动脉弓部三大分支,可引起脑部及上肢供血不足;累及肠系膜上动脉、肾动脉时,可引起肠道缺血、坏死或肾缺血、肾功能损害等表现;累及下肢供血动脉时,可出现间歇性跛行、肢体发凉、发绀、动脉搏动减弱或消失等。

4. 急性期夹层破裂主要由于血压未能有效控制,假腔无流出道或流出道不畅引起假腔持续高压所致。夹层可破入心包腔、左侧胸膜腔,引起心包填塞、左侧胸腔积血;也可破入纵隔、食管、气管内或腹腔,出现胸痛、休克、呼吸困难、呕血、咯血等表现。夹层假腔压迫喉返神经可引起声音嘶哑;压迫食管可引起吞咽困难;压迫气管可引起呼吸困难。

【诊断】

1. 胸部 X 线平片检查　可表现为主动脉弓增宽和外形改变;纵隔包块和增宽;主动脉结消失,伴气管向左移位;升主动脉和降主动脉管径比值不对称;主动脉内膜钙化斑内移等,但这些表现无特异性。

2. 超声检查　包括经胸超声心动图、经食管超声与血管内超声,可定位内膜破裂口,显示真、假腔的状态及血流、假腔内血栓情况,并可显示并发的主动脉瓣关闭不全、心包积液、胸腔积液及主动脉弓分支血管的阻塞情况等。

3. 增强 CT 检查　是诊断主动脉夹层最常用的手段,具有安全、简单、准确、经济、快速等特点。在横断面 CT 增强图像上,可显示主动脉管径增粗,管腔内可见低密度条带状影(即内膜片)分隔主动脉腔。通常真腔受压变窄,动脉早期真腔内强化明显高于假腔;而在动脉晚期,由于真腔内的对比剂排空快,因此呈现假腔密度高于真腔密度的表现。假腔内可因附壁血栓的存在而出现低密度的充盈缺损影。内膜破裂口通常位于主动脉夹层起始部的远心侧,并表现为内膜的连续性中断,真腔、假腔的血流相通等(图 4-4-1)。矢状面、冠状面及斜面重建 CT 图像可以清楚显示主动脉夹层范围、内膜瓣走行方向、内膜破裂口与邻近头臂大血管之间的位置关系,并可进行真、假腔管径的测量。

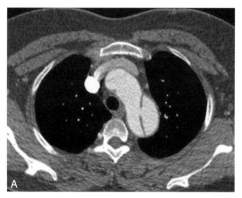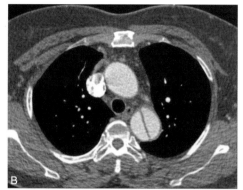

图 4-4-1　CTA 显示主动脉夹层 Stanford B 型

A. 主动脉夹层近端破口；B. 降主动脉左侧为夹层真腔、右侧为夹层假腔

4. 磁共振检查　具有多体位、多层面成像的优点，既可进行主动脉全程成像，准确鉴别内膜撕裂部位、夹层范围、识别真假腔和腔内有无血栓形成等；了解夹层是否波及头臂血管，以及受累范围和程度；了解心包或胸腔积液情况；又可清晰显示主动脉弓及其主要分支受累情况，且优于 CT 检查；但对患者体内有金属物者，如装有心脏起搏器、铁磁人工瓣膜等，则不宜行 MRI 检查。

5. 血管造影检查　通常是在腔内治疗同期进行，表现为主动脉增宽，呈双腔影，真腔受压变窄，血流快；假腔宽大，血流慢，当 X 线与内膜瓣呈切线位时，可见内膜破裂口处真腔血液流入假腔。动脉晚期可观察假腔是否有流出道、假腔是否参与重要脏器供血等。

【治疗原则】

一旦确诊主动脉夹层，不论何种分型，均应首先开展药物治疗，其目的是控制疼痛、降低血压及心室收缩速率，防止夹层进一步扩展或破裂及其他一些严重并发症的发生。

1. 内科治疗

（1）镇痛：主动脉夹层的进展与主动脉内压力变化的速率有关，疼痛本身可以加重高血压和心动过速，对主动脉夹层患者极为不利，因此须及时静注吗啡或哌替啶止痛。所用药物均应静脉或肌内注射，以便尽快发挥药效。注射时速度要慢，注意观察呼吸、神志，尽量避免呼吸抑制的发生。降低血压亦是缓解疼痛的有效方法，血压下降后，疼痛减轻或消失是夹层分离停止扩展的临床指征之一。

（2）控制血压及心率：充分控制血压是主动脉夹层内科治疗的关键，降低血压能减少血流对主动脉壁的应切力、减低心肌收缩力，特别是降低左室射血速度，可减少左室搏动性张力，能有效稳定和终止夹层的继续分离。因而，主动脉夹层患者应严格控制血压和心率，治疗目标是将收缩压降至 100~120mmHg、心率控制在 60~80 次 /min。

2. 外科治疗　对于 A 型主动脉夹层患者，由于主动脉破裂、心包填塞、心肌梗死等导致猝死的风险很高，要求急诊外科手术治疗。手术方式包括：切除包括内膜撕裂口的病变段主动脉;闭锁假腔;行人工血管移植,恢复正常血流;在内膜瓣开窗以降低假腔压力,增加真腔内血液灌注,从而缓解远端及分支缺血症状;必要时重建主动脉瓣。由于外科手术治疗主动脉夹层的并发症发生率及死亡率均较高,目前对于 B 型主动脉夹层以介入修复手术为首选治疗方式。

【介入治疗】

1994 年和 1992 年,Dake 等将腔内治疗技术分别成功应用于胸降主动脉瘤和主动脉夹层。近年来,随着腔内修复技术的发展和成熟,以及材料的不断改进和更新,覆膜支架也越来越多地运用于 B 型主动脉夹层的治疗。由于介入治疗创伤小、出血少、恢复快、死亡率低,尤其适用于高龄以及全身情况差无法耐受传统手术者,具有良好的临床应用前景。

1. 适应证 ①复杂性或有并发症的 Stanford B 型主动脉夹层,指破裂或有破裂倾向,灌注不良,难以控制的疼痛或高血压,形成动脉瘤(直径 >5.5 cm),假腔扩大趋势明显(半年 >5mm)的,具备以上任何一项的 Stanford B 型主动脉夹层即可;②非复杂性 Stanford B 型主动脉夹层,侵及腹主内脏区或者夹层在主动脉直径最大区真假腔比例 <0.7;③主动脉夹层破口在降主动脉的逆行撕裂至升主动脉和主动脉弓的 A 型主动脉夹层。对于介入治疗的时机目前尚有争论,多数学者认为急性期主动脉壁较薄,抗张力差,同时血管壁处于肿胀阶段,待肿胀消退后置入的覆膜支架易移位,建议在主动脉夹层发病 2~3 周后,主动脉壁充血水肿基本消退后,再行腔内隔绝术;而对于高血压难以控制、假腔或动脉瘤增大、破裂倾向明显以及合并脏器缺血症状的患者,可以考虑行急诊腔内隔绝术,但术中不宜在弓部进行过大操作,尤其要避免使用球囊扩张技术。

2. 禁忌证 腔内隔绝术技术及器械的进步使得过去曾经被作为禁忌的导入动脉问题、瘤颈长度问题不再是现在腔内治疗的禁忌证。腹主动脉或髂动脉的重建可解决覆膜支架导入动脉的问题;通过弓上血管重建、烟囱技术、开窗技术或分支覆膜支架技术,可解决瘤颈长度问题。肾功能不全的患者可以辅助手术前后的血透治疗。因此技术的进步使只有不能耐受微创介入治疗患者,或并存恶性肿瘤或其他疾病预期寿命已经不长的患者,才不适宜行腔内隔绝术。

3. 治疗方法

(1)麻醉及体位选择:传统腔内治疗技术需外科切口股动脉,以便导入覆膜支架输送系统,必须采用全身麻醉。自从 Proglide 血管缝合器应用于临床,使得腔内治疗亦可在局部麻醉施行。术中患者取平卧位,经右侧桡动脉穿刺监测有创血压,因为术中需要经左侧锁骨下动脉造影并且覆膜支架可能会覆盖左锁骨下动脉开口,所以左上肢不能用来监测有创动脉血压;而覆膜支架释放过程中的主动脉阻断干扰及夹层真假腔血流的不定型分布使下肢的动脉血压也不够准确。

(2)造影导管入路选择:B 型夹层近端裂口距离左锁骨下动脉开口在 4cm 以内建议选用左肱动脉穿刺插管造影,超过 4cm 的可以采用覆膜支架导入动脉造影而减少一个穿刺伤口。

（3）导入动脉的选择：选择原则是：动脉口径够大以避免导入动脉损伤导致下肢并发症、易于进入夹层真腔避免误入夹层假腔。股动脉依然是首选的导入动脉，可根据术前 CTA 结果选择髂动脉未受夹层累及且扭曲少的一侧股总动脉作为导入动脉，对于双侧髂动脉受累的病例应选择裂口小的一侧。

（4）近端锚定区的拓展：主动脉夹层近端锚定区的拓展是主动脉夹层覆膜支架隔绝术的重要进展之一，它克服了原来夹层瘤颈长度必须大于 1.5cm 的介入手术禁忌。拓展近端锚定区的方法主要包括：杂交技术、"烟囱"技术、开窗技术及分支支架技术。

1）杂交技术：即以外科手术的方法重建主动脉弓上血管以保护大脑血供。患者在全身麻醉后先行左侧椎动脉或左侧锁骨下动脉与左侧颈总动脉旁路术并结扎左锁骨下动脉近心端，然后行主动脉夹层覆膜支架隔绝术，覆膜支架的近心端放置于左颈总动脉开口与左锁骨下动脉开口之间。对于左颈总动脉与左锁骨下动脉之间的主动脉弓仍不足以锚定覆膜支架的患者，可进一步向前拓展锚定区至无名动脉于左颈总动脉之间，但在行覆膜支架隔绝术前需先行右颈总动脉 – 左颈总动脉 – 左锁骨下动脉旁路术。

2）"烟囱"技术：即平行支架技术，是指在置入主动脉覆膜支架的过程中，因锚定区不足需要有意覆盖或者不慎误堵重要分支时，在被覆盖的分支血管和主动脉间应用覆膜支架或裸支架与主动脉覆膜支架并排锚定，达到保全或挽救被覆盖分支血供的目的。其操作简单、手术时间短，实现了完全腔内化治疗，避免开放或杂交手术的创伤与风险，尤其有利于合并症多、无法耐受大手术的患者。但理论上，"烟囱"支架的存在使得与之并行的主动脉覆膜支架无法与主动脉壁完全贴附，Ⅰ型内漏的风险增高。

3）开窗技术：又分体外开窗及原位开窗，指将覆膜支架进行改良开窗，可以治疗一部分主动脉弓部夹层的患者，但如何将窗精确定位，且防止内漏是这一技术不能完全推广的原因。与"烟囱"技术相比，其难度大、操作复杂、手术时间长，但发生Ⅰ型内漏的风险较"烟囱"技术低。

4）分支支架：虽然理论上更为合理，但分支型覆膜支架需要个体化定做，目前市场上尚无法得到已经商品化的分支型覆膜支架。

（5）操作步骤

1）术前积极控制患者血压、心率，尽量维持患者循环的稳定，在覆膜支架释放时，应控制性降压至 90mmHg 左右，以防支架释放困难或移位。

2）根据不同情况，可采取全身麻醉（如传统的采用股动脉切开导入支架），或局部麻醉（如使用 Proglide 血管缝合器）。

3）左侧肱动脉或非支架导入侧股动脉穿刺，行主动脉造影，明确真假腔关系，锚定区长度，锚定区主动脉直径等。

4）支架导入侧股动脉腹股沟区皮肤切开，穿刺股动脉，预置两把 Proglide 血管缝合器，再置入导管鞘以建立支架导入通路，并交换入超硬导丝经主动脉真腔置入升主动脉。

5）将选用的覆膜支架及输送系统用肝素水冲洗，并排出其中空气。沿超硬导丝将覆膜支架输送系统送至夹层破口的近心端,在透视下释放支架,使支架的覆膜部分覆盖夹层近心端破口。

6)覆膜支架释放后再行主动脉造影,观察支架展开情况、夹层近心端破口的封堵情况以及主动脉弓重要分支的血流情况。

7)术毕退出支架释放系统,缝合支架导入侧股动脉,拔除造影导管,左侧肱动脉或非支架导入侧股动脉压迫止血(图4-4-2)。

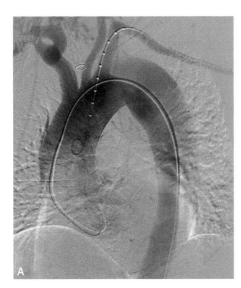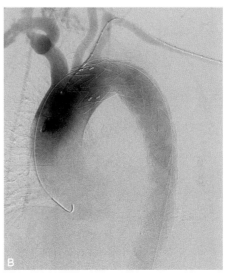

图 4-4-2　主动脉夹层(Stanford B 型)覆膜支架隔绝术
A. 主动脉造影显示为 Stanford B 型主动脉夹层,破口位于左锁骨下动脉开口以远;
B. 覆膜支架植入后主动脉造影显示支架开放良好,夹层破口被成功封堵,左锁骨下动脉血流未受影响

(6)术后处理:绝对卧床休息,严密监测血压、心率、呼吸等生命体征变化,控制收缩压在 100~120mmHg,控制心率在 60~70 次 /min。低脂饮食;稳定情绪;适量运动;术后定期复查 CTA,观察主动脉真假腔直径的变化。

4. 并发症及处理

(1)升主动脉夹层:发生率约为 1.3%,是 B 型主动脉夹层覆膜支架隔绝术后最严重的并发症之一,其最严重的结果为升主动脉夹层破裂、心包填塞而导致死亡。其可能的原因:①由于主动脉夹层的近端裂口多位于主动脉夹部,即主动脉弓 - 降主动脉交界处,此处主动脉本身有一个较大的生理弯曲,植入覆膜支架后,覆膜支架头端的金属裸支架与主动脉壁紧密接触,随着主动脉的搏动,两者会有一定程度的摩擦,可能造成新的破口导致升主动脉夹层;②覆膜支架直径选择过大,其径向张力过大,可能造成主动脉损伤;③患者自身血管壁的条件较差,如患者有结缔组织病时,其血管壁较脆弱,不能承受覆膜支架的支撑,而造成升主动脉新的破口。一旦发生升主动脉夹层,通常需要急诊外科行主动脉弓置换术。

(2)内漏:是最常见的主动脉夹层腔内治疗并发症,指覆膜支架植入后,从各种途径持续有血液反流入夹层假腔的现象。内漏分为四型：Ⅰ型内漏是指血液经覆膜支架近心端与自体主动脉壁之间的裂隙流入夹层假腔的现象。少量Ⅰ型内漏，可随访观察，较大Ⅰ型内漏的处理一般是在原覆膜支架近端再植入一段覆膜支架，以彻底隔绝内漏。Ⅱ型内漏是指覆膜支架隔绝术后血液经覆膜支架远端与自体主动脉壁之间的裂隙反流入夹层假腔的现象，Ⅱ型内漏反流量不大，可先不处理；若反流量大，则需再加一段覆膜支架将内漏隔绝封闭。Ⅲ型内漏是指从肋间地面反流入夹层假腔的现象，一般反流量较小，术后在随访观察中往往能够自闭。Ⅳ型内漏是指从覆膜支架破损处血流流入夹层假腔的现象，其处理一般是再选一段较短的且直径合适的覆膜支架将原先的破损处隔绝封闭。

（3）截瘫：发生率约为 0.8%~1.9%。主动脉夹层覆膜支架隔绝术后发生截瘫的原因是术中根髓大动脉闭塞和术中长时间低血压。故在行覆膜支架隔绝术治疗主动脉夹层时，覆膜支架应尽量避免覆盖粗大的肋间动脉，同时避免术中长时间低血压。

（4）腔内隔绝术后综合征：术后短期内患者会出现一过性 C- 反应蛋白升高，发热（常见于术后第二天起，午后发热，体温一般不超过 38.5℃），红细胞、白细胞、血小板三系轻度下降等表现。可能的原因为覆膜支架的异物反应、夹层假腔内血栓形成后的吸收、覆膜支架对血细胞的机械破坏及对比剂和 X- 线辐射的影响等。一般在消炎镇痛类药物对症处理后可缓解。

5. 疗效评价 与外科开胸手术相比，主动脉夹层覆膜支架隔绝术具有微创的优点，治疗效果确切，并发症少、术后恢复快，术后只需服用降血压药控制血压即可达到较为满意的生活状态。覆膜支架隔绝术治疗主动脉夹层的临床疗效评价标准并不十分明确，一般而言，治疗成功的早期标志为术后即刻造影主动脉夹层近端破口封闭，夹层假腔不显影；中期成功的标志为术后数月 CT 显示夹层假腔血栓形成甚至机化；晚期成功的标志为主动脉重新塑形，夹层假腔消失，主动脉管径恢复正常。覆膜支架隔绝术与内科保守治疗 Standford B 型主动脉夹层相比，其主动脉相关的远期不良事件及死亡率均低于内科保守治疗；而与传统手术治疗 Standford B 型主动脉夹层在远期疗效的比较还有待于进一步随访观察。

（周春高　向述天）

【参考文献】

1. 施海彬 . 介入放射诊疗策略 . 北京：科学出版社，2008

2. 蒋米尔，张培华 . 临床血管外科学 . 第 3 版 . 北京：科学出版社，2011

3. 中华医学会外科学分会血管外科组 . 主动脉夹层腔内治疗指南 . 中国实用外科杂志，2008，28（11）：909-912

4. Gallitto E, Gargiulo M, Freyrie A, et al. Fenestrated and branched endograft after previous aortic repair. Ann VascSurg, 2016, 32：119-127

5. Bosiers MJ, Donas KP, Mangialardi N, et al. European multi-center registry for the performance of the chimney/snorkel technique in the treatment of aortic arch pathologic conditions. Ann ThoracSurg, 2016, 101（6）: 2224-2230

6. Michel M, Becquemin JP, Clement MC, et al. Editor's choice thirty day outcomes and costs of fenestrated and branched stent grafts versus open repair for complex aortic aneurysms. Eur J VascEndovascSurg, 2015, 50（2）: 189-196

7. Barbante M, Sobocinski J, Maurel B, et al. Fenestrated endo-grafting after bare metal dissection stent implantation. J EndovascTher, 2015, 22（2）: 207-211

8. Qin YL, Wang F, Li TX, et al. Endovascular Repair Compared With Medical Management of Patients With Uncomplicated Type B Acute Aortic Dissection. J Am CollCardiol, 2016, 67（24）: 2835-2842

9. Erbel R, Aboyans V, Boileau C, et al. 2014 ESC Guidelines on the diagnosis and treatment of aortic diseases. Kardiol Pol, 2014, 72（12）: 1169-1252

第五节　胃肠道大出血

【概述】

胃肠道出血为消化道出血的一部分,从解剖位置可分为上消化道出血及下消化道出血。按发生部位,可分为消化道管腔内出血和管腔外出血两大类,两者临床表现差别较大,诊断方法不同,处理方案也有差异。管腔内出血占绝大多数,即临床所指的消化道出血,以溃疡、憩室、肿瘤引起为主。管腔外出血指分布在管腔外的动脉,因手术、外伤、胰腺炎、肿瘤等损伤至动脉破裂,或形成假性动脉瘤导致腹腔大出血。按出血原因,可分为门脉高压性与非门脉高压性出血,本节仅涉及非门脉高压性出血。

介入治疗是在数字减影血管造影下,明确出血部位、原因、程度基础上进行的,主要的介入治疗方法有:经导管持续灌注血管收缩剂;栓塞出血动脉即动脉栓塞术。

【临床表现】

胃肠道动脉性出血分为上消化道出血及下消化道出血。上消化道出血表现为呕血,下消化道出血表现为黑便或血便,但也有许多例外情况。如患者消化道出血的速度较慢即便出血量很大也仅表现为黑便,反之,如出血凶猛或出血部位远端有肠梗阻等因素,则空肠中、上段出血也可表现为呕血。临床上,上消化道出血远较下消化道出血多见。

上消化道出血主要由胃十二指肠球部溃疡所致,部分因出血性胃炎、胃癌所致。临床上出血量较大或出血速度较快时以呕血为主,呕血之后必然伴有黑便。

同时应详细追问病史,消化性溃疡进食和服用制酸药物可缓解上腹部疼痛,或曾行内镜或 X 线检查证实有溃疡病史;进行性体重下降和厌食应考虑消化道肿瘤;出血性胃炎可否服用破坏胃屏障和损伤胃黏膜药物,如阿司匹林等非甾体类和固醇类抗炎药物,也易发生在严重创伤、大手术、重度感染和休克等应激状态时(应激性溃疡)。

下消化道出血可表现为血便或黑便、慢性贫血等。下消化道出血的常见原因为血管畸形、溃疡性结肠炎、肿瘤病变、息肉、憩室、动脉瘤等。患者症状不明显,可表现为反复发作的腹痛和肠道出血;肿瘤患者主要为腹痛,可伴有腹泻、食欲缺乏等,出血主要为间断性的柏油样便或血便,甚至大量血便,长期反复小量出血可表现为慢性贫血。

【诊断】

典型的呕血、黑便甚至血便,诊断消化道出血明确。结合内镜、X 线、CT 增强表现,一般可明确出血性质、部位。血管造影为胃肠道出血诊断金标准,但出血量较少时、或出血间隙期,造影可能为阴性结果。

1. 血常规检查 需行血红蛋白、红细胞计数、血细胞比容、中性粒细胞计数;凝血功能(血小板计数、凝血酶原时间、部分凝血激酶时间);血液生化(血尿素氮;血尿素氮/血肌酐比值大于 25:1,可能提示出血来自上消化道)。消化道出血丧失的是全血,在呕血和黑便后,血红蛋白浓度、血细胞比容、红细胞计数的变化不会立即反映出来。血小板计数在活动性出血 1h 后开始升高,白细胞计数在 2~5h 增多。3/4 的上消化道大出血患者,数小时后血中尿素氮常可升高 >11.9mmol/L,可能与血液在消化道中分解产物吸收和低血压引起尿素氮清除率下降有关。

2. 内镜 大多数消化道出血诊断的首选方法。早期诊断的阳性率可达 80%~90%,可以明确部分出血性质,部位,是否合并多发出血点,可确切地区别真正出血部位。检查前以冷生理盐水洗胃可改善内镜视野,提高诊断准确率。

3. 增强 CT CT 增强有高度敏感性,可以发现胃肠道内少量出血残留于胃肠道内,同时可以发现胃肠道血管性病变及肿瘤性病变。

4. ECT 常用静脉注射 ^{99m} 锝标记的红细胞,行全腹部扫描,出血速度达 0.05~0.1ml/min,核素就能聚集在血管溢出部位显影,对确定胃肠道出血相当敏感,但定位的精确性不高,常作为动脉造影前的筛选手段。

5. 血管造影 血管造影检查选择性及超选择性腹腔动脉、肠系膜上动脉、肠系膜下动脉及分支造影急性胃肠道出血,出血速度每分钟大于 0.5ml 以上者,术中可发现造影剂外溢——出血的直接征象,并可发现血管畸形或肿瘤血管染色征象,作为急诊手术前定位诊断有很重要意义。

【治疗原则】

确定有呕血和黑便患者,都应视为紧急情况处理,不管出血原因如何,对严重的消化道出血患者,应遵循下列基本处置原则。

1. 消化道出血患者,应立即建立静脉通道,最好能建立两条通道,一条为深静脉通道,便于监测中心静脉压。同时进行血型鉴定,交叉配血,备足全血或袋装红细胞。除输入电解质溶液外,还应输入以全血为主的胶体溶液。大量输入平衡盐溶液,使血液稀释,有利于改善微循环。

2. 消化性溃疡出血患者,给予抑酸药物。H_2受体拮抗剂(西咪替丁、雷尼替丁、法莫替丁等)和质子泵抑制剂(奥美拉唑、兰索拉唑、泮托拉唑等);也可用冷生理盐水或去甲肾上腺素生理盐水反复洗胃,也可注入凝血酶等止血药物。中等量出血患者,可行内镜检查,进一步明确出血部位,同时可行电凝、激光、微波治疗。如明确出血原因,内镜治疗效果不好,可立即行介入栓塞出血血管治疗(图 4-5-1)。如上述方法仍不能止血,待血压、脉搏有所恢复后,尽早手术切除病变。

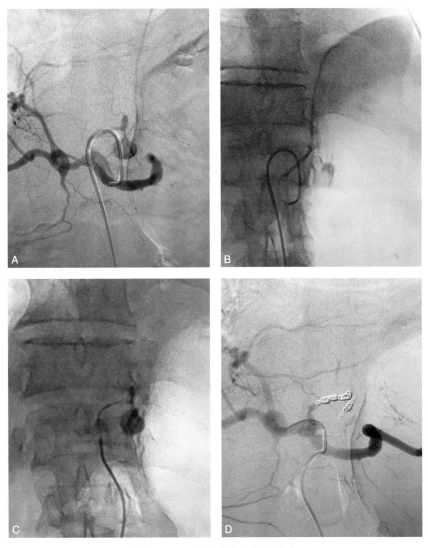

图 4-5-1　胃溃疡出血栓塞治疗

女性,76 岁,反复呕血 2 天,A. 腹腔干造影见胃体部假性动脉瘤并出血;B. 微导管超选进入左膈动脉提示参与供血;C. 微导管超选胃左动脉证实为主要供血血管;D. 微弹簧圈栓塞左膈动脉及胃左动脉后,假性动脉瘤未再次显示,出血停止

3. 出血性胃炎,大多可用非手术治疗止血。药物治疗与消化性溃疡出血基本相同。介入治疗可将导管超选择插入出血动脉,持续灌注血管加压素,速度为每分钟0.2~0.4U,持续12~24h。如效果不好,可行栓塞术或胃大部切除术。

4. 胆道出血患者,应行腹腔干、胃十二指肠动脉、肝动脉造影,明确出血血管,将微导管超选择送至近出血部位,用栓塞颗粒、弹簧圈等永久栓塞剂行栓塞治疗,效果较确切(图4-5-2)。如能明确出血是来自肝动脉胆管瘘,尽量靠近病灶部位结扎肝动脉,大部分可以止住出血。

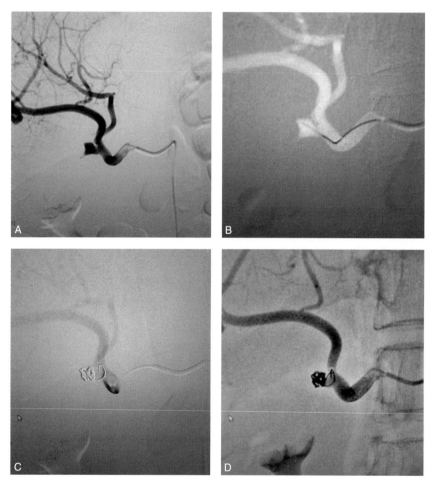

图4-5-2 胆道出血栓塞治疗

男性,58岁,胆道手术后反复便血4天,A. 肝动脉造影,见肝动脉假性动脉瘤形成;B. 微导管出血进入假性动脉瘤腔内;C. 用微弹簧圈行栓塞术;D. 栓塞后,假性动脉瘤未再次显示,弹簧圈部分于肝动脉内,肝动脉主干血流稍受影响;栓塞成功,便血停止

5. 小肠及结肠出血与上消化道出血处理原则基本相同,血管造影能明确出血部位,可行灌注止血药物及栓塞止血(图4-5-3)。由肿瘤和憩室引起的出血,应及早手术切除。

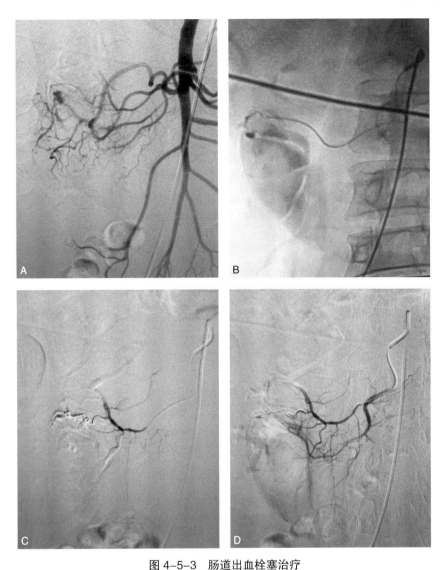

图 4-5-3　肠道出血栓塞治疗

男,56 岁,便血 2 天,A. 肠系膜上动脉造影,见空肠动脉出血;B. 微导管超选进入出血分支血管;
C. 弹簧圈栓塞,出血停止;D. 主干造影,栓塞完全,未见侧支血管出血

【介入治疗】

消化道出血是临床工作中常见的急重症,以往对消化道出血的处理是内外科治疗,自70 年代以来,随着介入放射学的兴起和发展,介入治疗已逐步成为消化道出血的第三大治疗手段。而且由于介入治疗具有损伤小、适应证广、并发症少、疗效确切等特点,已越来越广泛地用于消化道出血的治疗。选择性或超选择性血管造影是诊断消化道动脉性出血的最确切手段,它既可为外科手术治疗提供准确的出血部位,也是实施介入治疗必不可少的前提。一般认为,如果出血量在 0.5ml/min 以上,血管造影时就可见到造影剂外溢征象。消化道动脉性出血的介入治疗主要有:①经导管持续灌注血管收缩剂即持续动脉注射法;②用栓塞

剂栓塞出血动脉即动脉栓塞疗法。

1. 适应证 各种消化道疾病引起的出血,经内科保守治疗效果不好或无效者;急性消化道大出血,部位不明、病因不详、患者条件暂时不宜行外科手术治疗者;患者病情危重而属于手术禁忌证者。

2. 禁忌证 已出现休克患者急需急诊手术的危重患者;患者有重症感染;凝血功能明显异常;有严重心、肺功能异常者。

3. 治疗方法 经股动脉穿刺插管,将导管送至腹主动脉行非选择性动脉造影。根据临床表现及内镜等结果,常用肝动脉导管、胃左动脉导管、眼镜蛇导管、YASIRO 导管及微导管行选择性或超选择性动脉造影。如怀疑胃出血,应检查胃左动脉、胃右动脉、胃网膜右动脉、胃网膜左动脉及膈动脉;如怀疑为十二指肠出血,则应检查胃十二指肠动脉、肠系膜上动脉;如怀疑小肠出血,应检查肠系膜上动脉和腹腔动脉;左半结肠出血应检查肠系膜下动脉;直肠和肛门应检查肠系膜下动脉和双侧髂内动脉。

直接征象为造影剂外溢于空腔脏器内,并经久不散。其显示量与单位时间出血量有关,出血量大可见明显对比剂溢出,随着时间延长,外溢对比剂增多,并向周围肠管、胆管弥散,甚至勾勒出部分胆管肠管轮廓。量小者对比剂外溢为小点状影,需仔细观察,并需行超选择性插管造影方可确认。间接征象血管畸形,粗细不均,静脉提前早显,造影剂聚集成血管湖。局部血管密集、粗细不均,小静脉及毛细血管迂曲、扩张、肿瘤血管、肿瘤染色、动脉瘤形成等。下消化道出血间接表现:血管造影表现血管不同程度异常分布,其中血管畸形表现为动脉期肠壁静脉早期充盈及异常血管丛,肠壁内密度增高,静脉期仍见扩张迂曲之静脉;平滑肌瘤除显示丰富的肿瘤血管外,部分可见引流静脉提前显示;溃疡性结肠炎和克罗恩病表现为病变肠段细小网状血管分布。

(1)经导管持续灌注血管收缩剂即持续动脉注射法:持续性动脉注射疗法中血管加压素是血管收缩剂的代表性药物。通常以 0.2~0.4U/min 速度经导管持续注射,一般注射24~48h。疑再出血者可行动脉栓塞治疗。临床治疗经验表明,此种方法是大多数出血性胃炎和应激性溃疡出血病人的首选治疗方法。国外报道有效率为 50%~85%。治疗期间,应注意观察患者有无心肌缺血和心律失常。注意护理好导管鞘和留置的导管,患肢制动,防止发生穿刺部位出血、血肿形成。留置导尿管,并记录 24h 尿量。

(2)用栓塞剂阻塞出血动脉即动脉栓塞疗法:其作用机制主要是利用栓塞剂的机械性闭塞作用以及继发形成血栓来达到止血目的。常用栓塞剂包括:自体凝血块、明胶海绵、不锈钢圈、聚乙烯醇、无水乙醇及组织胶等,其中明胶海绵和不锈钢圈最常用。需注意以下几点:①根据诊断性造影来明确病变部位、性质、血管走行及侧支血管情况,应做选择性及超选择性造影,以此来选择栓塞剂的种类及大小;②溃疡、出血性胃肠炎和憩室等,应选择明胶海绵栓塞,一方面控制急性出血,另一方面最大程度保留器官的功能;肿瘤、血管畸形等则可选择聚乙烯醇和弹簧圈等永久性栓塞剂;③对于空、回肠及结肠出血的栓塞部位及栓塞剂的用量要慎重选择,可在第一、二级分支处栓塞,不应强调末端栓塞,使弓状吻合支保持通畅,以免肠管缺血、坏死;④消化道血供及侧支丰富,再发出血概率大,栓塞结束后一定要观察一段时间,再次造影证实出血完全停止后再拔管;⑤肝脏假性动脉瘤栓塞时,应分别栓塞载瘤动脉破口的近、远端,以防止再出血,是否栓塞成功主要看栓塞后有无对比剂外溢、有无异常染色区,有无异常迂曲血管或畸形血管,尽量用永久栓塞剂;⑥应用明胶海绵栓塞时,应根据靶血管粗细大小选择合适的明胶海绵颗粒,颗粒过大容易造成血管复通而栓塞失败,颗粒过小容易导致栓塞末梢血管而造成组织坏死。

4. 并发症及处理

(1)血管加压素可引起全身和局部的副作用,表现为痉挛性腹痛、腹泻、难以控制的排大便。可通过减少药量、减慢灌注速度处理,如无效或疼痛进一步加重,可复查造影,根据造影情况是否继续灌注或停止灌注,停止灌注后 10~20min 症状即得到缓解,无需特殊处理。部分表现为高血压、心律失常,应减少药量,必要时停止灌注治疗。

(2)栓塞治疗的主要并发症是胃肠道缺血至胃肠道坏死、异位栓塞(如脊髓动脉、下肢动脉等)、血管痉挛等。胃肠道缺血坏死为严重并发症,术中仔细观察造影图像,辨清血管解剖,尽量超选择插管,减少栓塞血管;少量 PVA 颗粒栓塞肠道动脉的动物实验表明,栓塞颗粒越细小,越容易发生肠坏死,而颗粒在 590~1000μm 则无坏死出现,原因是大颗粒使局部血流减慢,但却不闭塞局部侧支循环,从而减少了栓塞后发生肠缺血坏死的可能。术后仔细观察患者有无急腹症表现,一旦明确缺血坏死,急诊行外科开腹切除坏死胃肠道。血管操作术后严重的动脉痉挛可能发生继发性的肠系膜血管灌注减少,可行持续动脉内灌注罂粟碱以解除痉挛。微导管超选择插管,一般可以避免下肢及脊髓血管的异位栓塞。

5. 疗效评价　经导管持续灌注血管收缩剂是大多数出血性胃炎、应激性溃疡及广泛性肠道出血患者的首选治疗方法,国外报道有效率为 50%~85%,复发率为 20%。动脉栓塞治疗广泛应用于消化道出血的治疗,适应证为消化性溃疡、动脉瘤、血管畸形和肿瘤性出血等。胃肠道出血的介入栓塞治疗是一种简便、有效和微创的治疗方法,尤其是在急性消化道出血诊疗中具有明显的优越性。超选择性插管至供血动脉内栓塞治疗,可即刻有效止血,创伤性小,效果明显,是危急情况下实用有效的方法,尤其适用于年老体弱,不易手术的患者,总有效率可达 90% 以上,部分再出血患者为侧支血管开放,可再次行栓塞治疗。

(余永忠)

【参考文献】

1. 李麟荪,贺能树,邹英华,等.介入放射学基础与方法.北京:人民卫生出版社,2005

2. 佟小强,杨敏,王健,等.超选择动脉栓塞术治疗动脉性消化道出血.介入放射学杂志,2008,17(10):732-734

3. 周汝明,邱水波,刘闽华,等.消化道出血的 DSA 诊断和栓塞治疗.中华放射学杂志,2006,40(10):1086-1088

4. Belli AM, Markose G, Morgan R. The role of interventional radiology in the management of abdominal visceral artery aneurysms. Cardiov & Intervent Radiol, 2012, 35(2):234-243

5. Chen Y T, Sun H L, Luo J H, et al. Interventional digital subtraction angiography for small bowel gastrointestinal stromal tumors with bleeding. World J of Gastroent, 2014, 20（47）：17955–17961

6. Gutzeit A, Froehlich J M, Roos J E, et al. ECG–Triggered Non–Contrast–Enhanced MR Angiography（TRANCE）versus Digital Subtraction Angiography（DSA）in patients with peripheral arterial occlusive disease of the lower extremities. Internat J of Med Radiol, 2011, 21（9）：1979–1987

7. Li T F, Duan X H, Li Z, et al. Endovascular embolization for managing anastomotic bleeding after stapled digestive tract anastomosis. Acta Radiologica, 2015（11）：1368–1372

8. Marynissen T, Maleux G, Heye S, et al. Transcatheter arterial embolization for iatrogenic hemobilia is a safe and effective procedure：case series and review of the literature. Eur J of Gastroent & Hepat, 2012, 24（8）：905–909

9. Urbano J, Manuel C J, Franco A, et al. Selective arterial embolization with ethylene–vinyl alcohol copolymer for control of massive lower gastrointestinal bleeding：feasibility and initial experience. J of Vasc & Interv Radiol, 2014, 25（6）：839–846

10. Zhou C G, Shi H B, Liu S, et al. Transarterial embolization for massive gastrointestinal hemorrhage following abdominal surgery. World J of Gastroent, 2013, 19（40）：6869–6875

第六节　门脉高压性出血

【概述】

门静脉高压（portal hypertension, PH）是指由于门静脉血流受阻或血流量异常增多，而致门静脉系统内压力升高，引起食管、胃底静脉曲张破裂，导致上消化道大出血，为危及生命的临床急诊。尽管目前的诊断、治疗技术较以往有大幅提高，静脉曲张性出血6周内的死亡率仍达到了20%。

门静脉高压可分为肝外源性和肝内源性，肝外源性的门脉高压，通常指区域性门脉高压，如胰腺的囊肿或肿瘤的压迫，导致脾静脉回流障碍，引起局部的区域性的门静脉系统高压。而肝内源性门脉高压，是肝脏相关疾病所致，又分为肝窦前性、肝窦性和肝窦后性。在所有门静脉高压的病因中，肝硬化是导致门静脉高压的最主要因素。正常门静脉压力在5~7mmHg，当超过12mmHg时，就可以引起食管黏膜下的静脉曲张。在急性静脉性上消化道出血中，70%是由于食管静脉曲张破裂所致，其余为胃底静脉曲张。静脉曲张性出血如果没有得到积极的治疗和预防，两年内再出血的风险率达到65%。而引起出血死亡的主要原因是出血不能控制或早期复发性出血、肝功能衰竭、败血症等。而积极控制曲张静脉的出血，急诊治疗尤为重要。

由曲张静脉破裂引发出血患者，急诊科、消化内科、介入科、胃肠外科、肝病科都是可能涉及治疗的临床学科。治疗门静脉高压性出血的方法有内科药物治疗、急诊内镜套扎或硬化剂治疗、介入的经颈静脉肝内门体静脉分流（transjugular intrahepatic portosystemic shunts，TIPS）、经皮经肝曲张静脉栓塞（percutaneous transhepatic variceal embolization，PTVE）或球囊导管闭塞下逆行性静脉栓塞（balloon-occluded retrograde transvenous obliteration，BRTO）以及外科的食管胃底冠状静脉的断流手术，均是急性门静脉高压性上消化道出血的救治手段。而本节内容中，具体讨论门静脉高压性上消化道出血的介入治疗方法。

【临床表现】

门静脉高压引起的消化道出血，食管、胃底静脉曲张占了绝大多数，偶有小肠和直肠的静脉曲张出血。消化道出血的临床症状，依据出血的量和出血的速度，表现为隐匿性胃肠道出血、黑便、呕血、便血。这些症状在临床上容易被观察和识别。

当发生急性静脉性上消化道大出血时，临床表现具有以下特征。

1. 发病突然　进食质硬的食物、如厕或其他导致腹腔压力增加的动作，可能是诱发因素。

2. 大量呕血和（或）黑便　呕血为暗红色或鲜红色，伴有血块。黑便为黑色的、柏油样、恶臭的粪便，量大时为暗红色血便。

3. 周围循环衰竭的表现　头晕、心悸、口干、乏力，意味着出血量达到400ml以上；进一步出现晕厥、肢冷、皮肤苍白、血压下降等症状，提示出血量超过了700ml，而如果出血量大于1000ml，则会出现休克的表现。

4. 尿少、高钾和氮质血症等肾功能不全表现　由于失血，导致肾动脉灌注不足，引起少尿和肾性氮质血症，常伴有血钾的升高；血红蛋白在肠道内吸收也会加重氮质血症。肾功能不全尤其是慢性肝病的患者，若不能及时纠正，形成肝肾综合征，会增加门脉高压性上消化道大出血患者的救治难度。

5. 血象变化　出血早期，血红蛋白、红细胞计数可能没有变化，而随着失血量的增加，血红蛋白出现下降，血红蛋白每下降1g/L，意味着失血量增加了400ml。慢性肝病的患者，由于常伴有脾功能亢进，出现白细胞、血小板和红细胞均下降的状态。

6. 肝性脑病　由于常伴有慢性肝病的基础，在大量消化道出血，血红蛋白被分解，经肠道吸收，增加了血氨的浓度。依据病情的轻重不同，而表现出不同程度的肝性脑病症状。

7. 其他因门静脉高压引起的症状，如腹水、脾脏肿大、腹壁浅表静脉曲张等肝硬化的表现。

【诊断】

1. 急性静脉性上消化道出血，依据肝硬化的病史、出血的程度、内镜下发现食管、胃底静脉曲张的出血点，以及增强CT上多种门静脉高压的间接征象，确立诊断并不困难。增强CT上的表现：①静脉期，食管黏膜下、胃黏膜静脉曲张；②肝叶比例失调，脾脏肿大，或伴有腹水等肝硬化失代偿表现；③门静脉主干增粗，直径大于13mm，正常成人的门静脉主干直径在6~10mm；④门静脉血栓形成，周围侧支循环增多，门静脉海绵样变征象，通常见于肝硬化患者，伴有脾脏切除史；⑤动脉期，门静脉主干显影，提示有肝动脉门静脉瘘的存在。

2. 急性静脉性上消化道出血,经过内科或内镜治疗,出血是否被控制,需要作出明确诊断,这对决定是否要进行补救性 TIPS 治疗或外科干预很重要,因此,如果出现以下三项中的任意一项,均提示出血未被控制:①在药物治疗或内镜治疗后≥2h,出现呕吐新鲜血液或鼻胃管吸出超过 100ml 新鲜血液;②发生失血性休克;③未输血情况下,在任意 24h 期间,血红蛋白下降 30g/L(红细胞压积降低约 9%)。

3. 肝静脉-门静脉压力梯度(HVPG)的测量,虽然不是急性消化道出血时所需要做的检查,但是,在急性消化道出血获得控制后,如果能获得患者的 HVPG 的数据,有助于决定是否需要行二级预防 TIPS 治疗。HVPG 测量的方法,是经股静脉或右侧颈内静脉入路,将导管插入到肝右或肝中静脉,采用导管嵌入法,先将导管嵌入到肝小静脉分支,测压得到 WHVP,然后再将导管退至肝静脉靠近下腔静脉开口处(一般距下腔静脉 1~2cm)测压得到 FHVPG,两者相减,便得 HVPG;或者采用球囊导管阻断法,测量充盈球囊阻断肝静脉远端的压力和抽瘪球囊获得的肝静脉游离压力,两者相减,便得到 HVPG。

正常成人的门静脉压力为 1.27~2.35kPa,也就是 13~24cmH$_2$O。门静脉与肝静脉之间存在一个压力梯度,正常的 HVPG 是 3~5mmHg。HVPG>5mmHg,就可以确立门静脉存在高压,如果 HVPG>10mmHg,可以发生静脉曲张,是肝硬化失代偿的预测因子。而 HVPG>16mmHg,会出现静脉曲张破裂出血,当>20mmHg,则提示预后不良。

4. MELD 评分系统 肝病晚期评分系统(model for end-stage liver disease, MELD)可以用来预测患者接受 TIPS 治疗后的预后情况。MELD 评分是依据一个加权数学公式,包括了肌酐、胆红素和凝血指标的国际标准化比值(Internantional normalized ratio, INR)。

MELD 得分:$9.6 \times \log e[$肌酐(mg/dl)$]+3.8 \times \log e[$胆红素(mg/dl)$]+11.2 \times \log e($INR$)+6.4 \times ($肝硬化病因:0 如果是酒精性或胆汁性肝硬化,1 其他原因$)$。MELD 评分大于 18,提示患者的预后差,TIPS 的风险大。

【治疗原则】

门静脉高压引起的消化道出血,控制出血、维持生命体征稳定是首要的治疗目标。本书第二章第五节中列出的门静脉高压性上消化道出血急诊治疗的救治路径,可作为参考。对急性门静脉高压性上消化道出血的救治,根据病情的严重程度和进展情况,采用内科药物治疗、急诊内镜治疗、介入治疗,以及外科手术等综合治疗方法。

1. 内科药物治疗 主要针对性地纠正低血容量休克、防止胃肠道出血相关并发症(感染、电解质酸碱平衡紊乱、肝性脑病等)、有效控制出血、监护生命体征和尿量,降低门静脉压力预防再出血。

早期降低门静脉压力的有效药物,包括血管加压素、生长抑素及其人工合成的类似物。治疗的机制均为选择性使内脏动脉血管平滑肌收缩,导致腹腔局部动脉收缩,减少门静脉血流,从而降低门静脉压力。这里简单介绍两种代表性药物,奥曲肽和特利加压素的使用方法。

奥曲肽是人工合成的生长抑素类似物,首次以 50μg 静脉推注,继而以 50μg/h 静脉滴注维持,控制门静脉高压性出血的成功率可达到 84%,可连续使用 5 天,通常在 24~48h 可看到疗效。特利加压素（三甘氨酰赖氨酸血管加压素）是人工合成的血管加压素类似物，能显著降低门静脉压力和门静脉血流量，半衰期长，心血管反应少，被认为是控制门静脉高压的首选药物之一。使用方法，特利加压素 1~2mg 静脉推注，每隔 4~6h 可重复一次。维持治疗采用特利加压素 1mg 静脉注射，每 12h1 次。疗程 3~5 天，止血成功率达到 80%~85%。对生长抑素未能控制的出血，仍然有效。但是对有冠心病、高血压、心功能不全的患者，要慎用。

2. 内镜治疗　内镜治疗是急性门静脉高压性上消化道出血的主要治疗方法，不仅可以明确食管或胃底曲张静脉出血点的部位，还可以对曲张静脉的危险程度进行分级。内镜治疗的方法包括套扎和注射硬化剂和组织黏合剂。

对食管静脉曲张性出血，药物联合内镜下套扎治疗，是首选的治疗方案，成功率达到 90%。但是，对于直径大于 2cm 的粗大食管静脉曲张，疗效则差。对于胃底静脉曲张，内镜治疗多采用注射硬化剂和组织黏合剂治疗，但是疗效远不及食管静脉曲张的内镜治疗好，宜采用其他的治疗方法，如介入治疗和外科手术治疗。

3. 三腔二囊管压迫　在药物联合内镜治疗控制出血无效需行 TIPS 时，三腔二囊管压迫可起衔接作用；还适用于无急诊内镜和（或）TIPS 治疗条件下的急救止血。气囊压迫可有效地控制出血，可以使 80%~90% 的出血患者得到控制，但再出血率较高，达到 50% 以上，通常在药物联合内镜治疗失败后的 24h 内使用但不超过 72h，在此期间，根据病情，每隔 8~24h 放气一次。应争取在三腔二囊管压迫控制出血的情况下，行急诊 TIPS 治疗。

【介入治疗】

门静脉高压性上消化道出血的介入治疗，是除内镜治疗和药物治疗外的另一个非常重要且有效的治疗方法，甚至在单纯胃静脉曲张的急诊治疗中，其治疗地位优先于内镜治疗。

介入治疗的方法包括 TIPS、BRTO、PTVE 和部分脾动脉栓塞。由于其创伤小、恢复快，已经基本取代外科手术的胃冠状静脉断流和脾肾静脉分流手术。由于 TIPS 是治疗急性静脉曲张性上消化道出血的最主要方法，因此本小节着重介绍 TIPS 的相关内容。

（一）经颈静脉肝内门体静脉分流术（图 4-6-1）

1. 适应证

（1）急性静脉曲张性上消化道出血经内镜治疗后止血，但 Child-Pugh C 级评分 <14 分，72h 建议行 TIPS 治疗，称为早期 TIPS。

（2）药物治疗联合内镜治疗后未能控制的静脉曲张性上消化道出血，可以行补救性 TIPS。

（3）急性静脉性上消化道出血被控制后，采用非选择性 β 受体拮抗剂和内镜治疗防治再次出血者，采用 TIPS，临床也称为二级预防。

2. 禁忌证

（1）绝对禁忌证：严重或不能纠正的肝性脑病；严重右心功能衰竭。

（2）相对禁忌证：对碘造影剂过敏；Child-Pugh C 级 ≥14 分；有严重影响 TIPS 手术操作的不利因素：胆管堵塞明显扩张，肝脏或胰腺恶性肿瘤，门静脉系统广泛血栓海绵样变，下腔静脉或肝静脉血栓，多囊肝，肝脏体积过小，尚未控制的败血症。

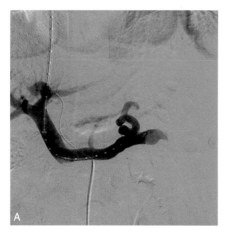
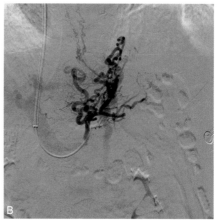
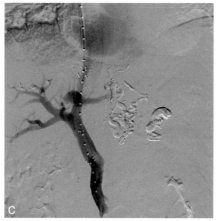

图 4-6-1 经颈静脉肝内门体静脉分流术

A. TIPS 采用穿刺套件经肝静脉穿刺门静脉成功后，置入金标猪尾巴导管至脾静脉远端行直接门静脉造影，明确门静脉解剖和曲张胃底静脉情况；B. 将导管超选择至胃底曲张静脉采用 NBCA 胶进行栓塞；C. 将肝内穿刺道行球囊扩张后，先后置入一枚直径 8mm 的覆膜支架和一枚直径 8mm 的裸支架，造影显示分流道通畅

3. 器械准备

（1）TIPS 穿刺套件：应用比较普遍的是 RUPS-100（Cook Medical, Bloomington, IN）：40cm 长，10F 导管鞘；10F 弯头扩张器，内含弯头金属支撑杆，金属支撑杆头端弯曲部分，可以塑形，增加弧度，以适应不同的穿刺角度，金属支撑杆尾端有方向导引指示装置，能够提示 10F 扩张器头端冠状位上左右选择的方向。47cm 长，5F 的直头导管，内含 0.035in 的锋利的 Trocar 穿刺针。此外，还有两种套件，分别为 10F 的 Haskal 套件和 9F 的 Ring 套件。

（2）血管成形球囊：术前扩张球囊，直径 6mm 与 8mm；术后扩张球囊，直径 8mm 与 10mm。

（3）导丝：0.035 in 的普通亲水导丝和超硬导丝。

（4）导管：5F Cobra 导管，5F 标记猪尾导管，3F 微导管。

（5）支架：覆膜支架已经成为 TIPS 手术后常规采用的分流道支架，有两种解决方案，一种是 TIPS 专用支架，VIATORR（W.L.Gore&Associates, Flgstaff, Ariz），其输送系统为 10F，支架表面的 e-PTFE 覆膜具有隔绝胆汁向 TIPS 通道渗漏的功能，支架的柔顺性和贴壁性能好,径向支撑力强,释放时支架"短缩"小。裸段与覆膜段有金色标记圆环定位,释放精准。另一种解决方案是覆膜支架加裸支架,常用的覆膜支架是巴德的 Fluency 或戈尔的 Vierban 支架,而裸支架可采用巴德、强生或 COOK 公司支架。

（6）微穿刺套件:4F 微穿刺套件,6F 的三件套(Neff, Cook)。

（7）测压装置:有条件建议使用有创压力监测仪进行测压,简易的也可采用水柱法。

4. 操作步骤

（1）穿刺路径的选择,通常有肝右静脉 – 门静脉右支、肝中静脉 – 门静脉左支、肝中静脉 – 门静脉右支、肝左静脉 – 门静脉左支等几种组合,也有采用下腔静脉 – 门静脉(DIPS)的路径。路径的选择一方面根据术者操作经验的熟悉程度,另外主要根据患者肝脏的大小,肝静脉与门静脉的解剖毗邻关系进行选择。

（2）经典 TIPS 是经右侧颈内静脉穿刺,18G 套管针或金属穿刺针,B 超引导下穿刺右侧颈内静脉,送入 150cm 长的 0.035 in 的超滑导丝(Terumo medical, Somerset, N.J),将导丝头端送入到下腔静脉,沿导丝置入 40cm 长, 10F 导管鞘进入到下腔静脉。沿导丝经 10F 导管鞘同轴送入 10F 弯头扩张器及 5F 的 Cobra 导管(Cook Medical)。将 10F 导管鞘回撤至右心房或下腔静脉近端,在肝静脉与腔静脉汇合处,导丝和 5F Cobra 导管配合,利用 10F 弯头扩张器套件的尾端方向导引,向右后方向旋转可进入肝右静脉。将导丝送入至肝右静脉深部,推进 5F Cobra 导管和 10F 弯头扩张器套件进入,撤出导丝,5F Cobra 造影证实肝右静脉后,稳定住 10F 弯头扩张器,退出 Cobra 导管,使扩张器的头端在离开肝右静脉开口处 2cm 处,旋转尾端导向装置,使扩张器的头端向门静脉右支近肝门处旋转,抵紧肝右静脉的前壁,但是又不能过度旋转,容易使弯头扩张器头端从肝右静脉滑脱到下腔静脉内。经弯头扩张器的金属内芯,送入锐利的 5F Trocar 套管针,向门静脉肝右支,快速穿刺肝实质数厘米深,退出 Trocar 针芯,5ml 注射器负压吸引 5F 套管针的导管,缓慢后撤导管,一旦抽到回血,注射对比剂,证实导管头端进入到门静脉右支,送入 0.035 in 260cm 超滑导丝,使导丝进入肠系膜上静脉或脾静脉,顺势将 10F 弯头扩张器送入到门静脉主干。经 5F 导管交换入 260cm 长、0.035 in 的超硬导丝入肠系膜上静脉或脾静脉,保持导丝在位,不能滑出,退出弯头扩张器,沿导丝送入球囊扩张门静脉分流点和肝实质及肝右静脉分流点。退出球囊导管,送入覆膜支架,完成 TIPS 分流道的构建,如果是 Fluency 支架,需要再放入另一个长度更长的裸支架,用来矫正覆膜支架的成角现象而出现"盖帽"现象。造影复查,同时对胃底冠状静脉进行栓塞治疗。

5. 并发症及处理

（1）腹腔出血:主要是由于肝包膜的穿孔或肝外门静脉穿刺,肝动脉损伤和胆道损伤也是腹腔出血的原因之一。术后监测血红蛋白的变化,能及时反映失血情况的发生,要积极的纠正,使用生长抑素静脉滴注,维持治疗,输注红细胞,补充血容量。不能等到血压不稳定才关注到腹腔出血。CT 增强扫描,对了解出血原因有帮助,如能发现有无包膜血肿等。

（2）肝性脑病:由于分流道的形成,TIPS 术后的肝性脑病可以出现的比较早。治疗方面和肝功能不全所致的肝性脑病治疗类似,如低蛋白、优质蛋白饮食,乳果糖口服或灌肠,改善肠道微环境;门冬氨酸鸟氨酸(如雅博司)静脉注射等综合治疗,如果遇到棘手病例,可以对 TIPS 的支架限流,甚至封闭分流支架。

（3）支架失效:TIPS 支架失效,通常是远期并发症,形成的原因比较多,其中肝静脉的"盖帽"现象,是由于支架的流出道因为支架与肝静脉成角,内膜增生引起流出道不畅。首先是 TIPS 的穿刺点选择接近静脉入下腔静脉口附近,支架尽量延伸出肝静脉出口,进入到下腔静脉内。治疗的办法,经颈内静脉穿刺,TIPS 途径,再次植入新的支架,或行并行 TIPS 分流。

6. 疗效评价　在常规开展 TIPS 手术的医学中心,TIPS 手术的技术成功率在 95% 以上,影响 TIPS 手术成功的因素,主要是肝脏的解剖因素、大量腹水和门静脉海绵样变。TIPS 手术的围手术期死亡率在 1% 左右。

TIPS 对急性静脉性上消化道大出血的止血成功率接近 90% 左右,利用覆膜支架开通的分流通道,1 年内再出血率只有 3%,2 年再出血的发生率大约 8%。可以通过 TIPS 分流支架的再介入,如球囊扩张、放置支架等来治疗。

TIPS 术后的预测因素中,MELD 评分系统可以较为精确的评估 TIPS 术后的死亡率。MELD 评分在 1~10 分的时候,TIPS 后 30 天的死亡率大约在 3.7%,而如果 MELD 评分大于 24 分,死亡率达到 60%。决定 MELD 评分的主要因素是患者术前的肌酐、胆红素和凝血指标。TIPS 术前的肝功能的 Child-Pugh 评分也可以作为一个预测指标,但是不够准确。最简单的预测因子是血清胆红素指标,如果总胆红素指标大于 3mg/dl,与 TIPS 后 30 天死亡率有明确的相关性。

（二）球囊导管闭塞下逆行性静脉栓塞术

门静脉高压引起的上消化道出血,70%~80% 来源于食管静脉曲张,而 20%~30% 来源于胃底静脉曲张,虽然胃静脉曲张的比例没有食管静脉曲张高,但是,胃静脉曲张的出血量大、出血复发率高,死亡率高。

门静脉高压导致的胃底冠状静脉曲张,有两种表现,治疗策略与预后不同。一种是胃底冠状静脉与食管静脉相连,曲张的静脉引流是经食管静脉进入奇静脉。另一种是胃冠状静脉孤立性扩张,且经脾静脉至肾上腺静脉回流,后一种的静脉内镜处理比较复杂,而采用 BRTO 技术可以收到很好的疗效,这一技术在日本和韩国应用更为广泛。我国缺乏合适的封堵球囊,加上 TIPS 技术日益普及,开展 BRTO 技术的单位并不普遍。这里简列了其适应证和禁忌证。

1. 适应证　①孤立性的胃静脉曲张;②特异性门静脉高压,如十二指肠静脉曲张;③门腔分流性肝性脑病;④存在胃肾或脾肾分流通道。

2. 禁忌证　①门静脉阻塞和难治性腹水,因为 BRTO 阻断了门静脉系统与腔静脉系统之间的巨大分流,可以导致门静脉的压力升高,如果存在门静脉血栓形成或海绵样变,以及门静脉高压引起的难治性腹水,BRTO 是不适宜的;②高危的食管静脉曲张,BRTO 会导致食管静脉内压力升高,引起再出血的风险。对于存在胃静脉曲张又伴有食管静脉曲张,可以在 BRTO 之前,对食管静脉曲张采用内镜下硬化治疗;③肾脏功能不全,肌酐大于 1.5mg/dl,需要注意 BRTO 的硬化剂可能造成的溶血,红细胞过多破坏,导致肾功能的损害。

（三）经皮经肝曲张静脉栓塞

食管胃底静脉曲张还可以采用 PTVE 的治疗方法,传统的 PTVE 采用无水酒精作为硬化剂,复发率高,加上 TIPS 手术的普及,渐趋淘汰。但是,新近有研究表明,改良 PTVE,采用氰基丙烯酸酯类（组织胶）的栓塞剂进行栓塞,疗效不比 TIPS 的疗效差,尤其是 MELD 评分大于 18 分的重病人。由于 PTVE 操作比 TIPS 简便,且没有肝性脑病的并发症,在门静脉高压性上消化道出血的急诊治疗中,PTVE 依旧是一种好的选择,甚至可以作为桥接治疗,及先用 PTVE 控制出血,病情稳定后,择期再行 TIPS 治疗。

（四）部分脾脏栓塞（图 4-6-2）

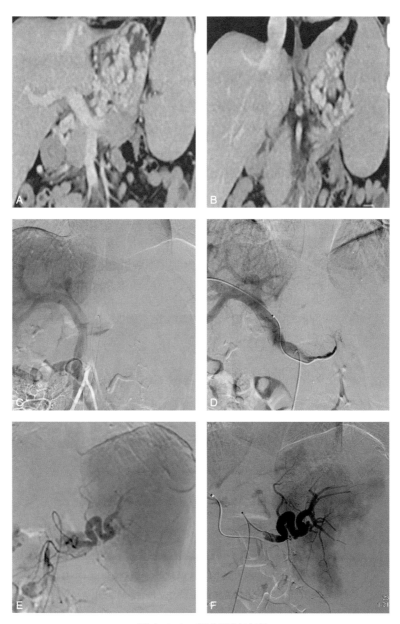

图 4-6-2　部分脾脏栓塞

A. CT 冠状位重建脾静脉近门静脉主干汇合处未见显示；B. 脾门处见脾胃之间多发曲张侧支静脉形成；C. 行间接门静脉造影显示门静脉回流通畅,未见离肝血流；D. 行经皮肝穿刺至门静脉系统后,采用导管造影证实脾静脉中段闭塞；E、F. 证实为区域性门静脉高压导致的胃出血后,行部分性脾动脉栓塞术

脾动脉栓塞治疗门静脉高压性出血,主要适用于区域性门静脉高压,由于胰腺炎症或肿瘤,脾静脉回流受阻,导致脾脏增大,脾脏的静脉回流经过胃短静脉,向冠状静脉回流,此时采用 TIPS 分流,并不能控制出血,通常需要采用脾脏切除的方法。而部分性脾脏栓塞,减少脾脏的血液回流,从而降低脾胃分流的压力,也是行之有效的方法。

（杨正强）

【参考文献】

1. Sarin SK, Kumar A, Angus PW, et al. Diagnosis and management of acute variceal bleeding: Asian Pacific Association for Study of the Liver recommendations. Hepatol Int. 2011. 5 (2): 607-624

2. Park JK, Saab S, Kee ST, et al. Balloon-Occluded Retrograde Transvenous Obliteration (BRTO) for Treatment of Gastric Varices: Review and Meta-Analysis. Dig Dis Sci. 2015. 60(6): 1543-1553

3. 中国医师协会急诊医师分会. 急性上消化道出血急诊诊治流程专家共识, 中国急救医学 2015, 35(10): 865-874

4. 中华医学会肝病学分会, 中华医学会消化病学分会, 中华医学会内镜学分会. 肝硬化门静脉高压食管胃静脉曲张出血防治指南. 临床肝胆病杂志, 2016, 32(2): 203-219

5. Sarin SK, Kumar A, Angus PW, et al. Diagnosis and management of acute variceal bleeding: Asian Pacific Association for Study of the Liver recommendations. Hepatol Int. 2011. 5 (2): 607-624

6. Park JK, Saab S, Kee ST, et al. Balloon-Occluded Retrograde Transvenous Obliteration (BRTO) for Treatment of Gastric Varices: Review and Meta-Analysis. Dig Dis Sci. 2015. 60(6): 1543-1553

7. 中国医师协会急诊医师分会. 急性上消化道出血急诊诊治流程专家共识, 中国急救医学 2015, 35(10): 865-874

8. Vaish AK, Kumar N, Jain N, et al. Cavernous transformation of portal vein a missed cause of extrahepatic portal hypertension. BMJ Case Rep. 2012. 2012

9. Brunner F, Berzigotti A, Bosch J. Prevention and treatment of variceal haemorrhage in 2017. Liver Int. 2017. 37 Suppl 1: 104-115

10. Fortune B, Garcia-Tsao G. Current Management Strategies for Acute Esophageal Variceal Hemorrhage. Curr Hepatol Rep. 2014. 13(1): 35-42

第七节　胆　道　出　血

【概述】

胆道出血是因肝胆疾病、创伤、手术或全身性因素而致的胆道系统出血,其发生率仅次于消化道溃疡、门脉高压症和急性胃黏膜糜烂等引起的上消化道出血。常见原因有:外伤、手术损伤、经皮肝穿刺胆道造影(percutaneous transhepatic cholangiography, PTC)、肝组织穿刺活检、经皮肝穿刺胆道引流(percutaneous transhepatic biliary drainage, PTBD)、肝内炎性病变、胆道炎性病变、急性胰腺炎、胆道蛔虫、胆道结石、肿瘤等。上述原因均可导致胆管与伴行血管间出现异常交通,随着两侧压力的变化而导致出血、出血停止和血块自溶、脱落而再出血。由于出血使胆道压力增高、血凝块的刺激,可有胆绞痛、黄疸和上消化道出血三联征,并可出现休克直至死亡。

【临床表现】

胆道出血的临床表现,因病因和出血量不同而异。少量出血者,仅表现为黑便及大便潜血阳性;而大量出血则可出现暗红色血便、呕血等症状,并可伴有休克。胆道大量出血的典型临床表现为三联征:①胃肠道出血(呕血、便血);②胆绞痛;③黄疸。

按病因不同可分以下两大类:

1. 外伤性、医源性胆道出血　患者多有明显的上腹部外伤史或明确的手术史,但有时亦可能因出血距外伤的时间较长,或腹部外伤程度不重,而忽略外伤史。一般在伤后或术后数小时或数天突然发生上腹部疼痛、随后呕鲜血、便血,或腹腔引流管引出鲜红血液,可伴有脉搏加快、血压下降、血红蛋白减低等出血症状;经过输血、输液等抗休克处理后,出血多能暂时停止,但相同的症状可反复发作,严重时可致重度贫血及失血性休克、死亡。

2. 感染性胆道出血　感染性胆道出血多发生在有严重的胆道感染或胆道蛔虫症的基础上,患者突然发生上腹部绞痛,随之发生上消化道大量出血,出血虽然经过处理后可以暂时停止,但经数天至两周的时间,出血又复发,由于感染及出血,患者的情况迅速严重恶化,不少患者可并发多发性胆源性肝脓肿。

【诊断】

1. 病史与症状　①有胆道感染、肝胆手术(外伤)和出血性疾病史;②发热寒战、黄疸和上腹绞痛后出现呕血、黑便,伴肩背部放射痛;③出血可自行停止,出血后上述症状即可缓解;④出血一周左右发作一次,反复出现,具有周期性;⑤出血时可有失血性休克的系列征象。

2. 体征　①贫血貌;②伴或不伴皮肤巩膜黄染;③上腹压痛、叩痛;④若出血进入腹腔则可引发肌紧张;⑤肠鸣音活跃。

3. 辅助检查

（1）实验室检查：红细胞、血红蛋白下降，白细胞及中性粒细胞数升高，大便潜血阳性。

（2）超声：提示肝内可有血肿液性暗区，若有较大血管损伤可见异常血流信号或活动性出血。

（3）CT：上腹部 CT 平扫可见部分肝内原发病灶及胆管扩张；增强 CT 则可能发现造影剂滞留、外溢等直接征象，或静脉早显等间接征象。

（4）内镜检查：有时可见血液从胆道开口流出。

（5）血管造影：可发现造影剂外溢、浓聚等直接征象，精确定位出血位置并予以处理，也可发现动静脉瘘、血管痉挛等间接出血征象。

【治疗原则】

胆道出血的处理原则主要是止血和解除梗阻。动脉造影是诊断胆道出血、确定出血部位及止血的首选方法，而剖腹探查是诊断与治疗胆道出血的最直接方法。

1. 外伤性胆道出血 在有条件的情况下，首选的方法是行肝动脉造影，明确出血动脉后可立即经导管栓塞出血血管，起到立即止血效果。在不具备动脉造影及栓塞条件，而有大量出血时，应行剖腹探查术，在控制入肝血流后，清除其中血凝块，结扎出血血管；对位置较深的血肿，可结扎该肝区动脉，当血肿较大而壁厚时，可做肝部分切除或肝叶切除。

2. 感染性胆道出血

（1）动脉造影及栓塞术是胆道出血的首选治疗方法，特别是对病情危重、手术后胆道出血的患者更应优先选择该方式。虽然此方法不能同时处理胆道病变，但对稳定患者生命体征起到决定性作用，为其原发病的治疗赢得了时间。

（2）外科手术治疗，可同时处理胆道感染及出血。目前常用的方法有：①结扎出血的肝叶肝动脉或当定位不够明确时，亦可结扎肝固有动脉；②肝叶或肝部分切除术。对于肝外胆道出血，开腹手术可以查清出血来源，若出血来自胆囊，应行胆囊切除术；若出血来自肝动脉，则应切除或结扎该破溃的肝动脉支，单纯缝合胆管黏膜面上的溃疡，一般不能达到止血目的，手术后常再破溃出血。手术可同时处理胆道病变，建立充分的胆道引流以控制感染。

【介入治疗】

由于胆道出血往往出血量大，病情危急，病死率高，内科保守治疗和传统的外科手术治疗效果欠佳。自 1963 年以来，选择性血管造影和栓塞已成为一项安全有效的诊治消化道出血的重要手段。与其他治疗如外科手术相比，具有安全、微创、止血准确、并发症少等优点。

1. 适应证 因各种外伤、感染、医源性操作等原因，造成的动脉 – 胆瘘、静脉 – 胆瘘或假性动脉瘤，是医源性胆道出血的病理基础。在经内科治疗无效的情况下，动脉造影是诊断及治疗胆道出血的首选方案。

2. 禁忌证 经动脉造影诊治胆道出血，特别是在以挽救患者生命时无绝对禁忌证。若患者处于严重失血性休克状态或严重凝血功能障碍时，应尽可能先纠正患者休克及凝血功能障碍,待患者生命体征基本平稳后再进行动脉造影。门静脉血栓导致完全闭塞侧支代偿不够的情况也视为禁忌证。

3. 治疗方法 肝动脉分支或胃十二指肠动脉分支处的假性动脉瘤破裂,是医源性胆道出血的常见原因。采用 Seldinger 技术穿刺右侧股动脉置入动脉鞘。经动脉鞘将 RH 导管,或 Cobra、Yashiro 等型号导管,选择性插管至腹腔干、肝总动脉、胃十二指肠动脉和肠系膜上动脉等血管造影。为保证造影质量,应使用高压注射器团注对比剂,明确出血的部位、程度和范围。同时可行间接门静脉造影,确定门静脉血流的通畅情况。当出血量大于 0.5ml/min 时,就可以确定病变的血管。胆道出血造影的直接表现为动脉期的对比剂外溢、动脉 – 胆道瘘征象;间接表现为假性动脉瘤。当发现出血部位后,在导丝引导下选择性插管或应用微导管超选择性插管至出血血管,再次造影确认后进行栓塞。栓塞剂可选择明胶海绵颗粒、PVA 颗粒、弹簧圈、医用胶等(图 4-7-1)。出血动脉栓塞后,再行动脉造影,若无出血征象,则可拔管、拔鞘、压迫止血。对存在凝血功能严重异常的患者,可保留血管鞘至凝血功能基本正常后再拔除导管鞘,以免穿刺点不停渗血造成巨大血肿。

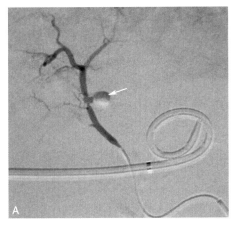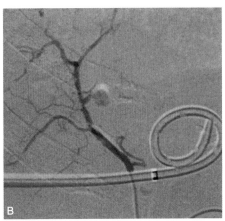

图 4-7-1 PTCD 术后反复消化道出血

A. 肝动脉造影见肝右动脉损伤致假性动脉瘤形成(箭头);B. 使用微导管超选择至假性动脉瘤开口处,注入医用胶栓塞假性动脉瘤后造影,见假性动脉瘤不显影,消化道出血停止

4. 并发症及处理

(1)栓塞后综合征:为栓塞术后最为常见的并发症,表现为疼痛、恶心、呕吐、发热等,常在 5 天内消失,通常给予解热、镇痛、抑酸、止吐等对症处理即可。

(2)感染:因胆道出血可能使血管与有菌的胆道系统联通,特别是栓塞后出血停止,部分肝组织梗死合并感染。部分病人需给予抗生素治疗。

(3)异位栓塞:异位栓塞常因栓塞材料的选择不恰当,导管尖端未到位,注射速度过快,注入量过大等。需要术者根据造影情况评估,选择适当的栓塞材料,并在注射栓塞材料的过程中通过透视随时观察栓塞程度。

5. 疗效评价 对于介入栓塞止血的疗效评价分为两部分:技术上需要达到在栓塞后出血责任动脉未再出血,临床上患者生命体征逐渐平稳,复查血常规提示血红蛋白维持稳定,未再次出现呕血、黑便,大便潜血转阴,腹痛症状改善,可认为栓塞有效、出血停止。文献报道栓塞治疗的临床成功率为 80%~100%。

(周 石)

【参考文献】

1. Gonzalez-Abraldes J, Moitinho E, Garcia-Pagan J C, et al. Selective arterial embolization for life threatening hemobilia after transjugular intrahepatic portosystemic shunt placement. J Hepatol, 2001, 34(1): 174-176

2. Srivastava D N, Sharma S, Pal S, et al. Transcatheter arterial embolization in the management of hemobilia. Abdom Imaging, 2006, 31(4): 439-448

3. Koshy C G, Eapen C E, Lakshminarayan R. Transvenous embolization to treat uncontrolled hemobilia and peritoneal bleeding after transjugular liver biopsy. Cardiovasc Intervent Radiol, 2010, 33(3): 624-626

4. Marynissen T, Maleux G, Heye S, et al. Transcatheter arterial embolization for iatrogenic hemobilia is a safe and effective procedure: case series and review of the literature. Eur J Gastroenterol Hepatol, 2012, 24(8): 905-909

5. Boecxstaens V, Heye S, Maleux G, et al. Spontaneous life-threatening hemobilia during acute liver failure successfully treated with transarterial embolization. JBR-BTR, 2014, 97(6): 361-363

6. Feng W, Yue D, Zaiming L, et al. Iatrogenic hemobilia: imaging features and management with transcatheter arterial embolization in 30 patients. Diagn Interv Radiol, 2016, 22(4): 371-377

7. 温锋,卢再鸣,孙巍,等. 医源性胆道出血的血管造影表现和介入治疗. 介入放射学杂志, 2012, 21(01): 23-26

8. 李海涛,解皓,窦剑,等. 选择性动脉栓塞治疗胆道术后动脉出血的疗效分析. 介入放射学杂志, 2010, 19(07): 572-574

第八节 产科大出血

【概述】

产科出血是常见的临床急诊,包括先兆流产、瘢痕妊娠以及产时或产后的阴道出血。对于产后出血(postpartum hemorrhage, PPH),在保守治疗无效的情况下,可采用选择性经导管动脉栓塞(transcatheter arterial embolization, TAE)治疗。对于产时出血,特别是由于凶险性前置胎盘导致出血量大、手术风险高的情况,利用介入技术进行辅助,采用髂内动脉或腹主动脉球囊临时阻断,辅助产科医生进行剖宫产,可以减少或预防产时大出血,降低子宫切除率。由于产时和产后出血是急诊介入最常见、最迫切需要干预的情况,因此,本节重点探讨产时和产后出血的介入治疗。

【临床表现】

原发性 PPH 的临床表现为分娩后 24h 内出现的持续阴道流血、失血过多及失血引起的并发症如贫血、休克等症状,通常和宫缩乏力、生殖道裂伤、胎盘滞留有关。而发生在分娩后24h 以上,12 周内的阴道持续出血,则为继发性的 PPH,常与胎盘植入及胎盘滞留有关。

产时大出血多与胎盘异常的高危妊娠相关,需要提前做好准备。在妊娠后期的产前检查过程中,B 超或磁共振可发现胎盘异常,包括广泛前置胎盘,侵袭性胎盘,后者根据侵袭的深度,分为胎盘粘连、胎盘植入和胎盘穿透三种不同病理类型。而凶险型前置胎盘,胎盘既有前置,又伴有侵袭。多见于有宫腔手术史或剖宫产手术史,胎盘附着在原来的子宫瘢痕处(图 4-8-1)。

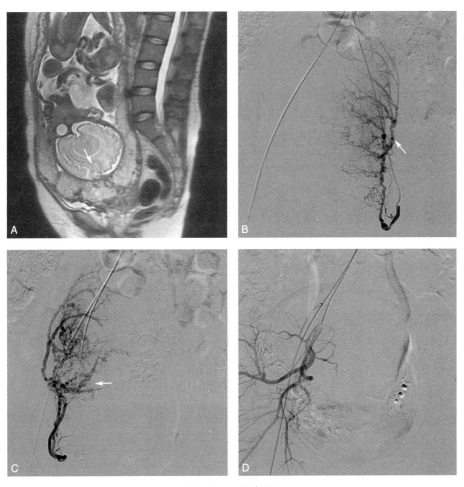

图 4-8-1　胎盘植入

A. MRI 矢状位显示完全性前置胎盘,胎盘植入(箭头);B、C. 行双侧子宫动脉造影显示子宫动脉增粗、分支明显增多增粗(箭头);D. 采用明胶海绵颗粒栓塞后,显示子宫动脉闭塞

【诊断】

原发性 PPH 定义为胎儿娩出后 24h 内,阴道分娩者出血量≥500ml、剖宫产分娩者出血量≥1000ml。严重 PPH 是指胎儿娩出后 24h 内出血量≥1000ml;难治性 PPH 是指经宫缩剂、持续性子宫按摩或按压等保守措施无法止血,需要外科手术、介入治疗甚至切除子宫的严重产后出血。

对于原发性 PPH,阴道探查是宫颈扩张及分娩后的常规检查,可帮助排除需要外科手术的子宫破裂以及确认子宫扩张程度;超声检查可明确宫腔内胎盘滞留或胎盘植入,也可探查盆腔积液及引导穿刺,明确是否有腹腔积血,对于继发性 PPH,超声也能满足绝大多数需要;CT 和 MRI 检查在 PPH 的诊断中,一般不会采用,但是产后 24h 以上的继发性 PPH 中,可帮助找到出血的病因和位置,包括子宫以外的出血如直肠周围血肿或动脉损伤。

在 PPH 的病因诊断上,有学者归纳为 4Ts,涉及子宫的收缩力、产道损伤、胎盘组织和凝血状态,详见表 4-8-1。对引起 PPH 的病因进行判断,在决定治疗方案选择方面非常重要。引起 PPH 最常见的原因是宫缩乏力,占 70%~80%。其他还包括子宫动脉假性动脉瘤、胎盘滞留和胎盘植入、生殖道撕裂和子宫内翻等少见的原因。其中,胎盘滞留和胎盘植入及子宫内翻也是导致子宫收缩乏力的重要原因,生殖道撕裂和假性动脉瘤形成是继发性产后出血的主要原因。

表 4-8-1 产后出血的病因学

病因	疾病名称
宫缩力(tone)	子宫乏力、子宫翻转
损伤(trauma)	产道裂伤,产道包括了子宫、宫颈和阴道
组织(tissue)	胎盘滞留,异常或侵袭性的胎盘
凝血酶(thrombin)	弥散性血管内凝血(disseminated intravascular coagulation,DIC),血小板减少,凝血异常

为了更好的诊治 PPH,方便产科医生进行判断并选择适宜的治疗方法,临床上根据失血量或血红蛋白下降的速度,将产后出血的危重程度进行分级见表 4-8-2。

表 4-8-2 产后出血的程度与分级

分级	失血量与病情变化
Ⅰ级	出血量大于 500ml,剖宫产术后大于 1000ml,出血仍在持续
Ⅱ级	出血量大于 1500ml,出血仍在持续
Ⅲ级	出血量大于 2000ml,出血仍在持续
Ⅳ级	估计出血量大于 3000ml,出血仍在持续

产时大出血的诊断主要依赖于术前影像学包括超声和磁共振的准确评估。胎盘植入的程度不同,手术中的出血量也不同。粘连性胎盘、植入性胎盘、穿透性胎盘,这三种胎盘植入程度逐渐加重,预计的术中出血也逐级加重。

【治疗原则】

严重产后出血的处理应遵循多学科处理的原则。内科处理 PPH 的方法包括复苏、输血、凝血功能异常的预防和纠正、给予子宫收缩的药物如缩宫素和前列腺素类似物等,并结合子宫的外部按摩、膀胱置管及双手子宫按压等。Bakri 球囊使用的指征不太明确,但文献报道在子宫收缩乏力时也能取得较好的效果。

当内科方法处理无效时,需要采用有创操作方法。根据临床情况,可选择宫腔填塞、盆腔动脉结扎、子宫加压缝合、TAE 及子宫切除等方法。当怀疑发生子宫破裂,应立即行开腹手术修补或行子宫切除术。

对于产时出血,剖宫产术前需做好影像学的评估,明确有无凶险型前置胎盘等情况,做好术前充分准备,如准备合适足够的血制品,产科、麻醉科、儿科、介入科多学科做好协同工作。

【介入治疗】

(一)经子宫/髂内动脉栓塞术

对于严重的 PPH,TAE 已被广泛接受和认可,相关大样本的研究已证实了该技术的优越性。PPH 是一种非常严重的状态,必须得到快速有效的控制,若控制不当可导致严重的弥散性血管内凝血,增加并发症的发生率。因此,TAE 必须在输血开始时就被考虑。

1. 适应证

(1)保守治疗无效的各种难治性产后出血。

(2)产后出血 >1000ml,经积极的保守治疗仍有出血倾向者。

(3)晚期产后出血一次达 500ml,经积极的保守治疗仍有出血倾向者。

2. 禁忌证 子宫/髂内动脉栓塞止血,没有绝对禁忌证,尤其是面临危及生命的持续性出血。但是,以下几点,需要考虑为禁忌:

(1)生命体征极不稳定,不宜搬动的患者。

(2)严重的碘造影剂过敏史。如果患者以往只是轻度的过敏,可以在抗组胺药物和糖皮质激素的保护下,完成盆腔动脉的栓塞治疗,但是,如果是有对碘造影剂严重的过敏反应史,则因列为禁忌,除非有替代的非碘对比剂,如二氧化碳对比剂。

3. 器械准备

(1)栓塞剂:最常用的栓塞是可吸收性明胶海绵,将海绵剪成小块,用对比剂稀释后,抽吸到注射器里,用三通来回推注,可以快速制备成用于子宫动脉的栓塞剂。目前也有不同粒径的明胶海绵颗粒,常用 500~700μm 或者 700~1000μm 的颗粒。永久性的颗粒栓塞剂,如PVA、Embosphere,比较少用。而如果存在有盆腔动静脉瘘或者动脉损伤形成假性动脉瘤,可以采用氰基丙烯酸正丁酯（N-butyl cyanoacrylate，NBCA）、微弹簧圈。

（2）导管：通常采用5F的动脉导管鞘；5F猪尾巴导管，可用于腹主动脉下段造影；5F Cobra导管或者子宫动脉导管（roberts uterine curve catheter，RUC），可用于超选进入子宫动脉或者盆腔动脉的其他分支；2.7F的微导管，如Progreat microcatheter，可用于超选进入子宫动脉的水平段或盆腔的其他动脉分支，多用于假性动脉瘤、动静脉瘘的栓塞中，也可用于卵巢动脉的超选择性插管。

4. 操作步骤

（1）造影：首选，可以用猪尾导管位于腹主动脉下段，行非选择性造影，其优势在于可以看到整个盆腔动脉解剖的全貌，有无活动性出血点以及产科医生可能术中结扎了髂内血管，可以通过非选择性造影初步获得一个概况。

（2）超选择性插管与栓塞：将Cobra导管或RUC导管，在导丝的引导下，先插入到对侧的髂外动脉，进行导管成袢操作。成袢后的导管，更利于操控导管头开口的方向，选择性分别进入双侧的髂内动脉，进而可超选择性分别进入到双侧的子宫动脉，进行造影，观察有无活动性出血，而即使没有活动性出血，也可以用明胶海绵进行栓塞，这种"盲栓"在产后大出血的救治中是必要的。但是，栓塞时，导管的头端需要到达子宫动脉的水平段，同时注意避免宫颈阴道支被栓塞。

5. 并发症及处理　术后并发症的发生率大约为3%，主要是轻微的并发症，包括穿刺点血肿、子宫动脉夹层、短暂的髂神经麻痹及局部粘连等。过度栓塞可导致严重的并发症，如子宫坏死、膀胱坏死、膀胱阴道瘘和下肢动脉的急性闭塞等。

TAE后可出现发热，常与TAE无关。发热常提示子宫内膜炎，一般抗生素治疗有效，如发生感染性的盆腔血肿，常需要经阴道或经皮引流。对于TAE后无法解释的发热，可用CT检查排除脓肿或感染性血肿。

研究表明TAE术后，91%~100%的妇女月经正常，且无受孕方面的影响。一组20个病例的研究中，4个患者有5次足月产和2次早产，婴儿均健康，均行剖宫产，无再发PPH。Salomon等也报道了17个孕妇TAE后有5个受孕，Sentilhe等报道了19个TAE后正常妊娠的病例，Fiori等报道了38.3%PPH患者TAE后受孕。近期的两个研究显示，110/113（97.3%）和176/176（100%）的因PPH行TAE的患者仍出现规则月经，并有约10%正常受孕。因此相对于行子宫切除术，经TAE治疗后对月经影响甚微，且存在受孕机会。

TAE后再次出血的发生率约5%~10%，其主要原因包括子宫动脉再通、血管痉挛、血管侧支形成及胎盘植入。造影可见子宫动脉再通，可再次选用明胶海绵条或颗粒行TAE栓塞。如子宫动脉完全闭塞，需行腹主动脉造影寻找侧支吻合，猪尾导管应置于肾动脉开口上方，有时可见增粗的卵巢动脉，还可见多发的侧支血管包括直肠中动脉、髂腰动脉、腰动脉甚至肠系膜下动脉参与子宫的血管供血。有圆韧带动脉或者卵巢动脉引起再次的出血报道。

6. 疗效评价　TAE成功的指征包括血压很快甚至即刻上升或者恢复正常，阴道出血停止，子宫收缩良好。TAE总体止血的手术成功率约为86.5%~96.3%。迄今为止，病例数最大的研究显示初始栓塞的成功率为 86.45%（217/251），二次栓塞的成功率为 90.04%（226/251）。系统性累计结果显示 TAE 成功率达 90.7%（95% 置信区间 85.7%~94.0%）。栓塞失败的病例中，胎盘植入占 20%，其他包括出现 DIC、大量输血及 TAE 时严重的血管收缩等，有学者认为 DIC 是预测 TAE 失败的独立因素。导致 TAE 失败的原因还包括来自供应子宫的卵巢动脉未被发现或无法栓塞及行单侧的 TAE 等。

（二）球囊阻断下辅助剖宫产术

利用介入技术辅助剖宫产术已经在临床上广泛开展,利用球囊阻断双侧髂内动脉或用大球囊阻断腹主动脉,可以明显减少剖宫产术中的出血,让产科医生在清晰的视野下,处理好胎盘植入或穿透等不良因素。此项技术需要有杂交手术室或者介入手术室具备剖宫产手术的无菌要求。尽管也有先在介入手术室放置好球囊,再移送产妇至产科手术室的做法,但是因为有潜在的风险,不值得提倡。

1. 适应证　经超声和（或）磁共振证实广泛前置胎盘、胎盘植入与瘢痕子宫等高危因素存在,临床预计会出现剖宫产术中大出血的产妇。

2. 禁忌证　无绝对禁忌证,能够耐受剖宫产术的产妇,几乎均能耐受球囊封堵,因为术中注射碘对比剂并非必需,因此,对碘过敏的患者,也可以采用。

3. 技术步骤

（1）双侧髂内动脉球囊封堵术：经双侧股动脉插管,放置 6~8F 的动脉导管鞘,方便球囊导管进出。先以 5F 的 Cobra 导管插入到对侧髂内动脉,交换入超滑导丝,退出 Cobra 导管,交换入球囊导管,球囊直径一般选择 5~6mm,放置在髂内动脉近端,不要封闭到髂外动脉。双侧球囊安置后,固定球囊导管于患者的腿部,延伸到产科手术野外,当产科医生剖宫取出胎儿时,充盈球囊,再剥离胎盘。当闭合子宫且达到止血目的后,抽瘪球囊,撤出球囊导管和导管鞘,采用人工压迫或封堵器封堵股动脉穿刺点止血。但也有学者建议术后球囊保持充盈 4h,因为有 66% 的出血发生在剖宫产术后的 2h 内。然后抽瘪球囊并保留 12~24h 以防止再出血时需要再充盈,因为有 33% 的出血发生在术后 4 小时后。在保留球囊过程中,应当要求产妇下肢制动,避免球囊移位导致血管损伤或血栓栓塞下肢血管。

（2）大球囊临时阻断腹主动脉辅助剖宫产术：麻醉科医生穿刺足背动脉,监测下肢动脉血压及脉氧,并给予全身麻醉。泌尿外科医生膀胱镜下,放置双侧输尿管导管后,消毒铺单,介入科医生穿刺右侧股动脉,置入 35cm 长的 8F 导管鞘,长鞘末端位于右侧髂总动脉近端。

根据术前盆腔 MRI 测量低位腹主动脉内径的数值,选择大 1~2mm 直径的球囊,经鞘置入 8F 非顺应性球囊,球囊下缘位于低位腹主动脉分叉处上方,10~12ml 对比剂,预充盈球囊观察球囊的位置是否稳定。在长导管鞘的支撑下,明确充盈的球囊完全位于腹主动脉内,然后抽空球囊,保留导丝给予球囊一定支撑力,固定导丝、鞘管及球囊导管于无菌单覆盖的患者腿部。

产科医生行常规的剖宫产术,当胎儿娩出、断脐后,立即以 10~12ml 的造影剂充盈球囊,阻断血流。随即进行胎盘的剥离,处理创面,缝合子宫。根据手术持续的时间,每次球囊充盈 10~15 分钟左右,通常不超过 20 分钟,若 20 分钟后,子宫创面仍旧未处理好,可以抽瘪球囊,使腹主动脉恢复通畅,间隔 1~2 分钟后,再次充盈球囊,继续产科手术,直至胎盘完全剥离,确定无出血后,缝合子宫。若球囊充盈后出现无法控制的大量出血或者穿透性胎盘导致胎盘无法剥离,则行子宫切除。术后拔出球囊和导管鞘,8F 血管封合器封堵穿刺道。手术过程见图 4-8-2。

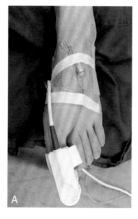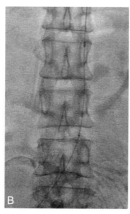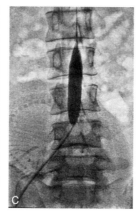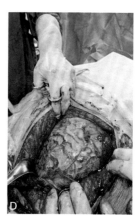

图 4-8-2 大球囊临时阻断腹主动脉辅助剖宫产术

（3）大球囊临时阻断腹主动脉辅助剖宫产术:麻醉科医生穿刺足背动脉,监测下肢动脉血压及脉氧,并给予全身麻醉。泌尿外科医生膀胱镜下,放置双侧输尿管导管后,消毒铺单,介入科医生穿刺右侧股动脉,置入 35cm 长的 8F 导管鞘,长鞘末端位于右侧髂总动脉近端。

4. 并发症及处理 球囊封堵髂动脉与腹主动脉的技术,需要考虑的主要风险有:①封堵的时间过长可能导致下肢血栓形成;②球囊充盈后对血管可能造成损伤;③胎儿受辐射剂量的安全考量。就目前的文献报道来看,髂内动脉球囊封堵的动脉血栓事件发生率在 3.7%~15.8%,而腹主动脉球囊封堵技术总体具有更高的安全性,并发症发生率更低,在 0~4.4%,多数报道未出现明显并发症。有一则文献报道 45 例患者接受腹主动脉球囊封堵辅助剖宫产,2 例出现并发症,一例为下肢动脉血栓后外科取栓,另一例为股神经缺血损伤后药物治疗。文献报道显示,应用球囊封堵技术胎儿受辐射剂量平均值在 0.1~52.85mGy,均在安全范围内。

5. 疗效评价 腹主动脉球囊封堵术应用于凶险型前置胎盘的高危产妇治疗,术中能够明显减少出血量,目前文献报道的术中出血量平均值在 585~1155ml;并且显著降低了子宫切除率,文献报道显示未采用腹主动脉球囊封堵的子宫切除率为 7.9%~52.2%,而应用腹主动脉球囊辅助后的子宫切除率则降低至 20% 以内。髂内动脉栓塞效果依据文献报道还存在一定争议;应用该技术失败的病例通常是由于盆腔存在非常丰富的交通支。

（董伟华　孟小茜　杨正强）

【参考文献】

1. BrileyA, Seed PT, T ydeman G, et al. Reporting errors, incidence and risk factors for postpartum haemorrhage and progression to severe PPH: a prospective observational study. Bjog, 2014, 121 (7): 876–888.

2. Dohan A, Soyer P, Subhani A, et al. Postpartum hemorrhage resulting from pelvic pseudoaneurysm: a retrospective analysis of 588 consecutive cases treated by arterial embolization. Cardiovasc Interv Radiol, 2013, 36 (5): 1247–1255.

3. Sierra A, Sebastia C, Burrel M, et al. Utility of multidetector CT in severe postpartum hemorrhage. Radiographics, 2012, 32: 1463–1481.

4. Wright CE, Chauhan SP, Abuhamad AZ, et al. Bakri Balloon in the Management of Postpartum Hemorrhage: A Review. AM J Perinat, 2014, 31: 957–964.

5. Kaya B, Tuten A, Daglar K, et al. Balloon tamponade for the management of postpartum uterine hemorrhage. J Perinat Med, 2014, 42 (6): 745–753.

6. Lee HY, Shin JH, Kim J, et al. Primary postpartum hemorrhage: outcome of pelvic arterial embolization in 251 patients at a single institution. Radiology, 2012, 264 (3): 903–909.

7. Soyer P, Sirol M, Fargeaudou Y, et al.Placental vascularity and resorption delay after conservative managementof invasive placenta: MR imaging evaluation. Eur Radiol, 2013, 23: 262–271.

8. Teare J, Evans E, Belli A, et al. Sciatic nerve ischaemia after iliac artery occlusion balloon catheter placement for placenta percreta. Int J Obstet Anesth, 2014, 23: 178–181.

9. Baba y, Matsubara S, Kuwata T, et al. Uterine artery pseudoaneurysm: not a rare condition occurring after non-traumatic delivery or non-traumatic abortion. Arch Gynecol Obstet, 2014, 290: 435–440.

10. Fargeaudou Y, Morel O, Soyer P, et al. Persistent postpartum haemorrhage after failed arterial ligation: value of pelvic embolisation. Eur Radiol, 2010, 20: 1777–1785.

11. Ji YC, Kong TW, Son JH, et al. Outcome of pelvic arterial embolization for postpartum hemorrhage: A retrospective review of 117 cases. Obstet Gynecol Sci, 2014, 57 (1): 17–27.

12. Bros S, Chabrot P, Kastler A, et al. Recurrent bleeding within 24 hours after uterine artery embolization for severe postpartum hemorrhage: are there predictive factors? Cardiovasc Interv Radiol, 2012, 35: 508–514.

13. Lee HJ, Jeon GS, Kim MD, et al. Usefulness of pelvic artery embolization in cesarean section compared with vaginal delivery in 176 patients. JVIR, 2013, 24: 103–109.

第九节 泌尿道出血

【概述】

泌尿系统由肾、输尿管、膀胱和尿道组成,泌尿系统任一部位的出血都可表现为镜下血尿或肉眼血尿。血尿可分为内科性血尿或外科性血尿,内科性血尿常为各种原因引起肾小球基底膜结构或功能受损,红细胞漏出所致,尿液中主要为异形红细胞;外科性血尿则因病变部位小血管破裂导致,尿液中少有异形红细胞。外科性泌尿系出血主要由外伤、医源性损伤、感染、肿瘤、先天性畸形、结石、良性前列腺增生等因素引起。

泌尿系出血包括肾、输尿管、膀胱、前列腺及尿道的出血;以肾出血最为常见,其临床表现主要为持续性肉眼血尿、腹部疼痛或腰背部酸痛、红细胞计数、血红蛋白、血压进行性下降,甚至失血性休克,是临床急症之一,病情凶险,如不及时处理,常危及生命。膀胱前列腺出血次之,输尿管及尿道的出血相对少见。泌尿系急性血尿传统治疗方法分为保守治疗和外科手术治疗。经对症止血等保守治疗仅少部分患者出血可得到控制,保守治疗失败后多采用手术修补或手术切除等外科治疗,但外科手术有严格适应证,不仅存在创伤大、术后恢复慢、并发症多等缺点,往往导致患者器官摘除或功能丧失。自 Lang 于1971 年率先采用血管内栓塞技术治疗肾癌以来,介入栓塞技术在泌尿系疾病治疗领域得到了广泛应用。动脉栓塞治疗已成为肾、膀胱、前列腺等出血性疾病的主要而有效的治疗手段。

【临床表现】

1. 血尿 泌尿系统任一部位的出血多因涉及集尿系统而由尿液排出体外。外伤后发生率为 80%~97%,程度不等,可表现为镜下血尿或肉眼血尿。

2. 肾出血及输尿管出血可表现为腰部肿胀,腰腹部肿块,腹部疼痛或腰背部酸痛。膀胱出血出现下腹部胀痛及包块。

3. 红细胞计数、血红蛋白、血压进行性下降,甚至失血性休克。

4. 可有发热、尿急、排尿困难等症状。

5. 肾区外伤史,腰部肿胀,肾区疼痛,常为胀痛;既往有肾癌病史伴血尿、肿块、疼痛等症状。

6. 肾动静脉瘘者尚可出现严重、持续性高血压,上腹部血管杂音、腹部杂音,左侧精索颈静脉曲张、心功能不全等。

【诊断】

1. 病史 泌尿系外伤史,包括车伤、高处坠落伤、刀伤、肾动静脉瘘、泌尿系统结石、肿瘤以及肾活检、经皮肾术后等医源性损伤所致的急性血尿。

2. 实验室检查　尿检红细胞增多。血红蛋白和血细胞比容持续降低提示有活动性出血,血白细胞增高应注意有并发感染可能。应尽早做血、尿常规检查。

3. 影像学检查　超声、CT、MRI 与肾动脉造影等检查,可了解肾功能情况,明确出血部位、程度等。

(1)超声:能提示泌尿系损伤的部位和程度,可观察有无肾包膜下和肾周血肿、尿外渗,其他器官损伤及对侧肾等情况。须注意肾蒂血管情况,如肾动静脉的血流。

(2)CT:肾外伤 CT 表现为包膜下血肿伴有边界不清的圆形密度或不增强区,对比剂外渗,显示肾实质损伤性裂开,损伤的肾极与肾体分开,个别含有小的楔形梗死区。能显示输尿管损伤处的尿外渗、尿漏或梗阻。

(3)动脉造影:理论上,肾脏出血速度超过 0.5ml/min 即可被造影发现,肾脏受损肾动脉机械性损伤后,肾动脉压力高,出血量大,一般超过 0.5ml/min,因此易被 DSA 检查发现。DSA 造影检查可表现为:①肾动脉分支血管中断或缺如,分支减少;②对比剂外溢呈团、片状浓聚或呈假性动脉瘤样变(图 4-9-1);③单独或合并肾动静脉瘘,表现为动脉期肾静脉显影;④出血随尿液流入肾盂;⑤包膜下血肿使包膜动脉移位或扩张。肾动脉造影是通过导管将对比剂直接注射到肾动脉内,能够极为准确地显示肾脏动脉血流动力学情况,而且可以通过不同角度观察血管走行、形态,具有实时性、动态性及多角度等诸多优点,是肾脏出血诊断的金标准。

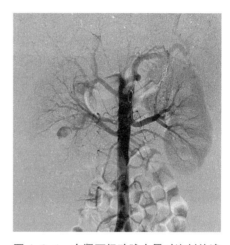

图 4-9-1　右肾下极动脉大量对比剂外渗

【治疗原则】

1. 内科治疗止血、止痛等对症支持处理,使用抗生素预防感染,维持水电解质平衡,维持血容量,外伤后绝对卧床休息,密切监测生命体征变化。

2. 外科治疗对于内科保守治疗无效者,以往外科治疗是泌尿系出血的主要治疗方法,但手术创伤大、风险高,术后恢复慢且并发症严重,往往导致患者器官功能丧失,如肾出血的外科行部分肾切除或者全肾切除。

【介入治疗】

对于难治性肾出血,内科保守治疗效果不佳,急诊外科手术常因无法迅速明确肾出血部位被迫行全肾切除,且外科手术治疗创伤大,并发症多。随着介入诊疗技术的发展,泌尿道出血的血管介入栓塞术在明确出血动脉的同时可迅速止血,并最大限度保留肾功能,已成为动脉性肾出血的首选治疗方法(图 4-9-2)。

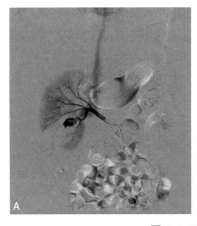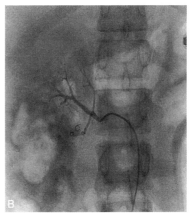

图 4-9-2 肾出血

A. 右肾动脉选择性造影,见右肾下段动脉造影剂外溢;B. 超选右肾下段动脉用弹簧圈栓塞后,
再造影示下段动脉闭塞,造影剂外溢征象消失

膀胱出血的常见病因为外伤所致膀胱损伤、破裂、穿孔,或自发性膀胱破裂出血。难治性膀胱出血多见于晚期前列腺癌、膀胱癌、放射性膀胱炎、直肠癌或宫颈癌侵犯膀胱等,是泌尿外科临床工作中相对常见且处理颇为棘手的疾病之一,目前临床上尽管常规治疗如膀胱冲洗、膀胱灌注等仍然是严重膀胱出血的主要治疗手段,但往往疗效欠佳,膀胱再出血率高。介入栓塞膀胱动脉可使分支动脉终止血供,达到快速止血之目的,且可针对肿瘤行供血动脉化疗术。该方法显得更为安全有效,且术中风险及术后并发症少,患者往往能够耐受,提高患者的生活质量和延长患者的生存期,可以作为外伤性和难治性膀胱出血的常规治疗手段。

1. 适应证 ①外伤所致的单纯性肾挫伤或肾裂伤,闭合性部分肾裂伤,有出血性休克,双侧肾损伤性出血患者;②经皮肾镜取石、肾造瘘、肾穿刺活检、肾切开取石术等医源性肾出血;③肾错构瘤、肾癌破裂出血;④先天性或外伤性肾动静脉瘘或畸形;⑤外伤所致膀胱损伤、破裂、穿孔,或自发性膀胱破裂出血;⑥放射性膀胱炎及前列腺癌、膀胱癌直肠癌或宫颈癌侵犯膀胱等引起的膀胱出血。

2. 禁忌证 ①对比剂严重过敏的患者,严重的肝、肾衰竭和恶病质患者以及严重凝血障碍患者为相对禁忌证;②严重开放性腹部外伤以及严重休克不能耐受血管造影的危重病人;③肾周围脓肿并伴有感染着;④肾蒂断裂;⑤外伤合并其他重要脏器损伤;⑥肾外伤合并大量尿液外渗。

3. 治疗方法

(1)术前准备

1)器械要求:超滑导丝,Pigtail、Cobra 或 Yashiro 导管及导管鞘,微导管,微导丝。

2)栓塞材料:弹簧钢圈、明胶海绵、PVA 颗粒等。必要时备无水乙醇、医用胶等。

(2)操作方法:常规准备,消毒铺巾,局麻下 Seldinger 改良技术行股动脉穿刺,引入 5F 导管鞘,对于肾出血患者可先插入 5F pigtail 导管至 L$_1$ 椎体水平行辅助动脉造影,再使用 5F Yashiro 或 Cobra 导管行双肾动脉造影,明确有无副肾动脉、腰动脉或其他体循环参与病变血供;对于膀胱出血者可插入 5F Yashiro 或 Cobra 导管至双侧髂内动脉造影。造影明确血管解剖情况及出血范围后,0.032in 超滑导丝引导下将导管至靶血管近端,必要时同轴导管法插入微导管。对于一些膀胱动脉迂曲、细小致难以超选择性栓塞或失血性休克严重的患者,可避开臀上动脉后选择合适大小的明胶海绵颗粒行髂内动脉近端栓塞治疗。根据造影表现、血管粗细程度及导管位置选择不同种类型及大小的栓塞剂,如明胶海绵或 PVA 颗粒透视下行栓塞治疗,直至靶血管血流停止。栓塞后及时造影了解栓塞效果,出血动脉中断、闭塞,对比剂外溢、假性动脉瘤、动静脉畸形等异常征象消失后(膀胱出血者同法治疗对侧),拔出导管和导管鞘,加压止血包扎。术后继续严密观察患者生命体征、腹部情况和血尿情况,密切监测肾功能变化。

4. 并发症及处理

(1)栓塞后综合征:栓塞后主要为轻至中度发热、患侧腰背疼痛、恶心、呕吐等,常持续1~3 天,一般只需对症处理即可;据报道远期有可能出现肾性高血压。

(2)异位栓塞:常为栓塞剂反流所致,插管要到位,合理选择栓塞剂,控制栓塞速度和剂量,多可避免意外栓塞的发生。

(3)肾脓肿和败血症:多为原有感染或者介入操作时不注意无菌操作、器械空气消毒不严格等导致,因此术后需常规行抗感染治疗。

(4)一过性高血压:常持续 2~4h,一般不必特殊处理。可能与栓塞后肾素分泌有关,但一般较轻。

(5)术后再出血:术中未完全栓塞病变供血动脉或患者出血由多支、多处血供,以及由于较大动脉对细小动脉的盗血情况,增加了栓塞难度,需再次栓塞。

(6)盆腔脏器功能失常:较为少见,偶有阳痿、大小便困难、膀胱壁坏死等报道。在介入治疗时应避免末梢栓塞、插管粗暴,不伤及骶正中动脉、阴茎背动脉等血管。

5. 疗效评价 各种原因引起的肾出血,一般病情较危重,传统的治疗方法是在保守治疗无效时行外科手术(修补或肾切除),对患者伤害较大。传统观点认为急性肾出血 50% 的患者须做肾切除,而近代微创医学认为急性肾出血的患者中仅 5%~10% 须手术治疗。随着血管介入技术的日益成熟,大部分患者可通过栓塞治疗痊愈或为后续的外科手术创造机会,90% 的患者肉眼血尿在 24h 内停止,复发出血可再次行介入治疗,且肾动脉栓塞治疗能最大限度保留肾脏功能,对孤立的肾及对侧肾功能低下者,更有优势。因此,动脉栓塞治疗肾出血可作为各种肾出血的首选治疗方法。

20 世纪 70 年代 Margulis 首次将髂内动脉栓塞法应用于治疗盆骨折引起的大出血患者取得较明显的疗效,之后随着设备的改进以及技术的成熟,介入法被有条件的医疗机构广泛应用于临床诊疗工作并取得了显著成效,对于各种原因引起的膀胱出血性疾病,经导管髂内或膀胱动脉栓塞术是一种不错的治疗方法,其安全有效,而且并发症少,值得临床广泛推广和应用。

(胡继红 王家平)

【参考文献】

1. 杨晶,白彬,徐伟,等.动脉性肾出血的急诊介入栓塞治疗.实用放射学杂志,2016,32(7):1102-1108

2. Muller A,Rouvière O. Renal artery embolization-indications, technical approaches and outcomes. Nature Reviews Nephrology, 2015, 11(5):288-301

3. 邵静波,金泳海,倪才方,等.选择性膀胱动脉栓塞与髂内动脉栓塞治疗重度出血性膀胱炎的效果比较.介入放射学杂志,2016,25(3):253-256

4. Sam K, Gahide G, Soulez G, et al. Percutaneous Embolization of Iatrogenic Arterial Kidney Injuries: Safety, Efficacy, and Impact on Blood Pressure and Renal Function. J of Vasc & Interv Radiol, 2011, 22(11):1563-1568

5. Dohan A, Sapoval M, Chousterman BG, et al. Spontaneous soft-tissue hemorrhage in anticoagulated patients: safety and efficacy of embolization. AJR, 2015, 204(6):1303-1310

第五章
急性腔道梗阻的急诊介入治疗

第一节　呼吸道梗阻

【概述】

呼吸道也称气道,呼吸道以环状软骨为界分为上呼吸道和下呼吸道两大部分。上呼吸道包括鼻腔(口腔)、咽腔和喉腔三部分;咽腔根据前方邻接的解剖部位由上而下依次分为鼻咽部、口咽部和喉咽部三部分,口咽部和喉咽部构成单通路的上呼吸道,一旦严重阻塞将致命。喉腔自上而下由喉口、喉前庭、中间腔、喉室和声门下腔五部分组成,声门下腔在环状软骨下缘延续为气管;喉腔各部分均是单一通道,一旦严重阻塞,将发生窒息而致命。下呼吸道包括气管、隆凸、左右主支气管、右中间支气管、叶支气管、段支气管等20余级支气管,气管、隆凸和主支气管为中央性气道或中央型大气道,一旦严重阻塞,将发生致命性损害。

气管狭窄是气管软组织和软骨支架结构损伤、缺失导致气管内腔发生的畸形性、缩窄性病变。近年结核发病率有上升趋势,交通事故和气管插管术维持呼吸或麻醉等致气管狭窄的病例日益增加,气管狭窄也逐渐被人们所重视。气管狭窄是临床危急重症,重度气管狭窄可导致患者呼吸困难、缺氧发绀、排痰困难、濒死感和窒息,如何快速有效地解除气管狭窄,恢复通气,成为了每一位临床医生关注的问题。随着介入器材的改进和介入技术的提高,球囊扩张成形术和气道内支架置入术已成为解除气管狭窄的首选急救措施。

鼻腔和鼻咽部阻塞,可经口腔替代通气,不会形成致命性损害。口咽、喉咽、喉腔、气管和隆凸区均为单一通道,一旦严重阻塞将发生致命性损害,需要紧急处理。左右主支气管为中央型大气道,一侧突然阻塞或完全阻塞、或两侧严重阻塞,也会发生致命性损害,需要紧急处理。叶支气管阻塞,不会发生全部6个叶支气管的同时阻塞,可以发生阻塞性肺炎或肺不张,一般不会导致致命性伤害。

气道良性狭窄的原因很多,第二军医大学长海医院呼吸内科统计386例良性气管狭窄病人的病因组成,最常见为气管结核占64.25%(248/386),其次是长期气管插管或气管造瘘术后占15.03%(58/386),其他病因依次为气管创伤,占3.63%(14/386);吸入性烧伤,占3.11%(12/386);气管良性肿瘤,占2.85%(11/386);复发性多发软骨炎,占2.07%(8/386);气管放疗后,占1.81%(7/386);阻塞性气管曲菌病,占1.30(5/386);硅沉着症,占1.30%(5/386);结节病,占1.04%(4/386);气管支气管吻合口狭窄,占1.04%(4/386);气管淀粉样变,占 1.04%(4/386);骨化性气管病,占 0.78%(3/386);气管异物性肉芽,占 0.78%(3/386)（图 5-1-1 ）。

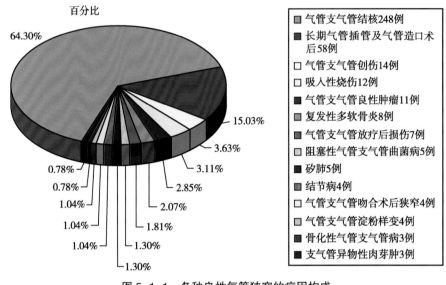

图 5-1-1　各种良性气管狭窄的病因构成

气道恶性狭窄多于良性,常见为纵隔淋巴结转移肿大压迫,如胸部肿瘤肺癌、食管癌或胸腺肿瘤纵隔淋巴结转移或直接压迫;颈部肿瘤压迫,如甲状腺肿瘤或转移淋巴结压迫;腹盆部肿瘤转移淋巴结压迫,如胃癌与肠癌、宫颈癌与卵巢癌等纵隔淋巴结转移。也有气道内生长肿瘤直接阻塞气道者,如气管内癌等。

【临床表现】

进行性加重的呼吸困难,伴或不伴咳痰增多或咳痰不易,胸痛与肺部感染发热,声音嘶哑和吞咽困难等。

呼吸困难从剧烈活动后呼吸困难而被迫停止活动,到轻微活动后呼吸困难而只能平静休息,再发展到正常生理活动即呼吸困难、需要他人帮助或护理才能维持正常生活,进而正常平卧休息也呼吸困难、被迫端坐呼吸,严重时端坐位平静休息也呼吸困难,依靠高压吸氧方能缓解,最严重时端坐位辅助吸氧状态下,依然呼吸困难、大汗淋漓、疲惫无力、濒死感。后者若持续一定时间(12~24h),病人将筋疲力尽至呼吸肌无力,不仅严重缺氧,而且大量二氧化碳潴留引起呼吸性酸中毒,病人嗜睡、意识丧失、昏迷、丧命。

大气道狭窄的呼吸困难症状与危害与气道狭窄程度有关,一般狭窄程度越重其症状也越严重,但并不是直接的正比例关系,还决定于多个因素:①狭窄发生的速度,同样程度的狭窄缓慢发生者症状较轻,而快速发生者症状与危害较重;②狭窄段的长度,同样程度的狭窄、狭窄段越长其症状和危害越重,而局限性狭窄症状较轻;③原有肺结构和肺功能也与症状轻重有关,同样程度的气道狭窄原有肺部疾病、如肺纤维化、肺不张、肺功能差者症状与危害严重,肺功能良好者症状较轻;④与病人基础体质有关,原有体质强壮者症状较轻,而老年体弱者症状与危害严重。

大气道阻塞程度(狭窄率)与危害严重性不成比例,不能简单的像血管狭窄病变将 50% 狭窄率分为轻度、51%~75% 为中度、76%~99% 为重度、100% 为闭塞。既往的各种评判指标缺乏客观的评价标准,作者总结自己多年临床工作经验,结合国内外文献,以呼吸困难严重程度和临床危害严重性,参照美国呼吸协会的气急标准,提出如下大气道狭窄 8 级的临床分级(Han' 分级):

0 级:活动与生活中无呼吸困难症状。

Ⅰ级:快步行走时出现呼吸困难(变为平常速度行走即可缓解)。

Ⅱ级:平常速度步行时出现呼吸困难(坚持行走还可以耐受)。

Ⅲ级:平常速度步行时出现严重呼吸困难而被迫停止步行。

Ⅳ级:轻微活动即出现呼吸困难(日常正常活动受到限制)。

Ⅴ级:平静平卧状态下呼吸困难,端坐位可以缓解(日常正常休息受到限制)。

Ⅵ级:平静坐立位呼吸困难(强迫性端坐呼吸),辅助吸氧可以缓解。

Ⅶ级:平静坐立位吸氧状态下依然呼吸困难(濒死感),给予激素类药物可以缓解。

根据气道阻塞的临床表现,习惯把 Ⅰ~Ⅱ 级归为轻度呼吸困难,把 Ⅲ~Ⅳ 级定为中度呼吸困难,而 Ⅴ~Ⅵ 级为重度呼吸困难,Ⅶ级为极重度呼吸困难,重度与极重度呼吸困难需要紧急抢救治疗,有效解除气道阻塞。

【诊断】

进行性加重的呼吸困难,伴有咳痰增多和咳痰困难,各种药物治疗难以缓解,应积极进行颈胸部联合螺旋 CT(MSCT)检查,MSCT 的无间隔性容积扫描对显示气道狭窄至关重要,不推荐使用普通 CT 的间隔扫描。

MSCT 检查范围包括喉、气管和肺部。若严重呼吸困难不能平卧接受 CT 检查者,给予静脉注射激素(地塞米松 10mg 或甲泼尼龙 30mg 等)缓解呼吸困难,提高病人应激能力与耐受性,可使气道狭窄、严重呼吸困难不能平卧的病人,平静的平卧完成 CT 检查,同时也可暂时平稳度过严重气道阻塞的致命性风险期。

CT 肺窗可以清晰显示大气道的狭窄区域、狭窄范围、狭窄程度,狭窄区气道壁与气道壁外周的细致结构。但是,肺窗所见气道狭窄具有夸大狭窄程度现象,应结合特殊的纵隔窗即脂肪窗(WW–400~500Hu、WL-100~–50Hu)观察,可以更为接近真实的显示大气道狭窄,并进行准确的正常气道测量与狭窄病变测量,为选择合适类型的气道内支架提供参照。

典型的进行性加重的呼吸困难症状,胸部 CT 显示的大气道外压性或内生性器质性变形与狭窄、具有进行性呼吸困难症状者,其狭窄率几乎都大于 70%~90%,即可诊断气道阻塞或严重气道阻塞,应紧急处理,以解除气道狭窄、挽救生命。

【治疗原则】

呼吸道的大气道必须分分秒秒保持通畅,一旦阻塞、尤其严重阻塞,将会分分秒秒窒息致死,一旦窒息致死几乎从无有效抢救。及时识别大气道急性阻塞所致严重呼吸困难,充分认识气道阻塞对生命的严重危害,挽救生命的唯一有效措施是,采取急救措施有效解除气道阻塞,恢复气道正常通气功能。

根据气道阻塞的临床表现和对生命的危害程度,对Ⅰ～Ⅱ级的轻度呼吸困难,只需要积极治疗原发病,原发病消失、其气道阻塞也会随之好转。对Ⅲ～Ⅳ级的中度呼吸困难,暂时没有生命危险,也以积极治疗原发病为主。对Ⅴ～Ⅵ级的重度呼吸困难,有致命性风险,大量痰液的潴留或黏稠痰液栓在狭窄区黏附与嵌顿加剧气道阻塞,应急诊处理解除气道狭窄;待生命体征稳定后,再进一步治疗原发病。Ⅶ级为极重度呼吸困难,时刻有气道完全阻塞、窒息死亡风险,需要争分夺秒紧急施治,即刻解除气道狭窄,并辅助排空气道内潴留的大量痰液,稳定生命体征 3~5 天后,再考虑治疗原发病。

1. 内科治疗　消除气道狭窄区病变的水肿,减轻气道狭窄率,增加气道通气功能。可给予脱水消水肿治疗、抗炎消水肿治疗和气管插管治疗。

（1）脱水消水肿治疗:静脉使用甘露醇、或肌内注射呋塞米等,借助脱水治疗可以减轻气道狭窄区病变的淤血水肿,同时也有利于减轻肺部炎症水肿,一定程度上缓解呼吸困难。但不利因素是,脱水加重痰液黏稠度,加剧排痰困难。

（2）抗炎消水肿治疗:静脉注射激素（地塞米松 10~20mg 或甲泼尼龙 30~60mg）,有效减轻气道狭窄区域病变的水肿,降低气道狭窄率,减少气道与肺组织渗出,还可增加人体的应激与活动能力,是迄今证实缓解器质性气道阻塞切实有效的治疗手段。临床遇到Ⅴ～Ⅵ级的重度呼吸困难和Ⅶ级的极重度呼吸困难,在接受气道插管或气道内支架置入的准备过程中,缓解呼吸困难、预防病人窒息死亡的有效措施,就是静脉推注激素。

初始剂量以地塞米松 10mg 或甲泼尼龙 30mg 使用,若用药 3~5min 后缓解呼吸困难效果不明显,再次加倍乃至三倍追加剂量应用。此时,使用激素的抗炎消水肿治疗属于保命性措施,无论病人具有糖尿病、还是顽固性感染等激素禁忌证,皆可不必顾忌。

（3）气管插管治疗:若为咽喉或气管中上段狭窄,可选择经鼻或经口腔气管下段插管,以气管内插管跨越狭窄区,缓解呼吸困难。若为隆凸区或一侧主支气管狭窄,进行健侧主支气管插管缓解呼吸困难。严重气管狭窄麻醉科插管困难者,可以使用介入放射学的导管与导丝技术通过气道狭窄区,以加强导丝引入 12~18F 的扩张器、再逐级引导插入气管套管。

气管插管、呼吸平稳后转移至有条件医院进行气道内支架置入以彻底解除气道狭窄治疗。

2. 外科治疗　若为咽喉部狭窄阻塞,可行气管插管、气管切开或环甲膜切开术,若为气管与主支气管致命性狭窄而产生的气道急性阻塞,或难以耐受麻醉、或气管插管困难,一般不直接手术切除治疗。

【介入治疗】

众所周知,介入放射学球囊扩张成形术和内支架成形术治疗生理管腔狭窄安全有效。虽然呼吸道狭窄阻塞的介入放射学治疗起步较晚,但发展迅速,越来越受到临床重视,内镜直视下气道介入治疗和影像监测下气道介入治疗各树一帜,各有优势,气道内支架置入、尤其特异型内支架置入,介入放射学更具有特色和优势。

1. 适应证 呼吸道狭窄阻塞影响正常活动与生活,危及生命的患者,只要有一线希望、即便病人意识淡漠、大小便失禁、或嗜睡昏迷,也要尽早解除气道狭窄,只要气道狭窄解除,恢复气道通气,恢复氧气供应、排出淤积的二氧化碳,昏迷与意识丧失的病人很快变清醒。

（1）临床分级Ⅰ~Ⅳ级的轻中度气道狭窄呼吸困难者,可采用保守治疗,以治疗原发病为主。

（2）临床分级Ⅴ~Ⅵ级的重度和临床分级Ⅶ级的极重度呼吸困难者,要立即采取措施保命,气管内插管或内支架置入是解除大气道狭窄最有效的方法。若暂时不具备条件置入气管内支架,可以介入放射学导管导丝技术、先经鼻或口腔跨越狭窄段插入气管插管,维持通气和供氧,积极准备内支架或急转病人至有条件的医院接受气道内支架治疗。

2. 禁忌证 解除气管狭窄,尤其是解除致命性气管狭窄没有绝对禁忌证。只要有一线生机,即便病人缺氧昏迷,大小便失禁也要尽力行抢救性的气道内支架植入或气管插管,恢复病人大气道通气与正常呼吸。

3. 治疗方法 解除急性呼吸道阻塞的方法有三,经鼻或经口腔气管插管术、气道球囊扩张成形术、气道内支架置入成形术,这里主要介绍气道内支架技术。

气道内支架历经百年研究,从最早的塑料支架、硅酮支架到现代的金属支架,金属内支架又从金属弹簧支架、不锈钢"Z"形支架（Gianturco支架）过渡到今天的记忆合金支架。自1963年Buehlef发现镍钛合金具有形状记忆效应,1989年Simonds等用镍钛记忆合金支架治疗气管狭窄获得成功,记忆合金支架的材料性能有了很大的提高,对气道黏膜的刺激和支架移位、脱落的发生率明显降低,其生物相容性得到极大提高。目前应用于治疗呼吸道狭窄的内支架类型有管状内支架、L型气管支气管分支内支架、倒Y型气管支气管双分支一体化内支架等。

（1）管状内支架,用于治疗气管狭窄阻塞性病变,分为裸支架、部分覆膜支架和全覆膜支架三个亚型（图5-1-2）。裸支架用于治疗气管管腔外病变的外压性狭窄,部分覆膜与全覆膜支架用于治疗气管良性狭窄或腔道内肿瘤性狭窄。

管状内支架操作技术如下:

1）气管插管并气道造影,病人口腔置开口器,经开口器引入5F造影导管和0.035in水膜导丝,两者配合依次经口腔、咽腔、喉腔、进入气管、通过气管狭窄段,并经导管推入30%碘造影剂3ml行气道造影,再次确定气管狭窄阻塞的位置和长度。

2）球囊扩张,气管良性瘢痕性狭窄阻塞时进行球囊预扩张。交换置入0.035in金属加硬导丝,保留加强导丝,在加强导丝的引导下送入直径12~16mm的球囊至狭窄处,快速注入30%碘造影剂至球囊完全充盈,而后快速抽空球囊。

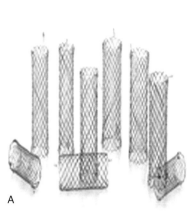
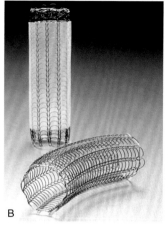
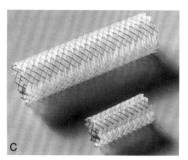

图 5-1-2 气管支架
A. 管状裸支架；B. 管状部分覆膜支架；C. 管状全覆膜支架

3）支架置入，球囊预扩张成形后，在加硬导丝的引导下送入直径大于正常气管直径 10%、长度大于病变 20~30mm 的内支架及其推送器至气管狭窄处，准确定位支架使支架跨越狭窄段 10~20mm 后释放支架，释放内支架总长度约 1/3 后，再次定位内支架，确定内支架远段跨越狭窄 10~15mm，嘱咐病人保持闭气，快速释放内支架其余部分。

4）造影复查，保留导丝，退出内支架推送器后，经导丝引入导管至内支架区域，经导管注入 30% 碘造影剂 3~5ml 行正位和左右斜位气管造影，观察内支架位置、膨胀率。必要时给予再扩张或排痰、止血等处理。

（2）L 型气管支气管分支内支架（图 5-1-3），用于治疗气管与主支气管的复合性狭窄阻塞性病变，分为裸支架、部分覆膜支架和全覆膜支架三个亚型。裸支架用于治疗气管主支气管管腔外病变的外压性狭窄，部分覆膜与全覆膜支架用于治疗气管主支气管良性狭窄或腔道内肿瘤性狭窄。"L"形气管主支气管分支内支架（专利名为：主支气管防滑脱内支架）

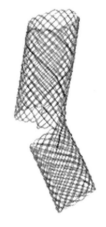

具有多个优点：①支架主体气管部对支架起到固定作用，防止支架分支部向气管部分移位；②气管部与支气管部连接区域为 180° 范围，置入位置满意后将避开隆凸，减轻刺激，降低移位率，减轻患者的不适感；③支架外侧壁附带金属标记，操作定位简单，易于准确释放；④支架置入技术与一般气道内支架置入技术相似，易于掌握。

L 型气管主支气管分支内支架操作技术如下：

1）气管与主支气管插管与造影，与气管内管状内支架类似，经口同法引入导丝导管至气管，并通过主支气管至下叶支气管，经导管造影证实气管与主支气管狭窄区，交换引入加强导丝至下叶支气管深部并牢固固定，退出导管。

2）引入内支架，沿导丝送入"L"形气道内支架及其推送器

图 5-1-3 L 型气管支气管分支内支架

套装,进入主支气管,调整内支架的 X 线标记(mark)点使其均位于病变一侧的气管、隆凸和主支气管外侧壁,使内支架分支部跨越左(右)主支气管狭窄段,内支架主体部固定在气管下段。

3)释放内支架,调整 L 型内支架主体部和分支部之间的开口对准对侧、即左(右)主支气管开口后缓慢释放支架分支部,释放 L 型内支架的分支部 1/2 长度时,再次定位确认内支架跨越狭窄段、避开对侧主支气管开口无误后,完全释放分支部,再接着释放主体部。

4)复查造影,然后细心退出支架推送器,防止钩挂内支架而移位。经导丝交换进入导管复查气道造影证实支架位置、扩张程度及双侧主支气管通畅情况。

(3)倒 Y 型气管支气管双分支一体化内支架(图 5-1-4),用于治疗气管、隆凸与主支气管的复合性狭窄阻塞性病变,分为裸支架、部分覆膜支架和全覆膜支架三个亚型。裸支架用于治疗气管、隆凸和主支气管管腔外病变的外压性狭窄,部分覆膜与全覆膜支架用于治疗气管、隆凸和主支气管良性狭窄或腔道内肿瘤性狭窄。

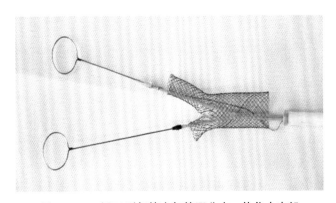

图 5-1-4　倒 Y 型气管支气管双分支一体化内支架

根据气管下段、隆凸区和双侧主支气管的倒"Y"字形解剖结构,国内韩新巍教授发明了倒"Y"形一体化自膨式金属内支架及其输送系统,置入倒"Y"形气道内支架能够完全解除隆凸区复合型气道狭窄,既符合气道解剖学结构,又满足了气道生理学要求,其独特的"Y"形内支架递送装置克服了传统输送系统的束缚,实现了支架捆绑式释放与推送式释放的良好结合,完成了"Y"形一体化双分支内支架的一次性装载、输送与释放。

倒"Y"形一体化内支架的优点有:①气道倒"Y"形一体化自膨式金属内支架治疗隆凸附近多发复合性气道狭窄,变多次多个管状支架置入为一次置入,极大简化了介入操作步骤;②气道倒"Y"形一体化自膨式金属内支架比管状、单分支状支架治疗隆凸区多发狭窄更加合乎解剖学要求;③支架主体部和分支部相连成一体,既不易滑脱和移位,又相互嵌合,便于呼吸和痰液排出;④对于隆凸附近气道多发狭窄者,能够一次性治愈,减少病人痛苦,降低医疗费用;⑤置入技术操作简单,易于定位和准确释放;⑥支架置入技术与一般气道内支架置入技术相似,专业介入医师易于掌握;⑦1 枚倒"Y"形内支架,可以代替 3 枚管状内支架或 2 枚单分支内支架,减少支架置入时间和次数,降低 X 线辐射和病人痛苦。

倒 Y 型一体化气管主支气管双分支内支架操作技术如下(图 5-1-5):

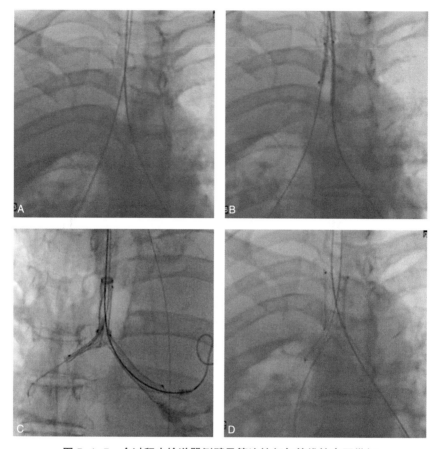

图 5-1-5　全过程中输送器侧臂导管连接氧气管维持高压供氧

1）气管与主支气管插管与造影，与 L 型气管支气管分支内支架类似，经口同法引入导丝导管至一侧下叶支气管，经导管造影证实气管、隆凸与主支气管狭窄区，交换引入加强导丝至下叶支气管深部并牢固固定，同法向对侧下叶支气管引入另一根加强导丝，标记左右侧两根导丝。

2）引入内支架套装，沿左右两侧的两根导丝，分别引入装载支架左右分支部的内支架推送器内芯。沿双导丝送入倒"Y"形一体化自膨式金属内支架和推送器至气管下段，旋转调整支架推送器位置使左右支架分支部与左右主支气管内的导丝相互平行、位于同侧，支架上黄金标记点位于气管和主支气管左右两侧缘。

3）释放内支架，牢固固定双导丝和推送器后手柄，回拉前手柄和外鞘管完全暴露支架的双侧分支部。透视下核对内支架的两侧分支位置无误，固定推送器前后手柄和加强导丝相对位置不变，沿导丝前推支架分支部分别引入左右主支气管内，当支架分叉部靠紧气管隆凸嵴时，整体性固定推送器，分别牵拉左右侧支架捆绑丝线释放支架分支部，影像证实内支架双分支位置正确。固定推送器后手柄，回拉前手柄和外鞘管释放支架气管部，至此倒"Y"形一体化自膨式金属内支架完全释放。

4）退出内支架推送器，透视下缓慢退出支架推送器，回撤推送器过程中注意避免钩挂内支架。保留导丝以备后续扩张、止血、吸痰等操作。

5）止血与吸痰，内支架置入后若见血性痰液，或大量咯血，多数为气道黏膜损伤，气道管壁组织渗血或小血管破裂出血，即刻经导丝交换引入导管，经导管局部喷射性注射1∶10 000~1∶1000的肾上腺素盐水2~3ml，收缩血管以快速止血。

大气道狭窄阻塞，深部细小支气管和肺泡内潴留大量痰液，随着气道开通，病人恢复深呼吸和咳嗽咳痰，会有痰液涌出至大气道内，此时会发现病人气道狭窄阻塞解除，血氧饱和度一度恢复至正常或接近正常水平（>90%），突然又下降至低下水平（<70%），可闻及水泡样呼吸啰音，应即刻经导丝向支气管深部引入吸痰管，反复抽吸左右两侧支气管内痰液，直至血氧饱和度接近正常。

4. 并发症及处理　并发症分为内支架置入手术中和手术后两大类。常见并发症包括：窒息、出血、纵隔与皮下气肿、气胸、气道分泌物堵塞、肉芽组织增生、胸痛、支架膨胀不全、支架移位、支架断裂、咽痛、声嘶等。

（1）窒息：隆凸区狭窄、气管与主支气管复合性狭窄术前就存在严重的缺氧，体内氧气储备严重不足，内支架置入的过程中插入18~24F（6~8mm直径）的内支架推送器会进一步阻塞气道，加重通气困难加剧缺氧。术前给患者静推10~20mg地塞米松（或甲泼尼龙30~60mg）减轻气道狭窄区病变组织水肿，提高气道通气率，操作前给予纯氧吸入提高患者体内氧气储备，使血氧饱和度达到100%，提高患者对缺氧的耐受能力。

手术操作台上还要备用合适型号的气管插管，一旦窒息发生，多表现为呼吸停止而心跳正常，即刻沿导丝气管插管辅助通气、高压吸氧、人工辅助呼吸促使自主呼吸恢复。

此后还要配合支气管插管吸痰，尽可能吸尽气道内潴留的痰液。

（2）出血：球囊扩张与内支架置入过程中难免对声门、隆凸区黏膜、或狭窄型病变造成不同程度的损伤。大多数患者痰中带血丝，不需处理；出血量大呈现鲜红血液时，经导管气道局部喷洒1∶10 000~1∶1000肾上腺素或凝血酶而止血，出血量大而气管局部及静脉使用止血药无效，应气管插管后急诊介入栓塞出血血管。

（3）纵隔与皮下气肿和气胸：极少数患者在支架置入或球囊扩张解除狭窄时隆凸气道破裂，可导致纵隔、皮下气肿，或者介入术中导丝位置过深，损伤肺泡和脏层胸膜导致气胸。一般卧床休息、吸氧后缓解，若气肿或气胸加重，必要时行覆膜气管内支架置入。

（4）气道分泌物堵塞：气管腔内分泌物阻塞常见于介入术后1周左右，隆凸区倒"Y"形内支架置入后，影响气管内皮纤毛的排痰功能，造成痰液潴留，久之在支架上形成痰痂，特别是气管覆膜支架置入后易出现痰液潴留，导致气道狭窄和复发性呼吸困难。床边气管支气管插管、或支气管镜及时清除气道内分泌物和痰痂即可缓解。必要时定期（1~2天）气管内插管抽吸痰液。

（5）肉芽组织增生：这是良性气管狭窄内支架介入治疗最常见的并发症，气管支气管支架置入后对气道黏膜的物理性摩擦刺激，内皮细胞过度增生。裸支架置入后均伴有不同程度的肉芽组织增生，覆膜支架较少。当肉芽组织增生阻塞气管引起呼吸困难时须处理，可采用高频电刀、氩气刀、激光对增生肉芽组织进行烧灼切割，或进行冷冻治疗以抑制肉芽组织的增生。

目前国内外学者正致力于开发新型内支架材料。新型支架编织技术提高气管内支架的生物相容性,减少肉芽组织增生;还有学者正在研发药物涂层内支架,以减少对内皮细胞的刺激与过度增生;研究可降解气管内支架,在内支架起到作用后自行降解,避免了气管内支架的长期植入,以及肉芽组织的增生。

(6)胸痛:术中、术后胸痛与球囊扩张、支架置入等介入治疗刺激、扩张、撕裂气管壁有关,一般疼痛较轻微,无需特殊处理,疼痛明显者可口服止痛药,或气道雾化液内加入利多卡因等局麻药以有效止痛。

(7)支架膨胀不全:支架膨胀不全是由于金属内支架支撑力不足以抵抗气管、隆凸区、主支气管区瘢痕组织或肿瘤组织的收缩力,在支架放置后不能完全膨胀,常见于瘢痕挛缩所致的气道狭窄,良性瘢痕性气管狭窄通常应在支架置入前采用高压球囊进行必要的扩张,以便支架置入后可获得足够大的直径便于内支架推送器顺利退出,如果在支架置入后发现支架未能充分膨胀,观察 1~3 天后仍不能完全膨胀者,在支架腔内实施高压球囊后扩张使支架充分膨胀。

(8)支架移位:置入过程中定位不准、或者置入后剧烈咳嗽是内支架移位的主要原因,需及时调整支架位置或取出后重新置入。支架移位与气管狭窄部位好转、支架与气管壁组织间膨胀力下降或支架规格型号选择不当有关。一旦怀疑支架移位,应立即 DSA 透视或行胸部 MSCT、支气管镜检查,如发现支架移位应调整支架位置或支架取出后更换新的支架。

(9)支架断裂:记忆合金编织型支架断裂是极少见的并发症。支架断裂与患者反复剧烈咳嗽时气管平滑肌的强力收缩引起金属内支架的金属丝产生疲劳性断裂有关,一般发生在内支架置入后支架未完全内皮化阶段。一旦发生支架断裂、解体,应尽可能将支架取出,减轻病人担忧,也避免损伤周围组织而引起不必要的并发症。

(10)咽痛、声嘶:内支架置入过程中,器械反复进出对咽喉、声门局部的刺激所致,雾化吸入或休息几天即可缓解,一般无需特殊处理。作者也正在研究适用于气道的、类似建立血管通路的血管鞘管一样的"气管鞘管",一次性经口腔至气管插入气管鞘管,建立经口腔至气管的操作通路,即可避免反复器械进出对咽喉和气管的损伤性刺激。

5. 疗效评价　呼吸道严重狭窄、急性阻塞介入治疗成功的评价极为容易。

临床观察呼吸困难症状完全消失,病人由呼吸急促到呼吸平稳;呼吸频率快速(30 次 /min)恢复到正常(15 次 /min),心率快速(>100 次 /min)下降到正常(60~100 次 /min)。血氧饱和度由低下(70% 以下)上升到正常(100%)。

若气道内支架置入后一定时期,出现复发性呼吸困难,一定是气道再狭窄或再阻塞,应及时诊断原因,并迅速处理。痰液潴留者吸痰或排痰,内皮细胞过度增生者物理消融,内支架移位者调整或再次置入。

(韩新巍　蒋　天　任克伟)

【参考文献】

1. 郭建海,杨仁杰.气管狭窄及其介入治疗.介入放射学杂志,2009,18(1):77-79

2. 徐志宏,盛冬生,黄乃祥,等.气管支架植入治疗恶性气管狭窄的临床研究.实用放射学杂志,2014,30(10):1753-1754

3. Tanigawa N, Kariya S, Komemushi A, et al. Metallic stent placement for malignant airway stenosis. Minimally Invasive Therapy & Allied Technologies Mitat Official Journal of the Society for Minimally Invasive Therapy, 2012, 21(2):108-112

4. 杨瑞民,吴刚,韩新巍,等.新型Y形支架输送释放系统治疗气管隆凸区域狭窄的临床初步应用.中华放射学杂志,2007,41(9):965-969

5. 韩新巍,吴刚,马骥,等.气道倒Y型一体化自膨胀式金属内支架的递送技术研究和初步临床应用.介入放射学杂志,2007,16(2):92-94

6. 李宗明,路慧彬,任克伟,等.透视下气管管状金属内支架取出45例的临床分析.介入放射学杂志,2017,26(1):40-43

7. 韩新巍,气道疾病介入治疗与研究进展.郑州大学出版社,2017

第二节　消化道梗阻及瘘

一、消化道梗阻

【概述】

消化道梗阻是常见的临床急症之一,其原因可以是机械性通过障碍,如肿瘤堵塞、肠管受压、肠管成角或扭曲以及炎症修复导致的消化管内径缩窄,也可以是胃肠道动力异常如各种原因导致的炎症性、麻痹性胃肠梗阻。其中以肿瘤继发胃肠道梗阻为多见,常见肿瘤有食管癌、胃癌、结直肠癌、胰腺癌、卵巢癌或其他腹盆腔原发或转移瘤,及其术后复发肿瘤。此类患者因瘤种不同、梗阻位置和程度不同、治疗方法多样而尚无统一标准。由于该类患者往往已是晚期,很多又是高龄或伴有其他合并症而失去手术机会,因而临床治疗的目标是缓解症状,提高生存质量。除了内科胃肠减压、对症治疗和营养支持外,多种介入微创技术可以干预,有效地改善生活质量,甚至延长患者生存期。

【临床表现】

梗阻的部位不同临床表现不一,食管梗阻主要表现为进食困难,胃肠道梗阻主要表现有包括恶心、呕吐、腹痛、腹胀、排便排气消失等,其临床表现与肠梗阻部位及程度相关。主要体征:可以显示腹部因肠胀气而膨隆,触诊一般无肌卫,部分可有压痛,叩诊呈鼓音;或可见肠型蠕动波,腹部触诊有柔韧感,程度不均,肠鸣音亢进,有气过水声和金属音;有反跳痛提示腹膜炎,要结合临床及化验,排除可能的肠坏死及穿孔;当单纯性肠梗阻转化为绞窄性肠梗阻时,腹痛性质由阵发性转化为持续性,或呈持续性发作阵发性加重,并且逐步出现腹部压痛和腹肌紧张等腹膜刺激征象。

【诊断】

1. 临床表现诊断要点　消化道梗阻共有的病理变化是消化道内容物通过障碍,食管梗阻的典型症状为吞咽困难,吞咽时伴有疼痛感,部分患者出现体重减轻。胃肠道梗阻的典型症状可概括为进食困难、腹痛、呕吐、腹胀、停止排气排便,即"痛、吐、胀、闭"四大临床症状。胃肠道梗阻的腹部查体可见腹胀、肠型、蠕动波或非对称性隆起,肠鸣音亢进、减弱或消失,可听到气过水音或高调金属音,如出现绞窄或穿孔时,可有腹膜炎的表现。

2. 影像学检查

（1）食管梗阻

1）食管钡餐:可明确梗阻部位和程度,通过观察有无龛影、黏膜皱襞有无增粗、有无充盈缺损以及管壁有无僵硬等表现可进行良恶性的初步鉴别。

2）胸部CT(平扫+增强)扫描:随着多排螺旋CT(MSCT)扫描技术的不断发展和临床上的广泛应用,CT在消化道梗阻诊断方面越来越体现出其临床价值。胸部CT可发现食管壁有无增厚,一般认为厚度超过5mm被认为有异常。食管癌患者的食管壁通常为非对称性增厚。CT还可判断邻近脏器有无受侵犯、淋巴结有无转移等。

（2）胃肠道梗阻

1）腹部X线:立卧位平片检查可见肠腔明显扩张和多个液平面,根据肠腔扩张的位置可以初步判断梗阻的部位。

2）腹部CT(平扫+增强)扫描:CT在明确梗阻部位、病因及判断有无肠绞窄等方面有着显著地优越性,可显示腹部X线片及消化道钡餐造影所无法显示的肠壁、肠腔外、肠系膜及腹腔内间隙等情况,有更高的敏感性和准确性。其病因诊断符合率可达90%~95%,尤其适用于老年重症患者的诊断,特别是一些不宜或无法行钡剂灌肠或肠镜检查的结肠梗阻患者。

3）消化道造影(口服、导管、鼻肠管、肛管碘水造影):可发现机械性梗阻的梗阻段。很多情况下,还能通过导管导丝技术了解梗阻段长度,或插过梗阻段置入营养管,临时缓解肠梗阻。

3. 消化内镜检查　可判断梗阻部位和程度,但有时严重的梗阻内镜可能不能通过,因此无法判断病变长度和范围。内镜的优势在于可以活检取得组织行病理学检查确诊,超声内镜可了解病变的浸润程度等。

【治疗原则】

消化道梗阻的治疗除了营养支持和对症治疗外,最重要的治疗是胃肠减压、解除梗阻治疗。对于晚期肿瘤并发消化道梗阻总原则是个体化姑息治疗,目标是改善患者生存质量。

对于经过严格筛选的适当患者,手术治疗可以缓解症状、提高生活质量和延长生存时间。但对于不适合手术的患者,手术不但没有治疗作用,反而会给患者带来额外的痛苦和负担。有研究显示,对于肿瘤并发消化道梗阻患者手术治疗的症状缓解率为42%~85%,并发症发生率为9%~90%,死亡率为9%~40%,复发率为10%~50%。因此,除了胃肠道坏死、穿孔、腹膜炎等情况外,手术的应用并不多。对于胃出口、小肠、大肠等部位的梗阻均可能通过放置支架来解除。对比金属支架和手术解除胃出口梗阻的临床研究表明,两者技术成功率相近(支架组:手术组=96%:100%),但是支架组的临床成功率(93%)显著高于手术组(56%),平均住院日、手术并发症和住院30日死亡率均显著下降。

目前,介入治疗已在消化道梗阻的治疗方面获得了较广的应用,主要包括胃肠道减压术和消化道支架置入术。胃肠道减压术又包括肠梗阻导管引流术和经皮穿刺肠腔抽吸术。

【介入治疗】

(一)肠梗阻导管引流术

恶性肠梗阻的主要病理生理改变为肠内气体和液体潴留、电解质丢失、感染和毒血症。一旦确诊恶性肠梗阻,胃肠减压是首要任务。对于胃幽门梗阻和高位小肠梗阻,普通胃肠减压管就能达到减压的目的。但对于空肠及以下的肠梗阻,普通胃肠减压管长度有限而无法到达。目前,肠梗阻导管在小肠及结直肠梗阻中已经广泛应用于临床。

1. 适应证　①经鼻引流适应证:急性小肠梗阻,尤其是术后粘连性小肠梗阻,可以行经鼻肠梗阻导管直接减压诊断、治疗;需手术治疗的粘连严重的肠梗阻;术中经肠梗阻导管行肠排列,防止术后复发;②经肛引流适应证:大肠癌所致急性大肠梗阻,特别是横结肠到直肠的梗阻,避免肠造口后行二期吻合手术,实现一期切除吻合术以及预防术后并发症;③肿瘤肠系膜广泛种植所致恶性粘连性肠梗阻。

2. 禁忌证　术前影像学或内镜检查明确幽门、结肠严重狭窄或闭塞,肠梗阻导管不能通过者。

3. 治疗方法

(1)引流器械:肠梗阻导管分为鼻肠管和肛肠管两种,前者经鼻引流,后者经肛门引流。

1)鼻肠管套件包括鼻肠管和导丝:鼻肠管为长3m的纯硅胶导管,前端为含不锈钢球的念珠状前导子,不透X线,便于观察、操作。导管为单气囊或双气囊。鼻肠管由前导子、前气囊、后气囊、导管主体、分歧部、前气囊阀、单向阀、后气囊阀、补气口、引流管接头、封止塞、竹节接头、固定器及螺旋盖等主要结构组成(图5-2-1)。在操作过程中,前气囊通过Treitz韧带后打开,导管便可随着小肠蠕动不断地前行,并且不断地吸引肠内容物,直至梗阻的上部,后气囊可对小肠进行选择性造影;有补气孔,提高了吸引效率。

2)肛肠管结构相对简单,由导管侧孔、水囊、导管主体、水囊注水阀、补气口、引流管接头等主要结构组成(图5-2-2)。

3)导丝:亲水性导丝结构为一根导丝,外涂亲水涂层,包装时,外有护套插管保护,导丝长度为3.5m。如为弹簧导丝结构为一根导丝,外涂特氟伦涂层。

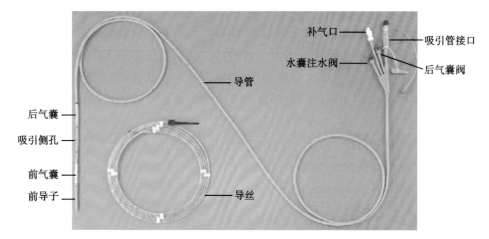

图 5-2-1　经鼻肠梗阻导管

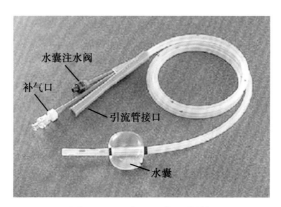

图 5-2-2　经肛肠梗阻导管

（2）术前准备

1）用品准备：消毒手套、治疗盘（碘伏、酒精、棉签、局麻药）、注射器、生理盐水。

2）患者准备：提前 3~5 天胃管引流，以充分引流胃内容物，使胃腔回缩；向患者说明插入肠梗阻导管的必要性、操作方式方法，消除不必要的顾虑。

3）鼻肠管准备：由护套摘下前端插管，确认导丝头部是否有弯曲；由护套的后部用注射器向护套内腔注满生理盐水。

（3）操作步骤（以经鼻插入小肠引流管为例）

1）插入鼻肠管前，应通过鼻胃管充分引流吸出胃内容物，以利于方便通过幽门操作及防止呕吐使前气囊返回胃内。将鼻肠管内腔（由吸引口前端侧孔）加满生理盐水。然后将带内塞的接头接到鼻肠管吸引口上。将利多卡因胶浆适量涂抹于鼻肠管前端部分。

2）导管插入胃内后，将导丝由带内塞接头的螺旋封头处插入鼻肠管。期间每间隔 10min 向可旋紧带内塞接头的螺旋封头入水口处注入 20ml 生理盐水。

3）在透视状态下，以仰卧位 – 左前斜位姿势，使导管前端朝向胃大弯部（图 5-2-3）。

转向右侧位,使鼻肠管前导子朝向幽门,在这种状态下,使导丝比前导子前端先行,确认导丝通过幽门。鼻肠管前端通过幽门后,将导丝由鼻肠管中回抽5cm左右,然后将导管向前送入5cm,反复此过程,将肠梗阻导管尽可能插入小肠,直至梗阻部。

4）决定留置位置后,向前气囊内注入无菌蒸馏水10~15ml（图5-2-4）。

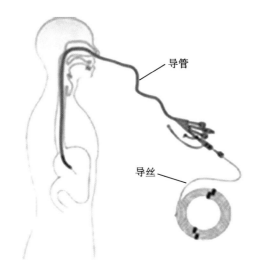

图 5-2-3　导管经鼻插入胃内

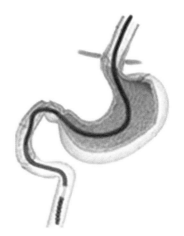

图 5-2-4　导管插入十二指肠水平段
以远,充盈前气囊

5）拔出导丝,继续将鼻肠管向胃内送入,使其在胃内呈松弛状态。确认鼻肠管侧孔部分确实进入肠管内。前气囊会由于肠蠕动运动被送至梗阻部位,并在此部位进行减压与吸引（图5-2-5）。

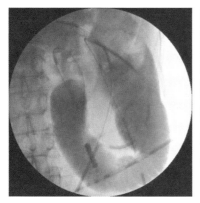
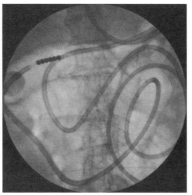
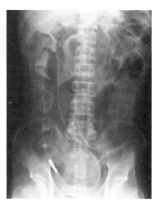

图 5-2-5　拔出导丝,继续将鼻肠管向胃内送入,
使其在胃内呈松弛状态

6）导管到达梗阻部位后,进行造影检查,了解梗阻部位情况。

（4）术后管理:导管由于肠蠕动运动被送至梗阻部位期间,可使用吸引器或手动,进行间断吸引或持续低压吸引,要适时确认导管处于开通状态。低压持续吸引时适当的吸引压力为: −25~−10cmH₂O。记录每日引流量,复查透视了解导管的位置变化及状态,了解肠扩张缓解情况。

（5）拔管方法:抽出前气囊内的生理盐水即可将导管慢慢拔出。

（6）注意事项

1）鼻肠管注入接头为聚氯乙烯材料,脂溶性药物可能会使其中成分溶出,使用时要注意。

2）导管是以经鼻插入为前提设计,不要插入或留置于鼻以外的其他部位。

3）鼻肠管内腔可能会由于肠管内容物堵塞。留置过程要注意确认内腔的状态。如发生堵塞,用微温水冲洗。

4）减压过程中如果人为堵塞补气口,会无法进行减压和吸引。

5）插入肠梗阻导管后,一周一次定量更换前气囊内灭菌蒸馏水。更换时,将前气囊内的灭菌蒸馏水全部抽出,按指定量再次注入以充盈前气囊。留置过程中时刻注意管理前气囊状态。

6）勉强插入可能会造成组织损伤,插入困难时要中止操作。

7）不能用钳子等物品用力夹持导管,可能会切断导管或引起内腔堵塞。

8）采用间断负压吸引方法,以防肠穿孔和坏死。

9）治疗过程中,应注意病情变化,警惕肠绞窄的可能。

10）为了有助于解决梗阻,应尽可能直接在肠梗阻上部进行减压,并通过肠导管注入中药、植物油等,可直接作用于梗阻上部。

4. 并发症及处理

（1）引流管插入过程并发症。在引流管插入过程中,导丝前端有可能造成食管、十二指肠、结肠穿孔和损伤。以及由于出血、穿孔造成的腹腔内感染、压迫肠管发生溃疡。避免方法主要是操作轻柔,一旦发生需外科处理。

（2）引流减压时并发症。减压时由于吸引负压过大,肠壁组织有可能被吸入引流管的侧孔,造成缺血坏死。预防措施是间歇性负压吸引。

5. 疗效评价　腹痛、腹胀、恶心、呕吐等临床症状消失或缓解,恢复自主排气排便,腹部无压痛,肠鸣音恢复正常,腹部立卧位 X 线平片显示液气平面消失,肠管扩张缓解。

（二）经皮穿刺肠腔抽吸术

经皮肠腔穿刺抽吸术是一种较新的减压方法。国内较早开展的是上海市同仁医院的茅爱武教授。由于该技术风险大,存在一定的争议,因而直到近几年才有少量报道。在传统规范中,腹部穿刺进入肠腔,原本是技术并发症,甚至是事故,更不可能想象去故意穿刺肠腔。然而,如果考虑周全,方法得当,该技术的安全性还是有保障的。目前,该技术还是作为胃肠道导管减压术失败的补救措施,或急诊重度肠扩张有肠破裂风险又没有外科手术指征情况下的紧急处理。其技术性较强,风险较大,适合于对导管技术较为娴熟,并对胃肠道各种并发症的处理较有经验的医师。该技术的目的就是肠道立即减压,以防自发性破裂。

经皮肠腔穿刺抽吸术目前还是定位于临时的紧急减压治疗。由于肠腔扩张可导致肠壁平滑肌过度拉伸而失去收缩能力,肠内高压又可导致肠壁血供不良,因高压扩张而失去弹性和蠕动的肠段仅仅因为折叠便可造成机械性梗阻,这些诸多的原因最终可使原本并不严重的肠梗阻"阻上加阻"。对于这样的患者,在没有外科手术指征的情况下,穿刺抽吸术也就成了唯一的可以紧急挽救措施。我们观察了经皮肠穿刺减压在 52 例难治性恶性小肠梗阻患者姑息治疗作用,肠穿刺减压治疗前后患者恶心呕吐、腹胀、腹痛症状明显缓解(81.6% vs 26.5%;100% vs 8.2%;85.7% vs 46.9%),经穿刺减压后联合鼻肠管放置、局部动脉灌注化疗等综合治疗后总体缓解率为 94.2%(49/52),术后 1 个月随访期间未见与穿刺相关的 3~4 级严重的并发症。

1. 适应证　目前肠穿刺技术的前提还是外科手术和支架治疗无适应证者。

(1)经鼻或经肛门肠道引流管引流失败,或引流管未及处的肠梗阻伴高度肠扩张。

(2)闭祥性小肠梗阻伴高度肠扩张。

(3)临床上腹胀、腹痛和肠型明显,影像学提示梗阻段肠腔充气明显,液平存在且以积气超过积液体积一半以上,疑有肠腔破裂风险。

2. 禁忌证

(1)因肠系膜动脉栓塞或肠系膜动、静脉血栓形成引起的小肠梗阻。

(2)严重凝血功能障碍经内科治疗仍无改善。

(3)存在门脉高压,食管、胃底重度静脉曲张出血期。

(4)存在肠坏死者,或肠梗阻并发腹腔感染及脓肿者。

(5)严重肝、肾、心、肺功能衰竭者。

(6)任何有降低肠腔压力的其他成熟治疗方法可行者。

3. 治疗方法

(1)设备器械

1)X 线透视引导设备、数字胃肠机或 C 型臂 DSA 设备。

2)器械准备主要是心包穿刺针,或胆道穿刺针,或 18G 以上的细针。

(2)术前准备

1)腹部立卧位平片、腹部 CT 扫描以明确适应证。

2)向患者或家属知情告知,并由患者或家属签署知情同意书。

3)用品准备:消毒手套、治疗盘(碘伏、酒精、棉签、局麻药)、注射器、生理盐水,可以包括适量的庆大霉素等。

(3)操作步骤(图 5-2-6)

1)患者取仰卧位,在 C 型臂 DSA 或 X 线透视设备正侧位透视定位下,找到高度扩张充气的肠管,侧位了解其与腹壁的距离,明确穿刺点和穿刺深度。

2)于穿刺点消毒,局麻下在腹部正位透视显示积气肠段的腹壁表面,用心包穿刺针外接注射器,穿刺扩张并积气的肠腔。

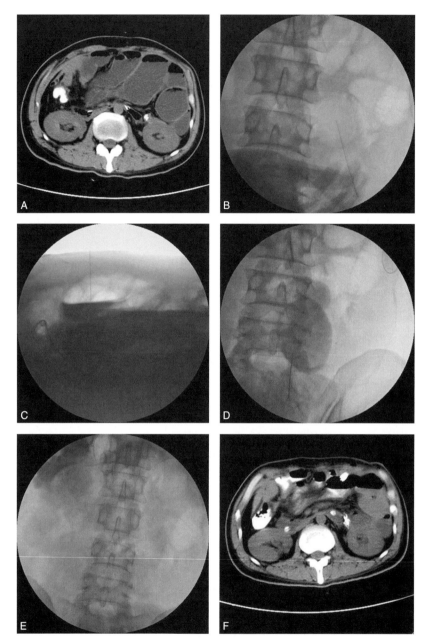

图 5-2-6 经皮穿刺肠腔抽吸术操作步骤

3）穿刺到位后留置针头，以注射器连续抽吸肠腔内的气体和液体，直至 X 线透视下积气明显减少，扩张肠段基本恢复正常宽度。气体和液体抽吸完毕，即可认为肠腔即刻得到了减压。

4）充分减压后，注入少量造影剂行肠段造影，了解肠段的梗阻情况。同时也可以注入少量庆大霉素。

5）如遇多段闭袢性肠梗阻，则需逐段逐段穿刺抽吸减压，直至所有扩张肠段扩张解除，患者自诉腹胀和腹痛明显缓解。

（4）术后处理

1）抽气抽液完成后拔出注射针头，嘱患者平卧 2h。术后常规给予抗感染治疗，给予生长抑素减少肠液分泌。

2）穿刺抽吸减压后，肠壁的血供状况和肠壁张力能得到改善，这为鼻肠管的置入提供条件。因此可根据症状缓解情况决定进一步行鼻肠管置入、局部动脉灌注化疗等后续治疗。

3）必要时可多次肠穿刺减压治疗。事实上，很多患者需要多次穿刺减压。间隔时间因人而异，与患者原有肠梗阻的情况、肿瘤的控制情况、伴随治疗的得当与否及后续治疗的疗效有关。

4）穿刺减压后立即行 CT 平扫，查看是否还有高风险肠段，尤其是积液较多积气较少的肠段。如果有则再次穿刺抽吸。

（5）置管问题：肠穿刺置管的研究在国外有少量报道，主要集中在经皮小肠造口术的应用上，临床上主要作为不能进食患者的长期肠内营养供给通道，大部分在超声引导下操作，但也有直接肠穿刺的文献报道。目前出于最为稳妥的考虑，我们提倡一次性穿刺减压，不提倡留置导管，因为这样有利于肠壁穿刺针眼的及时愈合，减少肠瘘的发生。众所周知，小肠壁很薄，肠内又有细菌，较粗的导管和较长时间的留置会造成无法自行愈合的瘘口。而且肠道的位置会随着肠蠕动而变化，很难与腹壁相对固定。有人将胃造瘘技术引用于此，这有待探讨。原因一是肠壁比胃壁薄得多，较难保证造瘘口强韧有力；二是小肠恶性梗阻往往不是部位单一的梗阻，不然外科手术即可解决，固定开放一个部位的小肠大多不能解决根本问题。

（6）注意事项：①影像诊断定位很重要，尤其是对于肠内积液较多积气较少的患者。该类患者超声与 X 线双重引导将很有帮助。术中肠道造影也能有助于观察积液较多的肠管；②穿刺肠腔后务必做到彻底减压，千万不能在肠腔尚处于高压的状态下拔出针头，一针下去不到抽尽不拔针；③当抽取物较为黏稠时，可以用生理盐水加少量抗生素进行冲洗稀释，然后反复抽吸；④抽吸过程中和抽吸后 2h 内嘱患者平卧尽可能少活动，以免抽空肠段在针眼愈合前再次出现高压；⑤在抽吸不够理想的情况下，不求一次性全腹部彻底减压，但求高风险肠段紧急减压；宁可待针眼愈合后再次抽吸。

4. 并发症及处理

（1）肠瘘及腹膜炎：可因穿刺点愈合不全或感染，肠腔内反复高压，以及留置导管不当造成。处理则主要是肠腔减压、抗感染治疗和腹腔灌洗。必要时行外科修补。

（2）腹腔血管神经损伤：发生率较低，与操作手法有关。但由于该技术所用穿刺针很细，且在影像技术引导下，穿刺深度有限，故一般不严重。如果发生腹腔活动性出血，则需栓塞治疗。

（3）穿刺点肿瘤转移：对于腹腔广泛转移的恶性肠梗阻患者，穿刺点转移很难完全避免。

（4）穿刺点腹水外渗：一般一次性穿刺抽吸治疗，腹水外渗的概率极低，而留置导管的话则容易发生。处理方面只能定期更换穿刺点。

（三）消化道支架置入术

消化道支架的植入主要应用于恶性消化道梗阻。应用在良性狭窄方面主要是用于治疗顽固性食管狭窄，而应用于顽固性的胃肠道梗阻，目前仅见少量报道。对于恶性食管狭窄，目前推荐应用部分覆膜支架或全覆膜支架，因为可以延长支架通畅时间，提高患者生存质量。对于良性食管狭窄，推荐应用全覆膜支架，因为取出方便。对于恶性胃肠道梗阻，覆膜支架和裸支架各有利弊：覆膜支架通畅时间更长，但支架容易移位，裸支架的特性和其正好相反。因而，部分覆膜支架是一种适宜的选择。

1. 食管梗阻支架植入

（1）适应证：①不能手术切除的食管肿瘤；②病人拒绝或不能耐受外科手术的食管肿瘤；③在手术或者放疗之前需要加强营养支持治疗的食管肿瘤病人；④由于肿瘤引起的食管气管瘘；⑤反复球囊扩张无效的良性顽固性食管狭窄。

（2）禁忌证：支架治疗适应证较为广泛，没有绝对禁忌证。下列情况被认为是相对禁忌证：不能够控制的出血体质；生存时间有限的严重疾病患者；严重的声带麻痹；多处狭窄梗阻，如腹膜种植；食管胸腔胃瘘；过于长的食管病变；合并有食管纵隔瘘者不可直接放置支架，尤其是合并明显感染者；近期放疗之后的严重食管狭窄患者（容易引起穿孔、出血、窒息）；高位食管病变（尤其是高位瘘的病变，应用覆膜支架堵瘘成功率低，患者在做吞咽动作时，颈段食管前后移动幅度很大，应用收口支架贴壁不良，杯口支架对食管壁刺激很大，病人不能够耐受。

（3）治疗方法

1）术前准备：①全面了解病人病情：包括现病史、治疗史、体检、影像学检查、实验室检查等。主诉往往是支架置入术需解决的问题。通过对治疗史的了解，可避免简单的重复治疗和利于制定新的治疗方案。影像学检查是确认是否支架置入术适应证的最重要依据。实验室检查对术后可能出现的并发症的判断和推测有重要意义；②对焦虑者在术前半小时肌内注射地西泮 10mg。654-2 10mg 肌内注射。术前禁食、除去义齿；③对于食管气管瘘、食管纵隔瘘的病人术前 4~6h 应给予禁食水，食管近端滞留液体多者，可用胃管将其吸出；④对于有严重瘘的患者，给予充分的抗感染之后放置支架，否则可能形成顽固性的感染；⑤多数病人在就诊时存在恶病质、水电解质平衡紊乱、脱水、贫血、低蛋白血症，术前酌情给予补充电解质，纠正脱水、贫血、低蛋白血症。

2）操作过程：支架的放置方法可分为，内镜下支架放置和 X 线监视下放置两种方法。这里只介绍 X 线监视下放置方法：1% 利多卡因咽部常规喷雾麻醉，在透视下让病人口服少量对比剂观察狭窄范围，在相当于狭窄位置的体表做标记，采用左前斜位或仰卧位透视图像最清楚，让病人颈部伸直在导管的辅助下插入 0.035in 导丝至胃腔，利用导管和导丝的配合测量病变的长度，之后把导丝留在胃腔；用石蜡油把支架润滑之后装入推送器，在导丝的引导下把支架送到超过病变的远端位置，如果病变狭窄严重的则先行球囊扩张,在透视下固定内芯缓慢退出套管,让支架在病变部位自由膨胀,然后,退出导丝和推送装置。接下来给病人进行造影或一天以后造影了解支架膨胀情况,判断是否有穿孔。

（4）并发症及处理

1）支架移位:发生率是4%~14%,覆膜支架放置之后发生移位的最多,良性病变支架治疗之后也常常发生移位,特别是贲门处放置支架容易滑入胃腔,病变过硬,放置位置不妥,进食过早,支架选择不当等因素均可导致支架移位。支架滑入胃腔不需要紧急处理,支架可以通过肛门排出体外,支架可以在胃腔中停留很长时间不引起任何症状,有个别报道引起疼痛、溃疡和梗阻的。药物治疗可以参照下面反流性食管炎的处理。

2）出血:支架放置之后发生出血是0~19%,放疗之后放置食管支架最容易发生出血,出血体质、支架两端过度刺激也是引起出血的常见因素。少量的出血可以给予1∶10 000的肾上腺素盐水口服,严重者可静脉应用止血药,必要时输血治疗。

3）支架术后穿孔:发生率是0~7%,引起穿孔的主要原因有支架两端过度刺激、贲门支架位置不当、肿瘤浸润生长局部组织坏死破溃,支架放置过程中操作不当也可导致食管穿孔,放疗之后食管壁僵硬脆弱容易发生穿孔。一旦发现食管穿孔,要考虑支架位置调整或重新放置支架。有穿孔征象的病人要禁食水,给予抗炎支持治疗,待穿孔愈合或被支架封堵之后才允许进食水。

4）再梗阻:可能是因为肉芽组织增生、肿瘤过度生长、支架与连接的食管成角引起的,也可能是由于食物团块阻塞支架,有学者统计肉芽组织增生发生率是0~13%。食物团块阻塞可以利用球囊导管把食物推送到胃腔,肉芽组织增生和肿瘤的过度生长可以发生在支架的近端也可以发生在支架的远端,无论远端或近端都可以通过支架取出或再放置支架来解决梗阻问题。目前还没有发现能够明显抑制肉芽组织增生的有效药物。

5）压迫气管:食管支架放置之后压迫气管支气管引起狭窄的发生率是0~6%,呼吸困难严重的可以通过放置气管支气管支架来解决这个问题。国内茅爱武教授、韩新巍教授通过放置‘Y’型气管支架收到很好的效果。支架治疗放置之后出现呼吸困难,除了气管支架治疗外,可以给患者静脉用喘定、氨茶碱等平喘药物。另外还可出现声音嘶哑（喉返神经受压）等。

6）反流性食管炎:放置低位食管支架或贲门支架后可能引起反流性食管炎,病人饱食后3~4h采取头部30°卧位睡眠可以明显改善反流症状。抗酸药物和胃肠动力药物对于缓解反流症状是有效的。

7）纵隔脓肿:食管纵隔瘘的病人如果未经彻底抗炎治疗,直接放置支架可能导致纵隔脓肿,如果处理不当将危及病人生命。对于合并食管纵隔瘘的病人除了术前的抗感染治疗外,术后一定要抗感染一周左右,具体用药见术前抗感染。

（5）疗效评价（下同）

1）达到下述标准可视为支架置入技术操作成功:①支架被送入狭窄部位成功自输送器

释放；②支架主体跨越病变狭窄段两端；③除因支撑力因素外无其他原因致支架不能有效扩张。

2）临床评价指标：患者可正常进食和排便，碘水造影提示食管狭窄改善，无梗阻征象。

2. 胃十二指肠梗阻支架植入

（1）适应证：恶性肿瘤浸润、压迫引起十二指肠管腔狭窄闭塞而造成进食障碍；胃及十二指肠恶性肿瘤合并胃肠道周围脏器瘘；胃及十二指肠周围脏器肿瘤压迫或侵犯胃肠道；外科手术后吻合口狭窄等；外科手术前过渡期的姑息性治疗。

（2）禁忌证：肠管的内支架治疗并无绝对禁忌证，下述情况为相对禁忌证。①狭窄不全梗阻，狭窄段尚有 5mm 以上孔径的通道。②胃部病变，食管胃底静脉曲张出血期，急性炎症或溃疡活动期。③有严重的出血倾向或凝血功能障碍。④严重的心、肺功能衰竭，或重度恶病质病人。⑤疑有小肠广泛粘连梗阻，或同时存在低位肠梗阻。⑥肿瘤肠系膜广泛种植所致恶性粘连性肠梗阻。

（3）治疗方法

1）术前准备：①术前 12h 禁食、禁水，术前肌注镇静剂和山莨菪碱；对于胃扩张明显患者，可术前行胃肠减压；②对症处理，包括：营养支持，纠正水、电解质紊乱，肿瘤病因治疗，腹腔减压（腹水引流、导尿），以及冲洗和消毒瘘道等；③知情告知：向患者解释造影过程，解除患者顾虑，并签署知情同意书。

2）操作步骤（图 5-2-7）

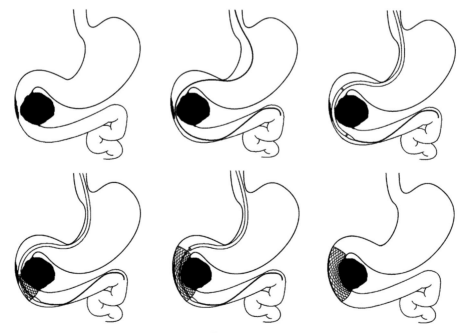

图 5-2-7　胃十二指肠梗阻支架植入操作步骤

3）术后处理：十二指肠内支架治疗术后一般不需做特别处理，只给适当抗感染、止血等预防性治疗即可。在明确梗阻已解除，患者一般状态明显改善，并观察 2h 无异常后，即可进流食，以后循序进食固体食物。

4）注意事项：①十二指肠梗阻治疗中，胃扩张经常成为导丝导管过幽门及支撑的障碍。故术前充分的胃肠减压有利于胃腔恢复正常的解剖特点，有利于支架放置过程的顺利。必要时可以通过内镜技术来输送导丝过幽门；②肠梗阻患者胃肠道造影应避免使用钡剂，而应使用碘造影剂。

（4）并发症及处理

1）肠道出血：通常为操作时轻微的十二指肠黏膜损伤或肿瘤组织被擦破引起，一般出血量较少无需处理，支架放置后对肠壁也具有压迫作用。出血量较大则可使用止血剂或经内镜在出血点表面喷洒凝血酶等。远期出血易发生于支架置入 2 周后，与支架柔顺性差、喇叭口与肠壁成角、喇叭口端缘锐利以及使用带芒刺的支架有关。此时，可经原支架再套入柔顺性好、管径略粗、长度较长、喇叭口端缘光整的支架，并使支架端口超过原支架与正常肠管顺应相连。

2）十二指肠破裂穿孔：一般不易发生。但若经验不足又手法过重，则可引起肠壁破裂；也可因导引钢丝太软不能引导推送系统越过肠曲锐角而使推送器尖端顶破肠壁。因此，操作需在 X 线严密监视下，手法轻柔，必要时用小肠镜及输送支架，遇有阻力时及时回撤调整方位、避免强行推送，是防止发生肠穿孔的关键。一旦发生肠壁破裂穿孔，应立即撤除器械终止操作，留置胃肠减压，并加强抗感染治疗，必要时应行剖腹修补。

3）腹腔内出血：晚期肿瘤至肠梗阻时常与周围组织浸润粘连使其位置固定移动度减少，因受支架推送系统的推移可使肠壁与粘连组织撕脱而引起腹腔内出血。若支架放置后数小时内出现不明原因的腹痛、腹胀及腰酸等症状，应行超声、腹腔穿刺以及 CT 检查等排除腹腔内出血，同时密切监测生命体征，及时对症处理。一旦明确需进行药物止血或栓塞止血。

4）支架移位脱落：十二指肠恶性梗阻大多因肠管本身或周围有肿瘤组织侵犯，肠管蠕动极为有限。这种病理特征使支架移位脱落的可能性大大降低。支架移位常与狭窄程度轻微而选择支架管径偏小、支架长度不足或置入偏位、单纯外压性狭窄而在支架置入后外压情况改善，以及肿瘤缩小使狭窄段管腔松懈等有关。支架移位常发生在支架置入后数天之内，且覆膜支架更易移位，尤其在某些抗肿瘤治疗见效以后。支架移位如未及时做复位调整，可造成支架脱落。单丝编织网状支架脱落后有些能自行排出，一般不会引起其他并发症。但当支架脱落造成肠道急性并发症者，需根据具体情况联合外科一同处理。

5）再狭窄或机械性肠梗阻：近期再狭窄或梗阻可由于：支架支撑力不足而未能使狭窄段有效扩张，支架端缘与近端肠壁成锐角，近端肠曲游离段过长而造成近端肠壁遮覆支架上口或脱入支架内产生梗阻。中远期发生再狭窄，常由于支架端口黏膜过度增生以及肿瘤向端口浸润或突入支架网眼向腔内生长而使管腔再度狭窄。选择喇叭口为杯形或内收形、支撑力强且径向及纵向柔顺性均好的支架、支架长度越过近端迂曲游离段、或足以通过锐性拐角、能使正常肠段与支架口顺应衔接,常可避免发生近期再狭窄或机械性梗阻。配合病因治疗则可延迟肿瘤浸润生长造成再狭窄的发生时间。再狭窄发生后可经原有支架再置入1枚支架,长度须足以越过狭窄段。

3. 结直肠支架置入术

(1)适应证:①恶性肿瘤浸润、压迫引起的结肠、直肠狭窄或阻塞以及肠瘘等;②结直肠恶性肿瘤合并胃肠道周围脏器瘘;③外科手术后吻合口狭窄等;④外科手术前过渡期的姑息性治疗。

(2)禁忌证:无绝对禁忌证,下述情况为相对禁忌证。①狭窄不全梗阻,狭窄段尚有5mm以上孔径的通道;②重度内痔或肛周静脉曲张出血期,急性炎症、溃疡性结肠炎;③有严重的出血倾向或凝血功能障碍;④严重的心、肺功能衰竭,或重度恶病质病人;⑤疑有肠道广泛粘连梗阻,或同时存在多段肠梗阻,或粘连性梗阻。

(3)治疗方法

1)术前准备:①术前:清洁灌肠,禁水,肌注镇静剂和山莨菪碱;②对症处理,包括:营养支持,纠正水、电解质紊乱,肿瘤病因治疗,腹腔减压(腹水引流、导尿),以及冲洗和消毒瘘道等;③知情告知:向患者解释造影过程,解除患者顾虑,并签署知情同意书。

2)操作步骤(图5-2-8):在X线监视下,将露出超滑导丝的导管经肛门插入结直肠,利用导丝导管交替方法使之挤入深部肠腔直至通过梗阻段。对高位结肠梗阻或导管直接插入困难者,则在X线监视下先将结肠镜插至梗阻部位,经结肠镜将超滑导丝送过梗阻段缝隙,到达远端肠腔。其余操作与胃十二指肠支架操作类似。

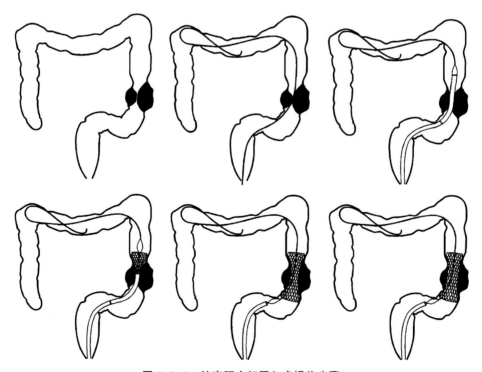

图5-2-8　结直肠支架置入术操作步骤

3）术后处理：结直肠内支架治疗术后一般不需做特别处理，只需给予适当抗感染、止血等预防性治疗即可。在明确梗阻已解除，患者一般状态明显改善，并观察 2h 无异常后，即可进流食，以后循序进食固体食物。

（4）并发症及处理

1）肠道出血、破裂穿孔：发生原因和处理原则同胃十二指肠支架植入。

2）腹腔或盆腔出血：发生原因和处理原则同胃十二指肠支架植入。

3）疼痛及刺激症状：结肠支架置入后，多数患者无异常感觉。但因直肠位于盆腔底部，且直肠下段感觉敏感，故直肠支架放置不当会有明显不适感，可出现疼痛、便意、肛门下坠感等刺激症状。故切勿选择支架管径过粗，支架下端放置过低，支架喇叭口朝向肛门端。

4）支架移位脱落：结直肠的蠕动比小肠强得多，故结肠支架较其他胃肠道支架更易移位和脱落。单丝编制的网状结肠支架脱落后常能自行排出，也可用冰水灌肠后借助结肠镜或用手直接从肛门取出，一般不会引起其他并发症。若所用支架为有芒刺、倒钩或锐角者，取出时风险较大。支架脱落造成肠道急性并发症者，需根据具体情况联合外科一同处理。

5）再狭窄或机械性肠梗阻：发生原因和处理原则同胃十二指肠支架植入，只是路径是经肛门操作。

二、消化道瘘

【概述】

消化道瘘是外科最常见的并发症之一，一旦发生，将产生严重的水、电解质酸碱平衡、内环境紊乱，胸、腹腔严重感染，营养不良，出血与脏器功能障碍，甚至死亡。病死率高达 6.2%~48%。消化道瘘按照病因可分为非医源性内瘘（消化道炎症、溃疡以及肿瘤等的严重并发症）和医源性内瘘（手术、侵袭性操作等所致的严重并发症）。

【临床表现】

因发生消化道瘘的位置不同，相应的临床表现及治疗亦不尽相同。恶性肿瘤引起的气管食管瘘是肿瘤的终末期状态，伴有吞咽困难、反复误吸致肺部感染，严重的咳嗽咳痰等症状。肠瘘发生后，大量肠液流失到体外或腹腔，引起脱水、电解质紊乱和酸碱失衡，严重时可导致周围循环和肾衰竭。肠液强烈刺激腹膜，导致腹痛、腹膜刺激征阳性，肠液内的毒素吸收入血，直接导致肺的损伤，急性呼吸功能障碍成为高位肠瘘的首发症状，甚至导致肠道菌群失调、真菌血症、多器官功能不全，甚至死亡。

【诊断】

食管瘘患者诊断口服 20ml 30%~50% 含碘造影剂，DSA 下造影可明确瘘口及造影剂走向，明确渗漏程度及位置。CT 常规胸部扫描，三维重建、立体成像，可以更清楚显示软组织层次结构以及瘘口和瘘管。

肠瘘的诊断通常不困难,在胃肠道某种疾患施行切除吻合的特定时期应警惕瘘的发生。当腹部出现可疑体征并伴有持续性发热、腹痛、腹胀、全身感染中毒症状超过正常术后反应时限和程度时,应做腹部 B 超、CT、腹腔穿刺,以发现腹腔内有无脓肿或肠液,也可以口服造影剂来协助诊断瘘口的位置。

【治疗原则】

目前消化道瘘的治疗主要采用分阶段处理的方式,第一阶段:早期发现消化道瘘并处理消化道瘘带来的腹腔感染、脏器功能障碍等并发症,早期有效的引流是控制感染、治疗消化道瘘的关键;第二阶段:针对消化道瘘进行评估,并决定营养支持治疗方案,尽可能促进消化道瘘自行愈合;第三阶段:对于不能自行愈合的消化道瘘患者,在腹腔粘连松解、营养状况改善、脏器功能良好的情况下实施确定性手术。然而,手术对病人的打击很大,特别是抵抗力低下、虚弱的病人,并不是所有患者都是手术适应证。介入治疗是辅助外科解决该问题的一种有效手段。

【介入治疗】

近年来,随着影像学技术的发展及放射介入方法的展开,消化道瘘的诊断与介入治疗越来越受到重视,包括瘘腔引流和鼻空肠管营养支持以及覆膜支架植入覆盖瘘口等。有文献报道覆膜支架治疗消化道瘘获得良好效果,尤其在食管气管瘘等方面。它的缺点主要有支架移位,特别是对于单纯消化道瘘而不伴有狭窄的患者。此外,对于胸腔或纵隔合并有感染的患者,单纯覆膜支架植入也不适宜。食管、肠瘘的覆膜支架介入治疗原则及方法和食管、肠管梗阻的支架治疗方法相似,在此不再赘述。对于食管的瘘,最常见于食管肿瘤根治术后的食管胃吻合口瘘。在介入治疗上,有传统的"三管"疗法,即采用胸腔引流管、空肠造瘘管和鼻胃管或胃造瘘管来治疗。疗效肯定,但相对创伤性大,瘘口愈合时间长。后有学者提出新"三管"疗法,即经鼻置入空肠营养管、瘘腔引流管和保留胸腔引流管来治疗食管胃吻合口瘘。新"三管"方法更微创简便,瘘口愈合时间较"老三管"更短,因此应用较广泛。胸腔引流管为外科术后常规放置,鼻空肠营养管的置入方法与胃肠减压管置入方法类似,因而,此处着重描述瘘腔引流管的置入。

瘘腔引流管的置入

1. 适应证　经食管造影明确证实存在食管胸腔瘘或食管纵隔瘘。

2. 禁忌证

(1)严重肝、肾、心、肺功能衰竭者。

(2)严重凝血功能障碍经内科治疗仍无改善。

3. 治疗方法(图 5-2-9)

(1)手术操作:患者仰卧于 DSA 治疗床上,透视下采用猎人头导管与亲水导丝配合经一侧的鼻腔插入食管。经食管胃吻合口的瘘口处到达胸腔或纵隔脓腔内。经导管抽取适量

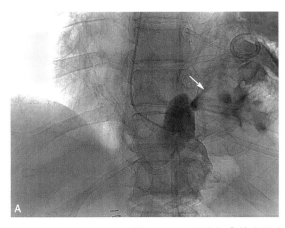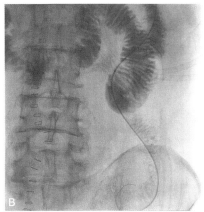

图 5-2-9　胃全切食管空肠吻合术后吻合口瘘

A. 可见造影剂经瘘口至胸腔（白箭）；B. 将鼻空肠管置入至输出袢的小肠

脓性液体行细菌培养和药敏试验。经导管注入适量对比剂显示脓腔全貌及有无分隔。采用交换导丝，将导管置换为头端带侧孔的鼻空肠管，使其头端位于脓腔下极，抽吸脓液，并用甲硝唑反复冲洗脓腔直至抽出液变得较清亮，固定引流管。

（2）术后护理：采用负压吸引抽吸脓液，并定期应用生理盐水冲洗脓腔至抽出液较清时，植入 10~40ml 甲硝唑注射液，保留 30min 后负压抽吸，1~2 次 / 天。观察每天的引流量、引流液的颜色等。间隔 3~7 天造影观察脓腔缩小程度和调整引流管位置。当引流量 <5ml 以下时，脓腔造影呈线状或柱状时可以拔出引流管。

4. 疗效评价　由于新"三管"方法技术操作简单，因此技术成功率可达 100%，临床成功率也高，文献报道食管纵隔瘘的愈合时间平均为 22 天，食管胸腔瘘的愈合时间稍长，平均为 35 天。

（许国辉）

【参考文献】

1. 李麟苏 . 临床介入治疗学 . 南京：江苏科学技术出版社，1994：10

2. 徐克 .Abrams 介入放射学 . 第 2 版 . 北京：人民卫生出版社，2010：35

3. 于世英，王杰军，王金万 . 晚期癌症患者合并肠梗阻治疗的专家共识 . 中华肿瘤杂志，2007；8：637-640

4. 蒋崇，王忠敏，茅爱武 . 食管良恶性狭窄治疗中支架应用的现状与展望 . 介入放射学杂志，2012；8：76-79

5. Malgras B，Lo Dico R，Pautrat K，et al. Gastrointestinal stenting：Currentstatus and imaging features. Diagn Interv Imaging，2015；96（6）：593-606

6. Jiang TH，Sun XJ，Mao AW，et al. Percutaneous needle decompression in treatment of

malignant small bowel obstruction. World J Gastroenterol, 2015; 21（8）: 2467–2474

7. Sparrow P, David E, Pugash R. Direct percutaneous jejunostomy an underutilized interventional technique. Cardiovasc Intervent Radiol. 2008; 31: 336–341

8. 王若愚, 王庆才, 孙华君. 结直肠癌支架置入术后并发症危险因素及预防. 胃肠病学和肝病学杂志, 2014, 23（1）: 9–12

9. 尹国文, 陈世晞, 冯纯伟, 等. 新"三管法"介入治疗胸内食管胃吻合口瘘. 介入放射学杂志, 2008, 17（11）: 812–814

第三节 胆道系统梗阻

【概述】

胆道系统包括肝内、肝外胆管、胆囊及 Oddi 括约肌等部分。因此，急性胆道系统梗阻依据梗阻部位分为胆管梗阻和胆囊管梗阻。梗阻最常见的原因为结石嵌顿，其他原因还包括寄生虫如蛔虫感染、肿瘤压迫等。

胆道系统发生梗阻时，通常伴有细菌侵袭感染，因此会有炎症表现。如果为胆囊管梗阻则临床表现为急性胆囊炎；如果为胆管梗阻则临床表现为急性胆管炎。当胆道系统因为梗阻继发感染导致内部压力进一步增高，脓性胆汁反流入血后，可导致脓毒血症，甚至会引起生命体征变化，如心率增快、血压下降和肝肾等脏器功能不全。针对急性胆道系统梗阻，治疗原则是解除胆管梗阻，减压胆管和引流胆道。介入经皮穿刺引流术是解决胆道梗阻的一种简便有效的微创治疗手段。

【临床表现】

急性胆管炎时，典型的表现为 Charcot 三联症：即腹痛、寒战高热和黄疸。腹痛为右上腹阵发性绞痛，向右肩背放射，可伴恶心、呕吐。寒战高热为脓毒血症表现，热型为弛张热。黄疸的症状为尿色变深、粪色变浅，有时可出现瘙痒。查体时剑突下或右上腹部可有不同程度压痛或腹膜刺激征，可有肝区叩痛及触及肿大的胆囊，多数病人可出现巩膜及皮肤不同程度黄染，严重者可出现神志淡漠、嗜睡甚至昏迷的中枢神经系统受抑制现象以及血压降低、心率增快的休克表现。临床上将 Charcot 三联症合并中枢系统异常和休克表现时称为 Reynold 五联征。

急性胆囊炎时，表现为右上腹疼痛，可向右肩背部放射，常伴恶心、呕吐和发热。查体时可发现的体征有右上腹可触及肿大胆囊，Murphy 征阳性，有时有肌紧张表现。

【诊断】

诊断除了临床症状和体征外，还需结合影像学和实验室检查结果。影像学上，对于诊断急性胆管炎,超声、CT 和 MR 通常是通过发现胆管扩张提示胆道梗阻和(或)发现其他病因学证据(结石、肿瘤、寄生虫等)来间接支持急性胆管炎的诊断。而在诊断急性胆囊炎方面,上述影像学检查则能提供更为准确的诊断依据。超声上,用超声探头压迫胆囊出现疼痛(Murphy 征阳性),胆囊增大(长轴 >8cm、短轴 >4cm),胆囊壁增厚[在不伴有慢性肝脏疾病和(或)腹腔积液或右心衰时,胆囊壁厚度 >4mm],胆囊壁呈"双边征",胆囊周围积液,胆囊颈部有时可见结石嵌顿。CT 上,胆囊增大(横径 >4.5cm),胆囊壁弥漫性增厚(厚度 >3mm),胆囊周围组织水肿,胆囊内常可见结石,胆囊腔或壁内可见气体形成,增强检查可见胆囊壁明显强化(图 5-3-1)。MR 的表现和 CT 类似。尽管超声在诊断胆总管结石的敏感性较低(25%~63%),但在明确胆管扩张方面准确性很高。磁共振胰胆管造影(magnetic resonance cholangiopancreatography,MRCP)在发现胆总管结石方面的准确性可达 90% 以上,但有时很难发现微小的石头。上腹部 CT 平扫加增强检查在探查肝内外胆管扩张、胆囊炎症、结石以及肿瘤和肝脓肿方面均有较高的敏感性和准确性,而且由于检查快速,较 MR 更适用于病情相对严重的患者。实验室检查方面,白细胞总数、中性粒细胞比例及 C- 反应蛋白可明显增高,可出现肝损害表现包括血清转氨酶和胆红素升高,严重患者可出现血小板计数、凝血功能、肾功能、电解质等方面异常。

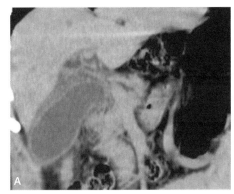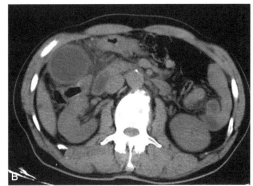

图 5-3-1 急性胆囊炎

A、B. 胆囊明显增大,胆囊壁弥漫性增厚,胆囊周围有炎性渗出

为了临床上更加规范的诊治急性胆管炎和急性胆囊炎,2007 年全球胆道治疗专家在东京经过商讨达成治疗共识,简称 2007 年东京指南(TG07)。后又经过临床实践验证和反馈,于 2013 年制定了更加科学的 2013 年东京指南(TG13)。TG13 共识提高了临床诊断急性胆管炎和急性胆囊炎的敏感性,并且对病情的严重程度进行了分级,还提供的治疗方案推荐。2018 年初,修订委员会又推出了 2018 年东京指南(TG18)。TG18 版本在急性胆管炎和急性胆囊炎的诊断及分级上基本沿用了 TG13 标准,在治疗上更强调微创。表 5-3-1 和表 5-3-2 分别为 TG18 的急性胆管炎诊断标准和严重程度分级;表 5-3-3 和表 5-3-4 则分别为 TG18 急性胆囊炎的诊断标准和严重程度分级。

表 5-3-1 急性胆管炎的诊断标准（依据 2018 年东京指南）

A. 全身性炎症
A-1. 发热和（或）寒战
A-2. 实验室数据：有炎症反应的证据
B. 胆汁淤积
B-1. 黄疸
B-2. 实验室数据：异常肝功能结果
C. 影像学
C-1. 胆管扩张
C-2. 影像学上有病因学依据（狭窄，结石，支架等）
可疑性诊断：A 项一个条目 +B 或 C 项一个条目
明确性诊断：A 项一个条目，B 项一个条目和 C 项一个条目

说明：

A-2：异常的白细胞计数，C- 反应蛋白升高，和其他提示炎性反应的变化
B-2：ALP、γGTP（GGT）、AST 和 ALT 水平增高

阈值

A-1	发热		体温 >38℃
A-2	炎性反应的证据	WBC（×1000/μl）	<4,或 >10
		CRP（mg/dl）	≥1
B-1	黄疸		总胆红素 ≥2（mg/dl）
B-2	异常肝功能结果	ALP（IU）	>1.5× 正常值上限
		γGTP（IU）	>1.5× 正常值上限
		AST（IU）	>1.5× 正常值上限
		ALT（IU）	>1.5× 正常值上限

表 5-3-2 急性胆管炎严重程度分级（依据 2018 年东京指南）

Ⅲ级（重度）急性胆管炎	
"Ⅲ级"急性胆管炎的定义为急性胆管炎合并以下任何一个器官 / 系统功能不全	
1. 心血管系统功能不全	低血压需要多巴胺 ≥5μg/（kg·min）或任意剂量的去甲肾上腺素来纠正
2. 神经系统功能不全	意识水平降低

3. 呼吸系统功能不全	PaO_2/FiO_2 浓度比 <300
4. 肾功能不全	少尿或肌酐 >2.0mg/dl
5. 肝功能不全	PT-INR>1.5
6. 血液系统功能不全	血小板计数 <100×10^9/L
Ⅱ级（中度）急性胆管炎	
"Ⅱ级"急性胆管炎合并以下任意两个条件相关联	
1. 异常白细胞计数（>12×10^9/L，<4×10^9/L）	
2. 高热（≥39℃）	
3. 年龄（≥75岁）	
4. 高胆红素血症（总胆红素≥5mg/dl）	
5. 低蛋白血症（<正常值下限×0.7）	
Ⅰ级（轻度）急性胆管炎	
"Ⅰ级"急性胆管炎是指不符合Ⅱ级或Ⅲ级胆管炎的诊断标准的急性胆管炎	
说明：	

不管是Ⅲ级（重度）或Ⅱ级（中度），还是Ⅰ级（轻度），早诊断、早期引流和（或）病因学治疗，以及抗生素使用是治疗急性胆管炎的基础措施。
所以，当急性胆管炎采用药物治疗（支持治疗和抗生素治疗）无效时，应尽早进行胆管引流或病因学治疗。

表5-3-3 急性胆囊炎的诊断标准（依据2018年东京指南）

A. 局灶性炎症表现
（1）墨菲征 （2）右上腹肿块/疼痛/肌紧张
B. 全身性炎症表现
（1）发热 （2）CRP升高 （3）WBC计数升高
C. 影像学表现
有提示急性胆囊炎的影像学特征
可疑性诊断：A项一个条目+B项一个条目
明确性诊断：A项一个条目+B项一个条目+C

表 5-3-4　急性胆囊炎的严重程度分级（依据 2018 年东京指南）

分级	定义
Ⅲ级（重度） 1. 心血管系统功能不全	急性胆囊炎合并以下任何一个器官/系统功能不全 低血压需要多巴胺≥5μg/（kg·min）或任意剂量的去甲肾上腺素来纠正
2. 神经系统功能不全	意识水平降低
3. 呼吸系统功能不全	PaO_2/FiO_2 浓度比 <300
4. 肾功能不全	少尿或肌酐 >2.0mg/dl
5. 肝功能不全	PT-INR>1.5
6. 血液系统功能不全	血小板计数 <100×10^9/L
Ⅱ级（中度）	急性胆囊炎合并以下任何一项 1. 白细胞计数升高（>18×10^9/L） 2. 右上腹有触痛性肿块 3. 主诉 >72h 4. 局部明显炎症（坏疽性胆囊炎,胆囊周围脓肿,肝脓肿,胆汁性腹膜炎,气肿性胆囊炎）
Ⅰ级（轻度）	急性胆囊炎不符合Ⅱ级或Ⅲ级胆囊炎的诊断标准 无脏器功能不全的既往健康患者,胆囊炎症轻微,胆囊切除手术安全、风险小

【治疗原则】

治疗的总原则为控制胆道感染、解决胆道梗阻。而只有先解除梗阻才能有效控制感染。

依据 TG18,急性胆管炎的治疗,应当根据急性胆管炎分级的严重程度加以选择。

Ⅰ级:适宜于保守治疗包括抗感染和支持治疗,再针对病因治疗。

Ⅱ级:适宜于保守治疗基础上早期行胆管引流术,再针对病因治疗。

Ⅲ级:强烈推荐紧急行胆管引流术和保守治疗,再针对病因治疗。

依据 TG18,急性胆囊炎的治疗,应当根据急性胆囊炎分级的严重程度加以选择。

Ⅰ级:如果患者能耐受手术,适宜于早期行腹腔镜胆囊切除术;如果不能耐受手术,则在保守治疗情况改善后行腹腔镜胆囊切除术。

Ⅱ级:在腹腔镜胆囊切除术经验丰富的治疗中心,如果经充分评估后患者能耐受手术,适宜于紧急或早期行腹腔镜胆囊切除术;如果不满足上述两个条件,则予以紧急或早期行经皮经肝胆囊穿刺引流术,再择期行腹腔镜胆囊切除术。

Ⅲ级：强烈推荐紧急或早期行经皮经肝胆囊穿刺引流术；除非满足如下条件：保守治疗能够很快改善循环功能、肾脏功能，无负面预测因素（总胆红素≥2mg/dl，神经系统功能不全，呼吸系统功能不全），患者能够耐受手术，外科医师腹腔镜手术经验丰富，才考虑早期行腹腔镜胆囊切除术。

1. 内科治疗　包括应用广谱抗生素、纠正水电解质紊乱和抗休克治疗等。抗生素的使用应当越早越好。抗生素的使用时间和类型需要结合病情的严重程度。大多数胆道感染的细菌来自胃肠道，因此主要为革兰阴性杆菌和肠球菌。对于症状较轻的患者，可采用 2~3 天的青霉素 /β– 内酰胺酶抑制剂合剂（如哌拉西林 / 他唑巴坦或氨苄西林 / 舒巴坦），通常都有效。而对于中重度的患者，应采用广谱抗生素并至少使用 5~7 天，常用推荐抗生素为三代或四代头孢菌素、哌拉西林 / 他唑巴坦等。如果无效，可应用氟喹诺酮或碳青霉烯类替代。在经验用药后通过胆汁培养和（或）血培养结果再酌情调整抗生素。有研究表明能够经胆道排泄的抗生素效果更好。

2. 外科手术治疗　通常采用胆总管切开减压，T 管引流。手术要求快速、简单、有效。不强求一次性解决所有问题。外科手术创伤大，对于急性重症胆管炎，由于病情重，容易进一步发展出现感染性休克，因此外科手术的风险高。

3. 介入或内镜治疗　介入常用方法为经皮肝穿刺胆管引流术和经皮肝穿刺胆囊引流术。内镜治疗常用方法为经内镜鼻胆管引流术。介入和内镜在解决胆道梗阻上已经被证明是安全有效的，疗效和传统的外科手术无明显差别。但由于其微创，在老年患者或难以耐受手术的患者身上具有明显有优越性。

【介入治疗】

依据 TG13 的治疗推荐，中重度急性胆管炎或胆囊炎，应当尽早行引流减压。经皮经肝穿刺胆管引流术，微创便捷，对患者的一般情况要求低，可作为内镜胆管引流的一种有效补充或替代。经皮经肝穿刺胆囊穿刺引流术是解决胆囊压力的有效手段，对于重度急性胆囊炎患者，更是作为首选治疗方法。

1. 适应证　①急性胆道系统感染，如急性中重度胆管炎或胆囊炎，行急诊胆道减压引流，使急症手术转为择期手术；②良性胆道吻合口狭窄（如多次胆道修补、胆道重建及胆肠吻合术后），导致的反复感染。

2. 禁忌证　无绝对禁忌证。相对禁忌证：①对比剂过敏，可直接超声引导下引流或术前应用糖皮质激素；②凝血功能障碍。通过输血、维生素 K 注射等措施达到基本要求：血小板 >50×10⁹/L，INR<1.5；③大量腹水，此为相对禁忌证，可术前腹腔穿刺引流，减轻腹水；④严重心肺功能不全；⑤对于胆囊穿刺引流的患者，陶瓷胆囊或胆囊壁明显增厚，胆囊壁无法穿刺者。

3. 治疗方法　患者取仰卧位，右臂上举，局部消毒铺巾，嘱患者平静呼吸，参考术前 CT 或 MR，透视下可结合超声定位，选定好穿刺点后，局麻下在肋骨上缘取一小切口，以免损伤肋间血管和神经。在透视下，采用 22G Chiba 针略向头侧平行快速穿刺，针尖达距椎体右缘

2~3cm 为止。然后,拔出针芯,将穿刺针连接上注射器,然后慢慢退针并回抽注射器,当抽出胆汁时,注入对比剂,确定为胆管后,行胆管造影,了解胆管扩张情况和梗阻的部位。对于肝内胆管扩张不明显的患者,也可在进针至适合深度后,边缓慢退针边注入对比剂,如果针尖在血管内,对比剂会被稀释而迅速流走;如果针尖在肝实质内,对比剂会滞留常呈团状;如果针尖在胆管内,继续注入后对比剂会向肝门胆管缓慢流动。穿刺成功后,固定针头,接上未使用过的无菌注射器,抽出部分胆汁,用以胆汁细菌培养。如果穿刺的胆管角度或位置不满意,可依据显影的胆管重新调整穿刺路径,在穿刺胆管成功后,置入 0.018in 微导丝,退出Chiba 针,交换入 6F 三件套管鞘,将三件套管鞘送入肝总管内,保留外鞘,置入 0.038in 超滑导丝,再退出外鞘,交换入外引流管,成形后外固定,见有胆汁自外引流管流出,包扎穿刺点,顺利结束手术(图 5-3-2)。

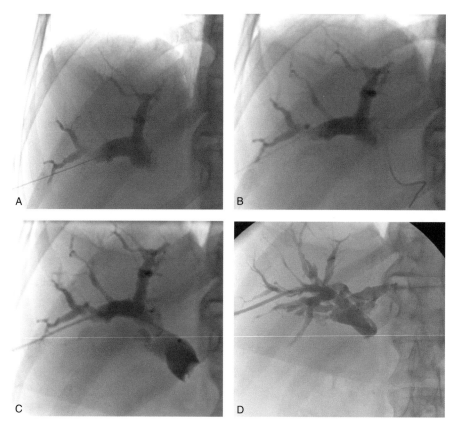

图 5-3-2　胆总管结石合并急性胆管炎行经皮肝穿刺胆管引流术(男,77 岁)

A. 22G Chiba 穿刺胆管成功后行胆管造影,了解胆管扩张情况和梗阻的部位;B. 置入 0.018in 微导丝;C. 退出 Chiba 针,交换入 6F 三件套管鞘,可见胆总管上段结石导致的充盈缺损影;D. 保留外鞘,置入 0.038in 超滑导丝,再退出外鞘,交换入外引流管,成形后外固定

经皮胆囊穿刺引流术的基本操作方法与经皮胆道穿刺引流术类似,需要强调的是应正确判断胆囊床的位置,进针方向尽量与胆囊床垂直,尽可能避免穿刺游离胆囊(图 5-3-3)。

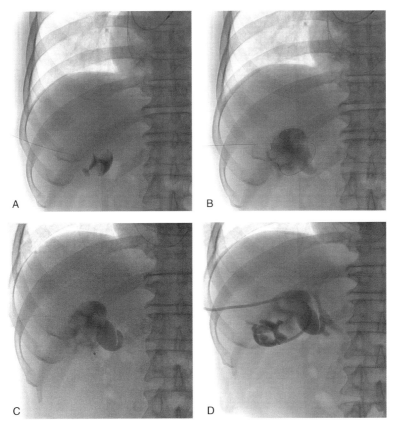

图 5-3-3　胆囊结石合并急性胆囊炎行经皮肝穿刺胆囊引流术（男，61 岁）

A. 22G Chiba 穿刺胆管成功后行胆囊造影，了解胆囊扩张情况和结石情况；B. 置入 0.018in 微导丝；C. 退出 Chiba 针，交换入 6F 三件套管鞘，可见胆囊内多发结石导致的充盈缺损影；D. 保留外鞘，置入 0.038in 超滑导丝，再退出外鞘，交换入外引流管，成形后外固定

治疗后观察生命体征、腹部体征和引流管引流情况，对术中胰管显影者，术后 3h 可检测血淀粉酶，如有高于正常值，建议给予抑制胰酶分泌药物防治胰腺炎，并禁食，待淀粉酶正常以后可进流食或半流食。

4. 并发症及处理

（1）经皮肝穿刺胆管引流术的并发症

1）轻微并发症：包括胆汁漏、疼痛、少量胆道出血、引流管不畅、堵塞或脱落、移位等。

2）严重并发症：包括脓毒血症、严重的动脉性胆道出血。文献报道严重并发症发生率在 0.5%~2.5%。

①胆道出血：如果术后引流管出现少量血液，一般为穿刺时胆道损伤所致。术后给予止血药多能自行停止。如果持续引流出血液，则考虑为部分引流管的侧孔位于肝实质内或位于肝血管内。需行 DSA 下注入造影剂观察引流管侧孔的位置，并予以调整。如果出血量较大，引起患者心率增快、血压降低，则需要考虑为动脉性胆道出血可能，应当及时行血管造影，明确出血部位，采用弹簧圈等栓塞材料行栓塞止血治疗，必要时行外科手术

治疗。

②引流管不畅、堵塞或脱落、移位：引流管不畅、堵塞有两种情况：一种是引流管移位，需透视下调整；一种是血凝块或胆泥引起，此种情况需冲洗引流管，若冲洗不通，可在透视下用导丝进行疏通。引流管移位多见于术后一周以内，由于黄疸消除后，肝脏的位置和大小发生变化，引流管可随呼吸移动，造成引流管在肝脏和腹壁之间形成环状。引流管脱落多见于戴管出院的患者，若戴管时间超过三周以上，一般肝内窦道已形成，可经窦道置入导丝并置入引流管即可。

③胆管炎、脓毒血症：由于术前患者多已有胆道感染，而介入手术操作有可能会使感染情况加重，比如造成脓毒血症，但概率较低。应当积极使用抗生素治疗至少 5~7 天。

（2）经皮肝穿刺胆囊引流术的并发症：总的发生率在 2.4%~16%。绝大多数的并发症都属于轻微型。引流管移位属于最常见的轻微并发症，发生率在 4.5%~15%。排第二位的轻微并发症为少量出血，发生率在小于 1.2%。严重并发症包括大出血、脓毒血症等。介入手术致死率极低，小于 1.4%。因为胆道感染和脓毒血症常在术前就有，因此有时是否为介入手术相关很难鉴别。文献报道的因胆囊引流术导致的脓毒血症发生率在 0.9%，术前应用抗生素可降低其发生率。文献报道的其他少见并发症还包括气胸、脓肿形成、肠道损伤、胆汁漏伴或不伴有腹膜炎。

5. 疗效评价　经皮肝穿刺胆道系统引流术穿刺技术成功率高，文献报道在 95% 以上。其创伤小，操作简单安全，特别适用于急性胆管炎特别是急性重症胆管炎以及急性胆囊炎患者，为择期外科手术创造条件。胆道系统引流临床成功的评价标准是胆道梗阻和感染症状改善，包括腹痛缓解、体温下降和黄疸消退。

（周卫忠）

【参考文献】

1. Zimmer V, Lammert F, Glanemann M, et al. Acute Bacterial Cholangitis. Viszeralmedizin, 2015; 31: 166-172

2. Takada T, Strasberg SM, Solomkin JS, et al. TG13: Updated Tokyo Guidelines for the management of acute cholangitis and cholecystitis. J Hepato-Bil-Pan Sci, 2013; 20: 1-7

3. Mosler P. Diagnosis and management of acute cholangitis. Current Gastroenterology Reports 2011; 13: 166-172

4. Saad WE, Wallace MJ, Wojak JC, et al. Quality improvement guidelines for percutaneous transhepatic cholangiography, biliary drainage, and percutaneous cholecystostomy. JVIR, 2010; 21: 789-795

5. Yokoe M, Takada T, Strasberg SM, et al. TG13 diagnostic criteria and severity grading of acute cholecystitis (with videos). J Hepato-Bil-Pan Sci, 2013; 20: 35-46

6. Miura F, Takada T, Strasberg SM, et al. TG13 flowchart for the management of acute

cholangitis and cholecystitis. J Hepato-Bil-Pan Sci, 2013；20：47-54

7. Kiriyama S, Takada T, Strasberg SM, et al. TG13 guidelines for diagnosis and severity grading of acute cholangitis（with videos）. J Hepato-Bil-Pan Sci, 2013；20：24-34

8. Inoue K, Ueno T, Nishina O, et al. Optimal timing of cholecystectomy after percutaneous gallbladder drainage for severe cholecystitis. BMC Gastroenterology, 2017；17：71

9. Gulaya K, Desai SS, Sato K. Percutaneous Cholecystostomy：Evidence-Based Current Clinical Practice. Semin Intervent Rad, 2016；33：291-296

第四节　上尿路梗阻

【概述】

泌尿系统由肾实质与尿路组成,肾实质分泌形成尿液,经尿路排出体外,以维持机体内环境的平衡。尿路由肾盏、肾盂、输尿管、膀胱、尿道组成。尿路管腔的通畅是保持尿液正常排空的首要条件。尿路梗阻则是指泌尿系统的某些疾病或泌尿系统以外的一些病变,引起泌尿系统管腔的阻塞,造成近端尿路的尿液潴留,最终导致肾积水、肾实质变薄、肾功能减退、甚至肾衰竭,引起氮质血症、钠水潴留、电解质紊乱、酸碱失衡等严重后果。

尿路梗阻,按梗阻部位可分为上尿路梗阻、膀胱梗阻、下尿路梗阻。上尿路梗阻是指输尿管膀胱开口以上的梗阻,下尿路梗阻是膀胱颈以下的梗阻,两者之间膀胱本身病变的梗阻为膀胱梗阻。下尿路和膀胱梗阻由于有膀胱储尿的缓冲作用,梗阻较长时间才对肾功能造成损害,其急诊解除梗阻的对症处理也主要是导尿、膀胱穿刺、膀胱造瘘等非介入手段,而进一步的对因处理,虽然有针对良性前列腺增生的前列腺栓塞,针对后尿道梗阻的腔内支架植入等介入方法,但已不是急诊处理的范围,在此不作叙述。

上尿路梗阻则较快形成肾积水而损害肾功能,需要及时诊断和处理。梗阻病程不同,肾功能损害程度不同。为尽可能地挽救肾功能,应强调急性上尿路梗阻急诊处理的重要性。

急性完全性上尿路梗阻,90min 内肾小球前动脉扩张,肾血流量增多。90min 后肾盂内压开始升高,肾小球前动脉收缩,肾血流量减少,肾小球滤过率减低。3h 后,肾小管功能即受到损害。18h 肾血流量进一步减少可达 50% 以上,24h 后肾功能已有一定程度的不可逆损害。36h 内梗阻解除后,肾小球滤过率和肾小管功能有望完全恢复。梗阻超过两周者,肾小管开始萎缩,梗阻解除后,肾功能只有约 45%~50% 可恢复。梗阻超过 3 周则仅有 15%~30% 可恢复。若梗阻超过 6 周,肾血流量减少到正常的 20%,肾小管扩张,肾小管细胞明显萎缩,肾实质变薄,成为不可逆的病理性改变,肾功能几乎完全丧失,已经很难恢复。

急性上尿路梗阻的应急处理方法依次为：膀胱镜输尿管插管，经皮穿刺肾造瘘术（percutaneous nephrostomy, PCN），经皮输尿管内涵管或支架植入术，开放性肾造瘘，输尿管腹壁造口等。目的是尽快解除上尿路梗阻，恢复输尿管通畅和挽救肾功能，预防并发症，改善预后，为争取病因治疗创造条件。

虽然膀胱镜输尿管插管是急诊解除急性上尿路梗阻的首选方法，但在很多情况下，介入性 PCN 及经皮输尿管内涵管或支架植入术也是可以选择的常用方法，不失为解除上尿道梗阻，有效保护肾功能的应急措施。

【临床表现】

1. 无症状肾积水　慢性上尿路梗阻，或单侧完全性梗阻被忽略形成慢性梗阻，多无明显症状，是处于隐匿状态的肾积水，可多年无症状，直至发生继发感染及造成邻近器官的压迫表现才被发现，而梗阻的肾功能受损已很明显。

2. 有症状肾积水　急性上尿路完全性梗阻常有明显症状。

（1）疼痛：腰部疼痛是重要症状，仅表现为腰部钝痛。大多数急性梗阻可出现较明显的腰痛或典型的肾绞痛。但有个别病人虽发生急性双侧梗阻或完全梗阻，但并不感到疼痛。在慢性梗阻时往往症状不明显。

（2）肾肿大与腹部包块：慢性梗阻可造成肾脏肿大或腹块，但并不一定有其他症状，长期梗阻者在腹部可扪及囊性肿块。

（3）少尿、无尿或多尿：急性双侧完全性梗阻、孤立肾或仅一个肾完全梗阻可发生无尿。一侧梗阻可表现为少量，或由于肾绞痛等诱发双肾血管明显痉挛时也可表现为阶段性无尿。部份梗阻时尿量可大于正常，表现为明显的多尿。而肾结石如间歇性阻塞肾盂时，可出现间歇性多尿。在多尿时，伴有腹块消失或腹胀痛缓解。

（4）血尿：上尿路梗阻很少引起血尿，但如梗阻原因为结石、肿瘤则常在肾绞痛的同时出现血尿。部分梗阻的病例，可表现为间歇性梗阻，当绞痛出现后则尿量增多，并可产生血尿。在有继发感染时也可伴有血尿或脓尿。

（5）胃肠道症状：恶心、呕吐、胃纳减退等，出现于两种情况，一是急性上尿路梗阻反射性的胃肠道症状；另一种为慢性梗阻的后期肾功能减退造成尿毒症引起的胃肠道症状。

（6）继发性顽固性尿路感染：梗阻的尿路一旦继发感染，常很难治愈，易复发，发作时常有畏寒、发热、腰痛，并会延伸至下尿路引起膀胱刺激征。

【诊断】

1. 病史　有泌尿系结石或腹部肿瘤、手术及其他泌尿系病史。

2. 症状　与梗阻部位、病程、发生快慢、有无继发感染及原发病变的性质有关，在诊断时应注意临床表现不典型的病例：早期或隐性慢性的梗阻可能无症状；病人的敏感程度与其症状的发现有密切关系。对于腹块、慢性腰背酸胀、难治性顽固性的尿路感染、不明原因的低热等患者均应考虑有上尿路梗阻的可能，应进一步检查。对于儿童间歇性腹块与多尿者更应重视。

3. 体征　最主要的是上尿路梗阻形成肾积水后发生肾区饱满叩痛,甚至扪及肿块。如为不完全梗阻造成的间歇性梗阻,则可造成间歇性可扪及的腹部包块。一般的肾积水肿块,质不坚,无触痛,表面光滑无结节;并发感染时则出现疼痛、触痛及全身性感染症状与体征。高血压。

4. 实验室检查

(1)尿液常规检查:早期轻度的尿路梗阻患者尿常规可正常,当发展到肾盏扩大时可出现血尿与蛋白尿。但大量的蛋白尿与管型在上尿路梗阻性疾病不常见。

(2)肾功能测定:单侧上尿路梗阻肾积水患者肾功能检查一般由于对侧的代偿而不出现异常。当严重的双侧肾积水时,尿流经过肾小管缓慢,致大量的尿素被再吸收,而肌酐一般不吸收,结果导致尿素与肌酐之比超过正常的 10:1。当肾脏实质破坏严重影响肾功能时,血肌酐升高,内生肌酐清除率下降。

(3)血电解质:血钾升高,碳酸氢盐(HCO_3^-)减低。

5. 超声检查　是泌尿系检查的常规方法,可了解肾、输尿管积水的程度,肾实质萎缩程度,也可初步探测梗阻的部位与原因,并可指导穿刺造影及介入治疗。

6. X 线检查

(1)尿路平片:可显示尿路结石及增大的肾影。

(2)静脉肾盂造影:除肾功能已严重损害一般均可提供较详尽的资料,从中可了解梗阻的部位及原因;肾盂、肾盏与输尿管扩张的程度;从肾积水肾盂显影的时间、肾皮质的厚度与其显影的密度大致可估计肾脏的功能。

(3)逆行肾盂造影:对肾功能不佳,静脉尿路造影显示不佳者可作逆行肾盂造影以了解梗阻部位、病因及梗阻程度。膀胱造影可了解有无膀胱输尿管反流及神经源性膀胱等。可同时行肾盂膀胱内引流。但必须警惕逆行插管造影时将细菌带入积水的肾脏引起感染甚至脓肾。或是由于插管及造影剂的刺激使梗阻部位的黏膜水肿,加重梗阻而由不完全变成完全梗阻。

(4)经皮穿刺肾盂输尿管造影:对于静脉肾盂造影显影不理想,逆行造影失败或不宜者,可经腰部在 B 超引导下定位穿刺积水的肾盂顺行造影,以了解梗阻部位、程度及梗阻近端输尿管与肾盂的情况,并可同时采集尿液作细胞学检查及培养。这也是肾积水经皮介入治疗的途径,可在介入 PCN 同时进行。

(5)血管造影:怀疑梗阻与血管异位或畸形有关的患者,可作血管造影 DSA 检查,包括肾动脉、腹主动脉、下腔静脉或肾静脉造影,以了解梗阻原因与血管的关系。从血管造影中还可了解肾脏的血供、有无其他肾血管病变或富血供病变等资料。

7. CT 及 MRI　行平扫+增强及尿路成像(CTU、MRU)检查,可了解梗阻的部位,有助于对梗阻病因的检测,能清晰显示肾、输尿管的扩张程度及肾皮质的厚度。并可同时作两侧的结构与功能的比较。MRI 及 MRU 可不打对比剂进行上尿路梗阻的检查及诊断,不影响肾功能,具有明显的优势。X 线造影与 CT 需使用碘对比剂,要注意碘对比剂肾病的毒副作用。

MRI 检查如需使用钆对比剂时,有肾源性系统性纤维化的小概率副作用。

8. 内镜　经皮肾镜与输尿管镜检查可作梗阻部位腔内观察,并可经此作活检及扩张、切开、插管等治疗,也可经此作肾造瘘。经尿道输尿管镜及膀胱镜检查可直接观察双侧输尿管及其开口,可分侧插管收集尿液进行分肾功能化验、尿素的定量分析,经膀胱镜行上尿路逆行造影或行输尿管检查。

【治疗原则】

对急性上尿路梗阻的治疗原则,首先是应急治疗,关键是尽早进行尿液引流,解除梗阻,肾盂减压,预防并发症,恢复尿流畅通,挽救肾功能,为针对梗阻的病因治疗创造条件。

1. 内科治疗　急性肾积水导致的相关并发症,如尿路感染和肾衰竭,则需要内科治疗。

2. 外科治疗　解除上尿路梗阻病因治疗方法的选择取决于梗阻病因的不同,但是绝大多数的梗阻病因需要外科手术治疗,如肾盂或输尿管结石。如外科切除病变段狭窄的输尿管,并做输尿管吻合;清除输尿管内的纤维肉芽组织,恢复输尿管通畅;外科切除输尿管膀胱连接处病变并和膀胱重新吻合等。

【介入治疗】

在解除梗阻、尿液引流,肾盂减压,保护肾功能方面,介入治疗方法具备微创、高效的优点。介入方法能够有效及时地解除梗阻,为下一步治疗措施争取时间,是保护肾功能的有效应急措施。对双侧急性梗阻,应争取尽快一次解除双侧梗阻,对不能一次解除双侧梗阻者,原则上应先解除完全梗阻的一侧,先解除肾功能影响较小的一侧,先解除梗阻时间较短的一侧,先解除容易解除梗阻的一侧,先解除肾脏病变较轻的一侧。

本节重点介绍经皮肾造瘘术(percutaneousnephrostomy,PCN)与输尿管内涵管或支架置入术。

(一)经皮穿刺肾造瘘术

经皮肾造瘘术是一种肾脏集合系统的引流与减压的介入技术。1955 年,Goodwin 首次发表 PCN 技术以后,PCN 已经成为解除和缓解泌尿道梗阻的主要技术。在 PCN 的基础上,还可进行取石术、扩张成形术、支架术等介入处理,近期及远期疗效均较确切。

1. 适应证

(1)结石引起的急性输尿管梗阻。

(2)输尿管损伤所致完全性梗阻暂时不能解除时可先行 PCN。

(3)怀孕引起的输尿管外压性梗阻。

(4)其他良、恶性原因导致的输尿管梗阻。

(5)顺行性输尿管支架置入术的穿刺入路。

2. 禁忌证

(1)绝对禁忌证是出血性体质(难以控制的凝血障碍)和不合作病人。

（2）严重的高钾血症（血钾≥6.5mmol/L）及肾功能不全所致的出血倾向,必须在介入操作前行急诊血液透析等加以纠正。

3. 治疗方法

（1）术前准备

1）常规检查:实验室检查,包括凝血功能、肾功能、血常规、尿常规和尿培养;复习患者的影像学检查,评估结肠、肝脏和脾脏的位置,确定穿刺路径;建立静脉输液通道;术前1h,可以预防性使用抗生素,特别是输尿管梗阻合并感染者;术前禁食4~8h;可使用镇痛镇静剂。

2）器械准备:21G穿刺针、三件套管鞘、0.035in的亲水膜导丝、8F猪尾引流管。

（2）操作技术

1）导向与定位:虽然可以在超声或CT导向下穿刺,但是最常用的仍然是X线透视导向,注入对比剂后可显示全泌尿系统。或者超声与X线联合应用,可提高穿刺成功率,又便于展示上尿路全貌,以利置入导管。确定穿刺点的原则是选择尽量少出血的穿刺路径,常采用两针法PCN。首先在X线透视下,观察到肾脏的外形,通过骨性标志定出肾盏的位置,一般在第12肋下0.5~1cm,脊柱旁6~8cm作为肾盂穿刺点,或者根据CT图像选定肾盂中点后测出体表位置,第一针垂直穿刺,深度8cm左右即到达肾盂,抽出针芯。10cm长的连接管接在针尾,注射器抽吸,或边抽吸边退针,一旦抽到尿液后,注入等量造影剂,显示肾盂肾盏。然后再确定第二穿刺点穿刺肾下后盏。肾脏造瘘的穿刺路径一般取腋后线第12肋下2~3cm处为穿刺点,从肾脏后盏的顶端进入集合系统。

2）PCN操作程序:①患者取俯卧位或俯卧斜位,腹下放一枕垫,抬高患侧25°~40°,确定肾盂穿刺点和肾盏穿刺点,局部消毒铺单;②5%利多卡因局部麻醉,手术刀挑开皮肤真皮层,以利于穿刺插管;③采用上述穿刺方法,一旦针刺入下后肾盏,退出针芯,尿液流出;④注入造影剂证实针尖位于集合系统,插入微导丝,退出穿刺针,置入5F套管鞘,退出微导丝,保留5F外鞘,经鞘置入亲水膜导丝,并使导丝在肾盂内盘曲或者进入输尿管;⑤退出导管鞘,沿导丝置入8F引流管,使侧孔位于肾盂内,并使头端在肾盂内成袢。体表固定引流管,外接引流袋（图5-4-1）。

注意事项:理想的穿刺部位是中、下部的后侧肾盏。当穿刺针进入肾盏后,注入少量空气,如果针尖周围是空气包绕,说明针尖在后部肾盂,如果注入少量空气后针尖周围是造影剂包绕,说明针尖在前部肾盏,需要回撤或调整方向重新穿刺。

4. 术后处理

（1）卧床休息4h,期间每隔30min监测一次生命体征。

（2）恢复到术前饮食。

（3）如果怀疑有感染,抗生素治疗。

（4）监测尿液引流量,梗阻解除后1~7天为多尿期,尿量可达2000~8000ml/d,应注意水电解质平衡。

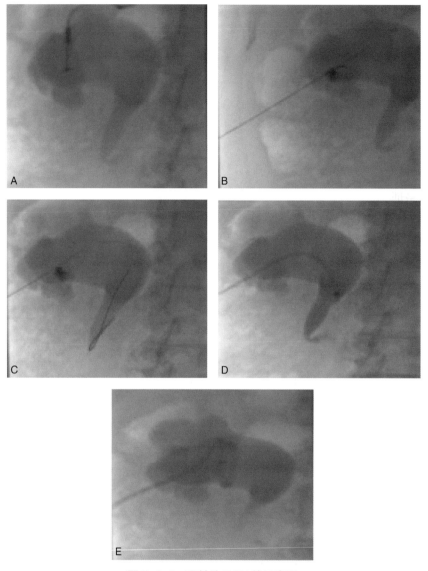

图 5-4-1 两针法 PCN 的示意图

患者女性，38 岁，因子宫内膜癌盆腔淋巴结转移压迫输尿管引起右侧肾积水，A. 结合 CT 透视下第一针穿刺右侧肾盂，注入适量稀释造影剂显示右侧肾盂肾盏明显扩张积水；B. 透视下第二针穿刺右侧下肾盏；C. 经穿刺针引入微导丝；D. 经微导丝引入三件套管鞘，退出微导丝，保留外鞘；E. 经外鞘引入导丝，经导丝引入外引流管成形

（5）外引流管置入数月，因老化或结晶阻塞时，需拔出或更换。更换时先打开线锁，置入导丝，再沿导丝更换引流管。

5. 并发症及处理　主要的并发症有出血、败血症、邻近脏器损伤、镜下血尿，长期置管可致导管周围结石形成，使拔管困难。其他并发症不常见，发生率均不超过 5%，包括：严重的出血需要输血、外科手术治疗或栓塞治疗（1%~3%），气胸（<1%），溢尿（<2%），脓毒血症（<1.3%），死亡（<0.2%）；术后一个月内导管脱出（<1%）。

（二）输尿管内涵管或支架置入术

为了获得长期的引流效果，在 PCN 的基础上，放置输尿管内涵管或内支架，可以避免 PCN 后携带引流尿袋的不便。减少 PCN 术后并发症，如尿漏、皮肤刺激、脱管和感染等。也方便患者出院后在家中的护理。

1. 适应证

（1）良性狭窄：结核性狭窄、腹膜后特发性纤维化、放疗后输尿管纤维化、肾盂输尿管连接处梗阻或妊娠积水。

（2）恶性梗阻：输尿管肿瘤、膀胱肿瘤、腹腔或盆腔恶性肿瘤压迫或侵犯。

（3）手术或者外伤引起的输尿管梗阻或瘘。

2. 禁忌证

（1）难以控制的出、凝血障碍患者。

（2）急性泌尿系感染伴梗阻病变，应待感染控制或先行 PCN。

（3）肾萎缩，肾功能不足 20%。

3. 治疗方法

（1）术前准备：与 PCN 类似。临床上常用的内涵管是两端带侧孔的双"J"形或双猪尾形的多聚体 C-Flex 管。长度 8~30cm 不等，直径 4.5~10F，正常人输尿管容纳的直径为 8~10F；输尿管网状内支架，直径应大于与狭窄段相邻的正常段直径 1mm，长度应超过狭窄段 2~4cm；扩张球囊，用于狭窄段预扩，常用直径 6~8mm。

（2）操作技术：经皮穿刺肾集合系统，方法同 PCN，但是应穿刺到肾中盏或上盏，利于内涵管置入。将 0.035in 导丝经外鞘插入到输尿管至膀胱，如果导丝进入输尿管有困难，可以交换入 5F Cobra 导管，配合导丝的插入，置换硬支撑导丝至膀胱内，退出 Cobra 导管，经支撑导丝送入内涵管或支架释放导管，内涵管远端在膀胱内成襻，近端置入在肾盂内，导丝后退使内涵管近端在肾盂内成襻；内支架则跨狭窄段释放，两端应超过狭窄段 1~2cm；对于重度狭窄，估计内涵管或支架通过困难者可行球囊预扩。保留导丝在肾盂内，根据需要，决定是否置入保留一根外引流管。

注意事项：输尿管梗阻严重，梗阻近侧扩张明显，导丝通过困难者，可以先行外引流 2~5 天，扩张的输尿管转化为较正常的宽径时，利于导丝通过狭窄段。

内涵管的定位很关键，通常是将内涵管近端的猪尾段放置在肾盂或上肾盏，远侧的猪尾段则突出于输尿管的膀胱开口，理想的部位是将远侧猪尾段放置在膀胱的顶端而非膀胱三角区；支架置入的下端不要超越膀胱壁而突入膀胱内，可防止尿液反流。

4. 术后处理 常规术后处理同 PCN 术后。需要说明的是内涵管的处理，通常的内涵管可以放置数月甚至数年，当内涵管被沉积的尿盐或血块堵塞，或者到了产品规定的使用年限，就需要进行换管。首先是经尿道用膀胱镜或者透视下用取石篮或鹅颈套圈将内涵管拉出。当内涵管下端拉出体外时，沿内涵管放置导丝至肾盂，可在影像监控下，沿导丝经下尿路重新置入新的内涵管。

5. 并发症及处理

（1）PCN 引起的并发症同样可以出现在内涵管或支架置入术中。

（2）内涵管或支架放置位置不当，导致尿液引流不畅，此时需要取出内涵管重新放置或者释放补救性支架。

（3）尿盐沉积堵塞是远期并发症，如果是内涵管内尿盐沉积堵塞，需要取出内涵管，置换新内涵管。

（4）少见的并发症有尿液渗漏、感染等。尿液渗漏通常需要寻找原穿刺道进行封堵甚至需要外科缝补。如果有感染就需要积极抗感染治疗。

（5）罕见的并发症是血管输尿管瘘，由于内涵管或支架压迫附近的血管如髂动脉等所致，导致发生严重的出血，通常需要介入血管内栓塞治疗或者外科治疗。

6. 疗效评价　对由于尿路结石或外伤等引起的输尿管急性梗阻，或输尿管恶性肿瘤、后腹膜血肿、新生物等外压引起的输尿管慢性梗阻，PCN 是最常用的尿路减压技术，技术成功率在 95% 以上。同时，PCN 术中造影可以显示输尿管梗阻的部位和原因。良、恶性输尿管梗阻的内涵管或支架置入的总技术成功率为 77%~95%，外伤性输尿管瘘的输尿管内涵管置入术技术成功率最低。

内涵管或金属支架置入输尿管后，无一例外地会出现支架堵塞，偶尔有内涵管保持通畅的时间达到 2 年以上，甚至有个例报道内涵管留置 13 年而没有出现堵塞，但是，一般内涵管置管放置 6 个月后需要进行更换。在国外一组研究报道中，输尿管内涵管放置后 9 周随访，48% 的支架表面包裹尿结石，68% 的支架发生腔内阻塞。目前新的聚合物材料如 Percuflex 和 C-flex 制备的内涵管比传统聚乙烯内涵管有更长的通畅周期。

（赵　卫　石　潆）

【参考文献】

1. 姜大朋，唐炳强，王礼国，等. 肾盂输尿管连接部梗阻合并同侧膀胱输尿管连接部梗阻的诊断与治疗. 中华小儿外科杂志，2017，38：129-133

2. Lopez-Huertas H, Polcari AJ, Acosta-Miranda A, et al. Metallic ureteral stents: A cost-effective method of managing benign ureteral obstruction. J Endourol. 2010; 24: 483-485

3. Christman MS, L'Esperance JO, Choe CH, et al. Analysis of ureteral stent compression force and its role in malignant obstruction. J Urol. 2009; 181: 392-396

4. Liatsikos E, Kallidonis P, Kyriazis I, et al. Ureteral obstruction: is the full metallic double-pigtail stent the way to go? Eur Urol. 2010; 57（3）: 480-486

5. Kadlec AO, Ellimoottil CS, Greco KA, et al. Five-year experience with metallic stents for chronic ureteral obstruction. J Urol. 2013; 190（3）: 937-941

6. Li CC, Li JR, Huang LH, et al. Metallic stent in the treatment of ureteral obstruction: experience of single institute. J Chin Med Ass. 2011; 74（10）: 460-463

7. Wah TM, Irving HC, Cartledge J. Initial experience with the resonance metallic stent for antegrade ureteric stenting. Cardiovasc Intervent Radiol. 2007; 30: 705-710

8. Modi AP, Ritch CR, Arend D, et al. Multicenter experience with metallic ureteral stents for malignant and chronic benign ureteral obstruction. J Endourol. 2010; 24: 1189-1193

9. Goldsmith ZG, Wang AJ, Bañez LL, et al. Outcomes of metallic stents for malignant ureteral obstruction. J Urol. 2012; 188: 851-855

第六章

急性血管栓塞的急诊介入治疗

第一节　急性缺血性脑卒中

【概述】

急性缺血性脑卒中(急性脑梗死)是最常见的卒中类型,约占全部脑卒中的60%~80%。急性期的时间划分尚不统一,一般指发病后2周内。近年研究显示我国住院急性脑梗死患者发病后1个月时病死率约为3.3%~5.2%,3个月时病死率9%~9.6%,死亡/残疾率为34.5%~37.1%,1年病死率11.4%~15.4%,死亡/残疾率33.4%~44.6%。

局部脑缺血由中心坏死区及周围脑缺血半暗带组成。坏死区中脑细胞死亡,缺血半暗带由于存在侧支循环尚有大量存活的神经元。如果能在短时间内,迅速恢复缺血半暗带血流,该区脑组织损伤是可逆的,神经细胞有可能存活并恢复功能。挽救缺血半暗带是急性脑梗死治疗的一个主要目的,恢复缺血脑组织的供血和对缺血脑组织实施保护是挽救缺血半暗带的两个基本治疗途径。

缺血半暗带具有动态的病理生理学过程。随着缺血时间的延长和严重程度的加重,中心坏死区越来越大,缺血半暗带越来越小。大部分缺血半暗带存活的时间仅有数小时,因此,急性脑梗死的治疗必须在发病早期进行。如果脑组织已经发生坏死,这部分脑组织的功能必然出现损害,以后所有的治疗方法都将无济于事,或只能让周围健存的脑组织进行有限的部分功能代偿。有效挽救缺血半暗带脑组织的治疗时间,称为治疗时间窗。如果血运重建的治疗方法超过其时间窗,则有可能无法有效挽救缺血脑组织,甚至可能因再灌损伤和继发脑出血而加重脑损伤。

【临床表现】

脑梗死的临床表现和受累的血管部位、范围、次数、原发病因和侧支循环,以及患者的年龄和伴发疾病等诸多因素有关。下面介绍典型的神经系统表现。

脑梗死的主要临床表现可区分为前循环和后循环,或称颈动脉系统和椎-基底动脉系统症状。

1. 颈动脉系统脑梗死　主要表现为病变对侧肢体瘫痪或感觉障碍;主半球病变常伴不同程度的失语,非主半球病变可出现失用或认知障碍等高级皮质功能障碍。其他少见的临床表现包括意识障碍、共济失调及偏盲等。

2. 椎 – 基底动脉系统脑梗死　累及枕叶可出现皮质盲、偏盲；累及颞叶内侧海马结构,可出现近记忆力下降；累及脑干或小脑可出现眩晕、复视、吞咽困难、霍纳综合征、双侧运动不能、交叉性感觉及运动障碍、共济失调等。累及脑干上行网状激活系统易出现意识障碍。

3. 腔隙性脑梗死　是指脑或脑干深部血管直径 100~400μm 的穿通动脉阻塞所引起的缺血性小梗死,直径为 0.2~1.5cm,主要累及前脉络膜动脉、大脑中动脉、大脑后动脉或基底动脉的深穿支。腔隙性脑梗死临床表现以下列 4 种临床综合征最常见：纯运动性轻偏瘫、纯感觉性卒中、轻偏瘫共济失调、构音障碍 – 手笨拙综合征。

不同病因引起的急性脑卒中,其发病特点也有所不同。动脉粥样硬化性血栓性脑卒中常于安静状态下发病,大多数发病时无明显头痛和呕吐。发病较缓慢,多逐渐进展或呈阶段性进行；多与动脉粥样硬化有关,也可见于动脉炎、血液病等；意识清楚或轻度障碍；有颈内动脉系统和（或）椎 – 基底动脉系统症状和体征。而脑栓塞一般急性发病,在数秒、数分钟内到达高峰,多数无前驱症状；意识清楚或有短暂性意识障碍,大块血栓栓塞时可伴有病侧头痛、恶心和呕吐或意识障碍,偶有局部癫痫样表现；有颈动脉系统或椎 – 基底动脉系统症状和体征。腔隙性脑梗死发病多由于高血压动脉硬化所引起,呈急性或亚急性起病,多无意识障碍,临床神经症状较轻。

【诊断】

1. 卒中患者的急诊识别　分诊可以选择性使用多种脑卒中识别评分量,如辛辛那提院前脑卒中评分量表（CPSS）,面、臂、言语测试评分（FAST）及急诊脑卒中识别评分量表（recognition of stroke in the emergency room scale, ROSIER）等,但重要的是使全体医护人员知晓并熟悉卒中绿色通道的启动标准和方案。

2. 急性缺血性脑卒中快速诊断标准　①急性起病；②局灶神经功能缺损（一侧面部或肢体无力或麻木,语言障碍等）,少数为全面神经功能缺损；③症状或体征持续时间不限（当影像学显示有责任缺血性病灶时）,或持续 24h 以上（当缺乏影像学责任病灶时）；④排除非血管性病因；⑤脑 CT/MRI 排除脑出血。

急诊接诊医师应在数分钟内完成简要的体格检查,配合必要的检验结果,快速建立初步诊断。急性缺血性脑卒中诊断思维应包括如下 5 个步骤：①是否为脑卒中,排除非血管性疾病；②是否为缺血性脑卒中,进行脑 CT/MRI 检查排除出血性脑卒中；③卒中严重程度如何,根据神经功能缺损量表评估；④能否进行溶栓治疗,核对适应证和禁忌证；⑤病因分型,结合病史、临床表现、实验室检查、脑病变和血管病变等影像检查资料确定病因,参考 TOAST标准：a. 大动脉粥样硬化性卒中；b. 心源性脑栓塞；c. 小动脉闭塞性卒中；d. 其他原因引发的缺血性卒中；e. 原因不明的缺血性卒中。

3. 影像检查　有条件的医院,除了 CT/MR 平扫外,应同时完善颈部和颅内 CTA 或MRA,帮助明确脑梗死的诊断,初步判断有无大血管的病变,有助于血管再通治疗方案的确立（图 6-1-1）。超过时间窗的患者或醒后卒中患者可通过多模式影像学的评估（CT 灌注成像或 MR 灌注成像），评估缺血半暗带的范围，可适当根据半暗带范围筛选血管再通病例，但应注意医疗资源的付出和病患收益成本效益比，坚持个体化的原则。

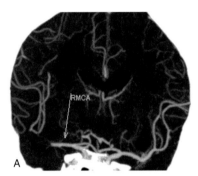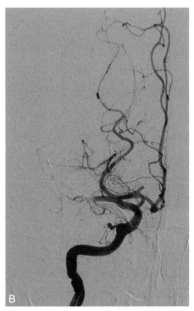

图 6-1-1　急性脑卒中

A. 头颅 CTA 显示右侧大脑中动脉主干闭塞；B. 右侧颈内动脉造影证实右侧大脑中动脉主干闭塞

（1）CT 检查：CT 平扫适用于发病 4.5h 内可以完成静脉溶栓治疗的患者。一站式 CT 检查，包括 CT 平扫 +CT 灌注成像（CT perfusion，CTP）+CT 血管成像（CT angiography，CTA），使用于延长血管再通治疗时间窗的患者。

急性脑梗死患者，头颅 CT 平扫的典型征象包括：①岛带征：导带区（包括岛叶、最外囊和屏状核）灰白质界面消失、模糊，岛叶皮层密度与外囊一致；②大脑皮层脑沟（包括侧裂）消失或变窄，大范围脑沟变浅而无密度减低不是溶栓治疗禁忌证；③Willis 环血管表现为节段性高密度影，高密度血管影与健侧正常血管影 CT 值之比 >1.2 高度提示血栓形成。血栓形成造成的血管高密度影需与血管壁钙化或高红细胞容积血症所致的高密度影相鉴别。

评估前循环大血管闭塞后核心梗死区范围最常用的标准是基于 CT 的 ASPECTS（alberta stroke program early CT Score）评分法：将正常大脑中动脉供血区的脑组织为 10 分，每增加一个异常区域则减一分。ASPECTS 评分 <7 提示预后较差。对于 ASPECTS ≥6 分的前循环大血管闭塞的急性脑卒中患者血管内治疗获益明显。

一站式 CT 检查图像解读：

1）缺血核心（ischemic core）：四种方法均可用于判别：①NCCA 显示低密度区域；②CTP 静脉期原始图像显示低密度区域；③CBV 参数图明显低 CBV 区域；④CTA 原始图像显示低密度区域。

2）缺血半暗带（penumbra）：尽管从实际定义讲缺血半暗带区域不包括良性灌注不足，但目前的影像学检查方法难于区分两者。所以目前仍沿用传统的不匹配模型判断缺血半暗带，导致其被高估。传统经典不匹配模型包括：①CBF-CBV；②MTT-CTA 原始图像；③MTT-CTP 静脉期原始图像；④CTP 动脉期原始图像 -CTP 静脉期原始图像（适用于检查过程中躁动患者）。

3）责任血管评价：重点关注责任病灶供血血管有无闭塞、狭窄。

4）血脑屏障是否破坏：CT 平扫责任病灶区出现明显低密度影，CT 灌注微毛细血管参数图责任病灶区内显示异常。

（2）MR 检查：MR 常规平扫包括 DWI、GRE/SWI、TOF MRA 序列，适用于选择常规治疗的患者，发病 4.5h 之内可以完成静脉溶栓治疗的患者首选 CT 平扫。一站式 MR 检查包括 DWI、GRE/SWI、TOF MRA、MR 灌注成像（MR perfusion，MRP），适用于延长血管再通治疗时间窗的患者。

MR 检查的图像解读：①缺血核心区：DWI（b=1000）和 ADC 参数图上分别表现为高信号区和低信号区；上述区域在 DWI（b=0）/T$_2$WI 图像显示正常；②责任血管评估：重点关注责任病灶供血血管有无闭塞、狭窄；③血脑屏障评估：DWI（b=0）或 T$_2$WI 责任病灶区出现异常高信号影；④缺血半暗带：CBF 参数图异常区域（CBF 或 MTT 参数图）大于 DWI（b=1000）和 ADC 参数图中异常区域时称之为错配阳性，大于的异常区域为缺血半暗带。

【治疗原则】

对于疑似脑卒中患者的院前处理关键是尽快送到医院，目的是尽快对适合血管再通治疗的急性脑梗死患者进行血管再通治疗。由于急性缺血性脑卒中治疗时间窗窄，及时评估病情和做出诊断至关重要，医院应建立脑卒中诊治快速通道，尽可能优先处理和收治脑卒中患者。静脉溶栓是血管再通的首选方法，静脉溶栓或血管内治疗都应尽可能减少时间延误。推荐使用机械取栓治疗发病 6h 内的急性前循环大血管闭塞性卒中，发病 4.5h 内可在足量静脉溶栓基础上实施。如有静脉溶栓禁忌，建议将机械取栓作为大血管闭塞的治疗方案。有机械取栓指征时应尽快实施，有静脉溶栓指征时，机械取栓不应妨碍静脉溶栓，静脉溶栓也不能延误机械取栓。实施血管内治疗前，尽量使用无创影像检查明确有无颅内大血管闭塞。机械取栓时，建议就诊到股动脉穿刺的时间在 60~90min，就诊到血管再通的时间在 90~120min。优先使用支架取栓装置进行机械取栓。机械取栓后，再通血管存在显著的狭窄，建议密切观察，如果 TICI 分级 <2b 级，建议行血管内成形术。

【介入治疗】

最新发表的关于静脉溶栓治疗急性缺血性脑卒中随机对照研究的荟萃分析，进一步证实缺血性卒中发病 4.5h 内静脉注射 rt-PA 溶栓可以获益，而且时间越早，获益越多。但由于静脉溶栓具有严格的时间窗限制，能够通过其获益的患者不到 3%，同时其治疗效果依然有巨大的优化空间：与对照组相比，静脉溶栓后 3~6 个月死亡率未明显降低，仍高达 17.9%，且 2/3 的患者依然遗留有不同程度的残疾，尤其对合并有颅内大血管闭塞患者，其再通率低（13%~18%），因而临床效果欠佳。因此，国内外学者一直在探索对大血管闭塞性急性缺血性脑卒中患者的血管内治疗方法。

近年来随着介入材料和技术的发展,血管内治疗显著提高了闭塞血管再通率,延长了治疗时间窗,显示了良好的应用前景。血管内治疗包括:动脉溶栓、机械取栓和急诊血管成形术。动脉溶栓通过微导管在血栓附近或穿过血栓直接给予溶栓药物,提高局部药物浓度,减少药物用量,降低颅内及全身出血风险,但该治疗方法时间长,且有些栓子药物难以溶解。机械取栓和急诊血管成形技术出现相对较晚,其优点包括:避免或减少溶栓药物的使用,对于大血管闭塞及心源性栓塞性卒中具有更高的血管再通率,成为急性缺血性卒中重要的治疗手段。自 2014 年 9 月开始,一系列多中心、前瞻性、随机对照试验研究相继公布了较为一致的研究结果:在特殊筛选的急性缺血性脑卒中患者中,以机械取栓为主的血管内治疗可带来明确获益。

1. 适应证　①年龄 18 岁以上;②大血管闭塞重症患者尽早实施血管内介入治疗。动脉溶栓:前循环闭塞发病时间在 6h 以内,后循环大血管闭塞发病在 24h 内。机械取栓:前循环闭塞发病时间在 8h 以内,后循环大血管闭塞发病时间在 24h 内;③CT 排除颅内出血、蛛网膜下腔出血;④急性缺血性脑卒中,影像学检查证实为大血管闭塞;若无条件急诊行 CTA/MRA,发病 3h 内 NIHSS 评分 ≥9 分或发病 6h 内 NIHSS 评分 ≥7 分时,提示存在大血管闭塞。

2. 禁忌证　①若进行动脉溶栓,参考静脉溶栓禁忌证标准;②活动性出血或已知有出血倾向者;③CT 显示早期明确的前循环大面积梗死(超过大脑半球 1/3);④血小板计数低于 100×10^9/L;⑤严重心、肝、肾功能不全或严重糖尿病患者;⑥近 2 周内进行过大型外科手术;⑦近 3 周内有胃肠或泌尿系统出血;⑧血糖 <2.7mmol/L 或 >22.2mmol/L;⑨药物无法控制的严重高血压;⑩预期生存期小于 90 天;⑪妊娠。

3. 治疗方法

(1)患者准备及造影评估:患者仰卧位,予以心电监护及吸氧。局部麻醉具有减少院内延误、能够在术中实时观察患者神经功能的优势,但对躁动患者的控制欠佳,也可导致误吸风险加大。对于严重躁动、意识水平降低(格拉斯哥昏迷量表评分 <8 分)、呼吸道保护反射丧失、呼吸障碍的患者推荐使用全身麻醉。在急性期血管内介入治疗中,完整的 DSA 流程能够细致了解操作路径、病变位置、侧支代偿等重要信息。但大多数时候,考虑到血管再通疗效与救治时间存在高度依赖性,对于术前已行 CTA 或 MRA 明确血管病变部位的患者,可直接置入 6F 或 8F 导管鞘,将指引导管引致患者颈内动脉或椎动脉造影。

(2)通路建立:取栓术中联合使用球囊导引导管和中间/抽吸导管有助于提高血管再通的效率和成功率。研究显示,应用球囊导引导管血管再通率较高,是临床预后良好的独立影响因素。使用中间导管辅助的 Solumbra(Solitaire+Penumbra 导管抽吸)技术能够明显提高机械取栓的成功率,尤其是大脑中动脉主干的闭塞。

(3)合理选择血管再通的介入治疗模式:临床常用的介入治疗模式包括机械取栓、球囊成形、支架置入、动脉溶栓等。虽然国外研究中对于介入模式的选择大多倾向以支架型取栓装置为主的机械取栓,但我们必须注意到,这些研究的入组人群均以高加索人为主,而东、西方脑梗死患者的病因谱存在很大的差异。在真实世界中,有相当部分的患者采用单一的操作模式并不能达到良好再通。这就要求临床医师在实际工作中必须掌握多种治疗模式,根据患者个体情况审慎选择,必要时联合使用。在此,我们分述各种常用介入开通模式。

1）机械取栓:目前绝大多数观点认为在各个单一模式横向比较中,支架型取栓装置无论从再通率、患者获益情况等均明显好于其他单一治疗模式。而机械取栓从第一代的 Merci 装置、Penumbra 抽吸装置,到以 Solitaire 系统、Trevo 系统为代表的第二代支架样取栓装置也获得了较大进展。尤其是 Solitaire 系统,经过 MR-CLEAN、ESCAPE、EXTRND-IA、SWIFT PRIME 等多项临床研究的反复验证,其临床效果获得公认,成为目前的临床首选(图 6-1-2)。

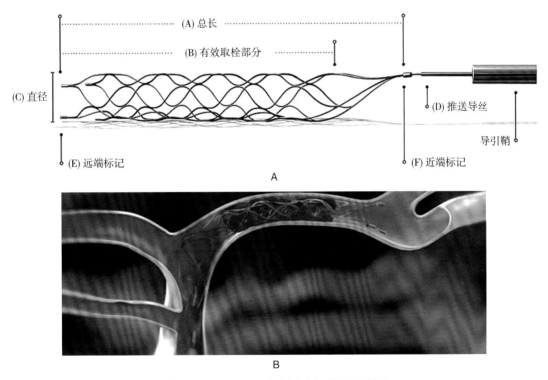

图 6-1-2 Solitaire 取栓支架及取栓示意图

Solitaire 支架操作方法如下:在 DSA 操作完成后,以超滑导丝尽可能将 6~8F 指引导管置于离病变位置较近的目标血管,以利增强支撑,如路径较差可考虑加用以 Navien 等为代表的中间导管。指引导管到位后撤出导丝,以 0.014 英寸微导丝及取栓微导管在路图下通过闭塞段血管,回抽微导管见回血后,经微导管造影确认微导管位于闭塞病变以远的真腔内。排气后将 Solitaire 支架自 Y 形阀置入并于透视下送抵微导管头端。再次造影明确闭塞近端的具体位置后,缓慢回撤微导管至 Solitaire 支架完全打开。再次经指引导管造影观察评估闭塞再通及远端再灌注情况。无论再灌注是否达到改良脑梗死溶栓标准(modified thrombolysis in cerebral infarction scale, mTICI)2b 及以上,均应保留支架于目标血管内至少 5min,以便支架与血栓充分贴合,后将 Solitaire 支架连同输送装置一并自指引导管撤出体外。回撤支架的同时用 50/60ml 注射器自 Y 形阀末端持续抽吸以保持负压,待支架取出后,经指引导管回抽血液至血流通畅。部分情况下,单次回撤支架并不能完全解决闭塞病变,多数患者可能残留原位血栓或出现再闭塞。Solitaire 支架允许多次重复使用,但同一支架一般不超过 3 次,且每次重复操作前应仔细检查支架情况,避免因支架变形、断裂等造成医源性损伤。再通手术完成后,暂缓撤除指引导管、微导丝等辅助器械,观察 10~15min 后,经导引导管复查血管造影,复评 mTICI 评分。如效果满意,进一步撤除器械,缝合血管或加压包扎,结束手术(图 6-1-3)。

除 Solitaire 系统外,美国 FDA2012 年批准 Trevo 系统应用于介入再通治疗,REVIVESE 系统也已引入国内,目前已有小样本应用的报道。具体临床效果尚待更为系统的进一步评价。

2)球囊成形与支架置入:对于动脉粥样硬化性病变导致的原位血栓形成、血管夹层或颅内 - 颅外串联病变等机械取栓难度较大或不能获得理想再通的患者,球囊成形及支架置入可能是合理的选择。我们仅推荐对慎重选择的或经机械取栓后效果不佳的颅内血管闭塞患者行球囊成形及支架置入操作。在颅外血管,对评估后认为存在严重动脉狭窄或血管夹层等可能的情况,在确有必要的情况下进行急诊支架置入术。在以支架治疗作为主要再通模式的手术操作中,如术前未使用静脉溶栓,应注意及时足量地加用抗血小板药物,一般常规需服用达到负荷剂量的抗血小板药物(阿司匹林 300mg + 氯吡格雷 300mg),并在术后持续服用双联抗血小板治疗至少 1 个月,之后根据经验或在血栓弹力图指导下长期口服 1 种抗血小板药物。但对于手术再通前接受静脉溶栓的患者而言,是否使用及如何使用抗血小板药物是近年争论的焦点之一。既往研究已多次明确证实,静脉使用 rt-PA 在 24h 内再加用抗血小板治疗会显著提高出血风险。因此,接受静脉溶栓的病人,急诊支架成形后,建议 24 小时后予以双抗治疗。

3)动脉溶栓:相对于静脉溶栓,动脉溶栓再通效果相对更好而出血概率基本一致,但可能由于操作原因导致溶栓时间延迟,且有存在介入相关并发症的风险。因此,在不具备取栓条件的中心可尝试使用。动脉溶栓的具体操作与取栓类似,在指引导管到位后,以 0.014 英寸微导丝携带微导管尽可能置于闭塞位置附近或置入血栓内部,以恒定速度缓慢自微导管推注溶栓药物。目前的临床证据尚不能对动脉溶栓药物的具体剂量提出要求。在临床操作中,rt-PA 及尿激酶的使用剂量高度个体化,一般不超过静脉溶栓剂量的 1/3。操作过程中推荐每 10min 经导引导管造影观察血管再通情况,以最小剂量达到再通目的。需要特别注意的是,动脉溶栓操作与其他血管内操作的时间窗计算方式不同。其他血管内治疗,尤其是机械取栓,其时间窗应以发病至股动脉穿刺时间计算不超过 6h,而动脉溶栓则需以发病至动脉推注 rt-PA 时间计算。

4. 并发症及处理

(1)颅内出血:无论采取何种再通治疗模式,均有 1.5%~15% 的缺血性脑卒中的急诊介入治疗患者出现颅内出血,其中约 40% 为症状性出血。具体治疗方式目前尚未取得共识,临床多以外科治疗和对症处理为主,以控制颅内压、维持生命体征为主要目的。其中,肝素抗凝引起的出血,可予鱼精蛋白中和;rt-PA 引起的出血,可应用新鲜冰冻血浆等,但临床效果仍待进一步验证。

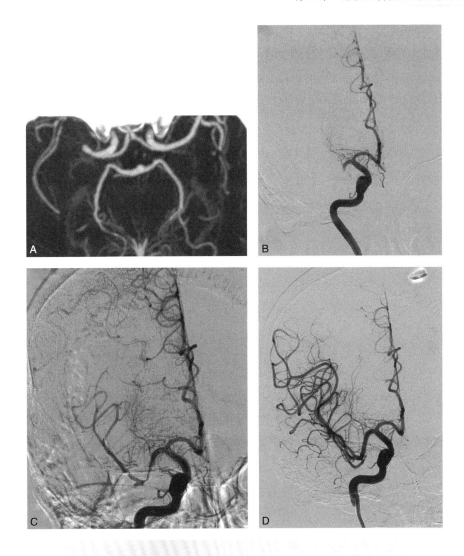

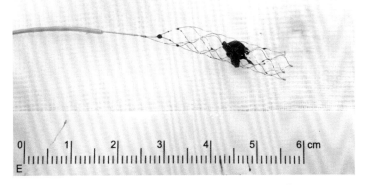

图 6-1-3　急性大脑中动脉栓塞经动脉取栓

患者男,65 岁,突发左侧肢体偏瘫 1.5h。A. 急诊头颅 CTA 示右侧大脑中动脉
主干闭塞;B. 右侧颈内动脉造影示右侧大脑中动脉主干闭塞;C. 支架释放于
闭塞段后造影示远端血管通畅;D. 取栓后右侧颈内动脉造影示右侧大脑中动
脉完全开通;E. 支架取出体外后可见血栓附着于支架网眼

（2）远端脑血管栓塞：在再通手术中，常发生责任血管的邻近分支或次级分支血管栓塞。此时可根据原定再通模式、栓塞位置、患者整体情况等综合选择进一步的处理策略。一般而言，对可能导致严重功能缺损的主干血管应积极干预，首选机械取栓方式。而对于大脑中动脉 M3 段以远、大脑后动脉 P2 段以远等功能意义不大且取栓装置不易到达的次级分支血管栓塞，或支架置入操作后远端血管分支闭塞等有较大操作难度的栓塞事件，要视具体情况而有所取舍，无须追求血管影像上的完美；根据部分中心及参考心脏科经验，血小板膜糖蛋白Ⅱb/Ⅲa 受体抑制剂（如替罗非班）具备一定的应用前景，但具体获益情况仍需要进一步明确。不建议在未经审慎考虑的前提下应用尿激酶、rt-PA 等溶栓药物。

（3）血管再通后闭塞：血管再通后闭塞多见于动脉粥样硬化性中-重度血管狭窄伴发原位闭塞的患者，在机械取栓术后由于内膜损伤导致血小板聚集增多、原狭窄并未解除导致血流速度减慢，栓子清除能力下降，均易于发生再闭塞。另外，在血管成形及支架置入的手术模式中，由于抗血小板作用的不充分，也可导致支架内血栓形成而致闭塞。目前对于血管再通后闭塞并无共识的处理范式，可考虑急诊支架置入或动脉/静脉使用血小板膜糖蛋白Ⅱb/Ⅲa 受体抑制剂。

5. 疗效评价　2015 年，在 *The New England Journal of Medicine* 上接连发布了 5 项关于急性缺血性脑卒中机械取栓的多中心临床随机对照研究的结果：血管内治疗急性缺血性卒中的荷兰多中心随机临床试验（MR CLEAN）、对小梗死核心区和前循环近端闭塞的急性缺血性卒中强调缩短 CT 至血管再通时间的血管内治疗实验（ESCAPE）、Solitaire 支架或血栓取栓术为首选的血管内治疗实验（SWIFT-PRIME）、延长急性神经功能缺损患者的动脉溶栓时间实验（EXTEND-IA）、前循环 8 小时内脑卒中 Solitaire 支架取栓与内科治疗比较实验（REVASCAT），均显示出血管内治疗的优势性，改变了人们对血管内治疗的认识。其中，SWIFT-PRIME 研究将患者分为静脉溶栓联合 Solitaire 支架取栓组和单纯静脉溶栓组，结果显示动脉取栓组患者 90 天恢复生活自理能力为 60%，而对照组为 35%，而两组在致死率和症状性颅内出血的发生率上并无明显差异。

（赵林波）

【参考文献】

1. 中国卒中学会，中国卒中学会神经介入分会，中华预防医学会卒中预防与控制专业委员会介入学组 . 急性缺血性卒中血管内治疗中国指南 2015. 中国卒中杂志，2015，10（7）：590-606

2. 中华医学会神经病学分会，中华医学会神经病学分会脑血管病学组 . 中国急性缺血性脑卒中诊治指南 2014，中华神经科杂志，2015，48（4）：246-257

3. 中华医学会神经病学分会，中华医学会神经病学分会神经血管介入协作组 . 急性缺血性脑卒中早期血管内介入治疗流程与规范专家共识 . 中华神经科杂志，2017，50（3）：172-177

4. 国家卫生计生委脑卒中防治工程委员会 . 中国脑卒中血管影像检查指导规范

5. Powers WJ, Derdeyn CP, Biller J, et al. 2015 American Heart Association/American Stroke Association Focused Update of the 2013 Guidelines for the Early Management of Patients With Acute Ischemic Stroke Regarding Endovascular Treatment: A Guideline for Healthcare Professionals From the American Heart Association/American Stroke Association. Stroke, 2015, 46（10）: 3020–3035

6. Goyal M, Demchuk AM, Menon BK, et al. Randomized assessment of rapid endovascular treatment of ischemic stroke. N Engl J Med, 2015, 372（11）: 1019–1030

7. Campbell BC, Mitchell PJ, Kleinig TJ, et al. Endovascular therapy for ischemic stroke with perfusion-imaging selection. N Engl J Med, 2015, 372（11）: 1009–1018

8. Berkhemer OA, Fransen PS, Beumer D, et al. A randomized trial of intraarterial treatment for acute ischemic stroke. N Engl J Med, 2015, 372（1）: 11–20

9. Jovin TG, Chamorro A, Cobo E, et al. Thrombectomy within 8 hours after symptom onset in ischemic stroke. N Engl J Med, 2015, 372（24）: 2296–2306

10. Saver JL, Goyal M, Bonafe A, et al. Stent-retriever thrombectomy after intravenous t-PA vs. t-PA alone in stroke. N Engl J Med, 2015, 372（24）: 2285–2295

11. Nogueira RG, Jadhav AP, Haussen DC, et al. Thrombectomy 6 to 24 Hours after Stroke with a Mismatch between Deficit and Infarct. N Engl J Med, 2018, 378（1）

第二节 急性肺动脉栓塞

【概述】

急性肺动脉栓塞（acute pulmonary embolism, APE）是指栓子突然进入并堵塞肺动脉主干或其分支,阻断组织血液供应所引起的肺循环障碍的临床和病理综合征。最常见的栓子是血栓,其他还包括新生物细胞、脂肪、气泡、静脉输入的药物颗粒等。

下肢深静脉血栓（deep venous thrombosis, DVT）是肺血栓的主要来源。下肢深静脉血栓形成及肺动脉栓塞统称为静脉血栓栓塞症（venous thromboembolism, VTE）,已成为当今心、脑血管病外的第三大致死性心血管疾病,年发病率为（100~200）/10 万。北京安贞医院资料显示 PE 病死率为 19.2%。慢性血栓栓塞性肺动脉高压病人的 5 年、10 年生存率分别为 71.3% 和 46.2%。然而,APE 的症状复杂多变且特异性不强,极易与其他临床常见心血管病和呼吸系统疾病混淆,具有较高的隐匿致死性,需引起临床诊疗上高度警觉。

【临床表现】

肺动脉栓塞的患者临床表现差异较大,轻者可以无症状,重者可表现为猝死。呼吸困难、胸痛、咯血是临床典型肺梗死的三联征,可在 1/3 患者中出现。呼吸困难和胸痛为肺动脉栓塞后最为常见的症状,发生率可达 80% 以上。胸痛主要为胸膜性疼痛,是肺梗死邻近的胸膜纤维素炎症所致。膈胸膜受累可向肩部或腹部放射,也可表现为胸骨后疼痛,需与心肌梗死相鉴别。咯血也是大面积肺动脉栓塞常见症状之一,发生率约为 10%,通常认为是合并有肺梗死时出现。另外,在急性大面积肺动脉栓塞的首发症状也可表现为晕厥,一般认为是由于大面积肺动脉栓塞导致心输出量降低,进而导致脑供血不足引起。肺动脉栓塞的其他症状还包括咳嗽、焦虑、濒死感等。其他常见的体征还包括呼吸增快、发绀、肺部湿啰音或哮鸣音,肺血管杂音,胸膜摩擦音或胸腔积液等。

【诊断】辅助检查

1. D-Dimer(血浆 D- 二聚体) D-Dimer 是纤维蛋白降解产物,有很高的阴性预测价值,用 ELISA 法测定 <500μg/L 可排除急性 PE。

2. 血气分析　肺血管床堵塞 15%~20% 可出现氧分压下降,但 PaO_2 正常并不能排除 PE。

3. 心电图改变　表现为部分患者可以出现窦性心动过速,无特异性。右室负荷增大时右侧胸部导联 T 波倒置,电轴右偏或右束支传导阻滞,右室肥大,肺性 P 波,电轴顺钟向转位。

4. 胸部 X 线检查　诊断价值有限,部分患者可显示肺动脉栓塞区血管纹理稀疏、纤细,肺野透过度增强。慢性肺血栓栓塞病人可见右心室扩大、肺动脉段凸出、右下肺动脉增粗(>15mm),扩张的肺动脉急剧变细,呈残根状。

5. 经胸或经食管二维超声心动图检查　能直接或间接提示 PE 的存在。超声心动图简便、快速、不需要造影剂、可紧急床旁操作,对可疑高危 APE 患者,可以是首选检查手段,超声显示右室超负荷是开展溶栓治疗的重要指征,而且还可作为疗效观察、判断预后的手段。

6. 放射性核素肺通气 / 灌注扫描显像(ventilation/perfusion ratio, V/Q)　表现为肺叶、肺段或多发亚肺段肺动脉灌注缺损,而通气显像正常。

7. 多排 CT 肺动脉成像(computed tomography pulmonary angiography, CTPA)　是目前诊断 PE 的最简单、快捷、准确的方法,可以直接显示肺血管 4~5 级分支,在确定或排除 PE 的敏感性为 87%,特异性为 95%。CTPA 可判断病变的范围、程度及病程的长短,为临床选择正确的治疗方法提供依据。肺动脉内血栓的显示是诊断 APE 的直接证据,在肺动脉主要分支内表现为杯口样的充盈缺损,在肺小分支内的血栓可表现为肺动脉分支的突然截断(图 6-2-1)。通常所讲的"双轨征"是指肺动脉管腔被血栓堵塞,管壁与血栓之间的缝隙显影,充盈缺损位于血管中央慢性肺血栓栓塞征的征象包括肺动脉管腔内膜表面不规则,在肺动脉灌注低的区域可见支气管动脉形成的侧支血管或血管网的存在。

8. 肺动脉造影　仍是目前诊断肺动脉栓塞最可靠的检查方法,其敏感度为 98%,特异度为 95%~98%,直接征象可表现为肺动脉血管内充盈缺损,可伴有"双轨征"的血流障碍;间接征象可表现为肺动脉对比剂流动缓慢,局部低灌注,梗阻远端肺动脉分支及实质期染色缺失,静脉回流延迟等。不足之处是对肺动脉小分支栓塞的诊断价值不大,而且肺动脉造影是一种有创检查方法,具有一定的危险性,死亡率约为 0.2%。当急性肺动脉栓塞患者病情危重时,此项检查几乎不能进行。

9. 持续的心肌标志物水平的升高,尤其是肌钙蛋白与脑利钠肽(BNP),提示患者右心负荷增大、心肌损伤,需密切监测。

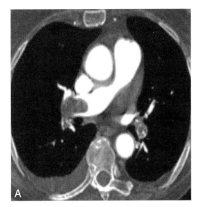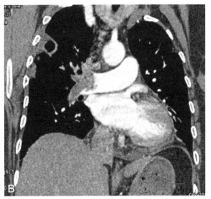

图 6-2-1　CTPA 横断位、冠状位示双侧肺动脉大面积肺动脉栓塞

【治疗原则】

1. 一般治疗　包括绝对卧床、吸氧、抗炎、止痛、纠正休克和心力衰竭等。

2. 抗凝治疗　普通肝素(UFH)、低分子量肝素(LMWH)、阿加曲班等。华法林与肠外抗凝治疗重叠使用 3d 后单独使用,调整 INR 在 2~3 之间。华法林用至少 3~6 个月。

3. 溶栓治疗　欧美多项随机临床试验一致证实,溶栓治疗能够快速改善肺血流动力学指标,改善患者早期生存率。国内一项大样本的回顾性研究也证实对 APE 患者行尿激酶或 rt-PA 溶栓治疗 + 抗凝治疗总有效率 96.6%,显效率 42.7%,病死率 3.4%,显著优于对症治疗组和单纯抗凝治疗组。美国胸科医师协会已制定肺动脉栓塞溶栓治疗专家共识,对于血流动力学不稳定的 APE 患者建议立即溶栓治疗(图 6-2-2)。

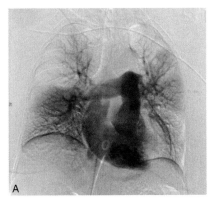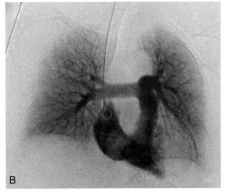

图 6-2-2　APE 溶栓治疗前、后肺动脉造影示肺动脉栓塞完全消失

溶栓治疗可直接或间接地将纤维蛋白溶解酶原转变成纤维蛋白溶解酶,迅速降解纤维蛋白,使血栓溶解;另外,还通过清除和灭活纤维蛋白原、凝血因子Ⅱ、Ⅴ、Ⅷ及系统纤维蛋白溶酶原,干扰血凝;纤维蛋白原降解产物增多,抑制纤维蛋白原向纤维蛋白转变,并干扰纤维蛋白的聚合。溶栓治疗可以迅速溶解血栓和恢复肺组织灌注,逆转右心衰竭,增加肺毛细血管血容量及降低病死率和复发率。

（1）溶栓时间窗:肺组织氧供丰富,有肺动静脉、支气管动静脉、肺泡内换气三重氧供,因此肺梗死的发生率低。肺动脉栓塞溶栓治疗的目的不完全是保护肺组织,更主要是尽早溶解血栓疏通血管,改善症状,减轻血管内皮损伤,降低慢性血栓栓塞性肺动脉高压的发生危险。因此在APE诊断明确即开始行溶栓治疗能够取得最大的疗效,有症状的PE患者在2周内行溶栓治疗仍有一定作用。

（2）常用的溶栓药物:①尿激酶(urokinase,UK):是国内最常用的,50万~100万IU/d;②链激酶(streptokinase,SK):20万~40万IU/d,过敏反应较多,已较少使用;③重组组织型纤溶酶原激活剂(recombinant tissue plasminogen activator,r-tPA):10~20mg/d。溶栓效果好,但价格较高,可用于尿激酶治疗效果欠佳或症状较重需尽早开通血管的患者。

在溶栓治疗过程中需密切监测凝血功能,尤其是纤维蛋白原的变化,低于2g/L时要减少溶栓剂的用量,低于1g/L时需立即停止溶栓,并及时补充冷沉淀,待指标上升高于1g/L方可用药。溶栓持续时间应根据患者症状、CTPA检查及凝血状态综合评估。

4. 外科治疗 主要是肺动脉血栓摘除术:用于伴有休克的大面积APE、收缩压<100mmHg、中心静脉压增高、肾衰竭、内科及介入治疗失败者。

对于慢性PE,可导致栓塞性肺动脉高压,常采用肺动脉血栓内膜剥脱术(pulmonary thromboendarterecetomy,PTE)。手术指征包括:①静息肺血管阻力>30mmHg;②肺动脉造影确定为外科手术可及的较大的肺动脉血栓;③心功能Ⅱ~Ⅲ级;④无肝、肾、脑等禁忌。

【介入治疗】

对于明确诊断为APE的患者,可根据临床症状、血流动力学改变、右心功能检查及肺动脉栓塞范围等评估其危险分层,依据分层结果采取不同的治疗方案。

危险分层评估为低危:患者临床症状隐匿,无血流动力学改变,生命体征平稳,肺动脉CTA显示为非大面积或次大面积肺动脉栓塞,予抗凝治疗即可。

危险分层评估为中危:患者肺动脉栓塞临床症状明显,无血流动力学改变,肺动脉CTA显示为大面积或次大面积肺动脉栓塞,右心功能正常,可在抗凝治疗的同时予系统性溶栓治疗,尽快溶解肺动脉内血栓,减少血栓机化致慢性肺动脉高压的发生概率。

危险分层评估为高危:患者肺动脉栓塞临床表现危重,血流动力学不稳定,有右心功能不全及心肌损害,肺动脉CTA显示为大面积肺动脉栓塞,应在抗凝治疗的基础上采取积极有效的介入治疗措施及时清除或减少肺动脉内血栓负荷,恢复血管灌注,挽救生命、降低死亡率。

对于高危患者,介入治疗可以较为迅速地减少甚至清除肺动脉内的血栓,恢复血流,缓解患者的症状、改善心功能,降低死亡率及慢性肺动脉高压(chronic thromboembolic pulmonary hypertension，CTEPH）的发生率。据文献报告，APE 后前两年内约 0.1%~9.1% 的患者会演变为 CTEPH。

1. 适应证　①两个肺叶以上的大面积肺动脉栓塞者；②不论肺动脉血栓栓塞部位及面积大小只要血流动力学有改变者；③并发休克和动脉低灌注［如低血压、乳酸酸中毒和（或）心排血量下降者］；④原有心肺疾病的次大面积肺血栓栓塞引起循环衰竭者；⑤有呼吸窘迫症状（包括呼吸频率增加，动脉血氧饱和度下降等）的肺动脉栓塞患者；⑥肺血栓栓塞后出现窦性心动过速的患者。

2. 禁忌证　绝对禁忌证：①无法控制的活动性内出血；②3 个月内自发性颅内出血。相对禁忌证：①2 周内的手术、分娩、器官活检或不能以压迫止血部位的血管穿刺；②2 个月内的缺血性卒中；③10 天内的胃肠道出血；④15 天内的严重创伤；⑤1 个月内的神经外科或眼科手术；⑥难于控制的重度高血压（收缩压 >180mmHg，舒张压 >110mmHg）；⑦近期曾行心肺复苏；⑧血小板计数低于 $100 \times 10^9/L$；⑨妊娠；⑩细菌性心内膜炎。

3. 治疗方法　溶栓治疗是减少急性肺动脉血栓的基础，对于需要尽快缓解症状的高危患者，有以下几种介入治疗方法有利于加快血栓的清除：

（1）导管溶栓术：将普通猪尾造影导管经股静脉或颈内静脉或上肢浅静脉入路，插至肺动脉干，造影明确肺动脉栓塞部位及范围后，再将导管插至血栓近端甚至血栓内，经导管脉冲式注入溶栓药稀释液，尿激酶 10 万 ~25 万 IU，或 r-tPA 5mg，持续时间约 15min。依靠快速推注产生的冲击力使血栓碎裂，并使溶栓药物能更多的与血栓接触，增加溶栓效果。

（2）导丝引导下导管碎栓术：常用猪尾导管在导丝引导下插至肺动脉血栓内，回撤导丝于导管内，旋转导管尾端，使导管头端猪尾在血栓内搅动，起到松解碎裂血栓的作用，有利于堵塞的主干血管在血流的冲击下部分开通，在灌注溶栓药时亦可提高疗效（图 6-2-3）。

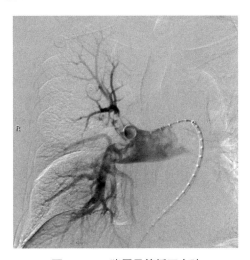

图 6-2-3　猪尾导管插至右肺动脉内旋转、搅动栓子

（3）大腔导管抽吸取栓术：将长鞘插至一侧肺动脉主干，再在导丝引导下将大腔导引导管（6~8F 的多功能导引导管）插至肺动脉主干及主要分支血栓内，外接注射器针筒（50ml 较为合适），保持负压抽吸，导管头端自肺动脉远端向近端移动，如抽出的血液较多，可将血液中的血栓经多层纱布过滤后尽快回输，减少患者失血量（图 6-2-4）。

（4）球囊导管碎栓术：沿交换导丝将球囊导管（直径 10mm 左右，长度 40mm）插至肺动脉血栓闭塞段，扩张球囊挤压血栓，使血栓碎裂并开通血管。

（5）机械性血栓消融术：应用特制的器械行机械性血栓清除，将血栓击碎、抽吸、排出，特别适用于大面积 APE、严重低血压、有溶栓禁忌证者，对新鲜血栓清除效果好，目前最常用的有 Straub-Roterax 和 Angiojet（图 6-2-5）。

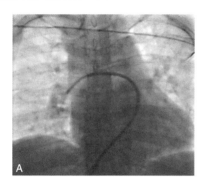
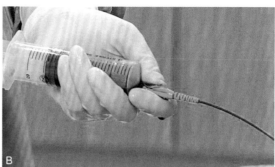
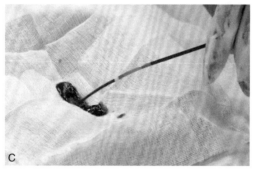

图 6-2-4 7F 大腔导管插至右肺动脉行抽吸清除血栓

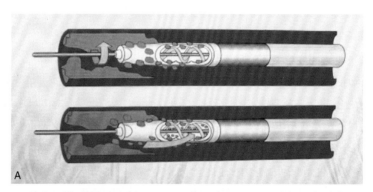
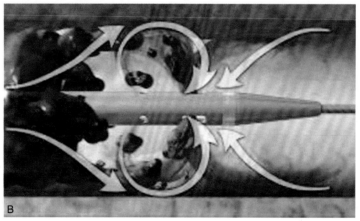

图 6-2-5 血栓消融器

A. Straub-Rotarex 血栓消融器；B. Angiojet 血栓消融器

介入处理 APE 可以根据患者的病情、条件及科室具备的设备、器械、技术水平等综合评估和运用。术中需密切监测患者的心率、血压、脉搏及氧饱和度等基本生命体征,随时了解症状变化,做好急救准备。机械性血栓清除结合溶栓治疗可以获得更好的效果。考虑到肺动脉内置管溶栓时,导管需经过右房、右室,长期留置增加了诱发心律失常的风险,建议行肺动脉插管治疗后即拔出导管,后续溶栓经上肢浅静脉或患侧下肢浅静脉持续注入。

（6）关于腔静脉滤器植入术：APE 的形成与下腔静脉和（或）下肢深静脉血栓形成密不可分,必须进行全面的、仔细的检查,如下肢静脉超声、下肢静脉 – 下腔静脉 DSA 或 CTV。如果未发现明确血栓证据,可不予下腔静脉滤器植入；在确认下腔静脉、髂股静脉甚至腘静脉有深静脉血栓形成的情况下,即使当时为低危的 APE,仍需要行滤器植入以防止大块的血栓脱落造成致死性肺动脉栓塞。在植入滤器时建议常规使用可回收滤器,在肺动脉栓塞症状消失及评估再发肺动脉栓塞概率较小的时候,及时将滤器回收,以防范滤器远期并发症如下腔静脉穿孔、滤器断裂、下腔静脉阻塞等（图 6-2-6）。对于已多次发生肺动脉栓塞、进展期肿瘤患者可使用永久性下腔静脉滤器。

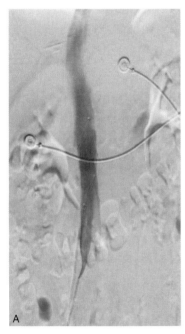
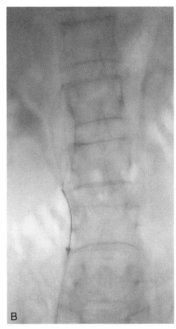
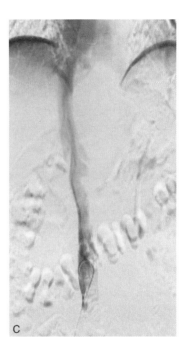

图 6-2-6 可回收滤器取出过程

（7）术后抗凝治疗：2014 欧洲心脏病学会发布的《急性肺动脉栓塞诊断及管理指南》首次就新型口服抗凝药在 APE 中的应用作了全面推荐,新型口服抗凝药利伐沙班可替代华法林用于初始抗凝治疗,使用方便,无需频繁监测凝血,其有效性不劣于华法林,且在大出血等安全性终点事件方面可能优于华法林,但不能用于严重肾功能损害者（肾小球滤过率 <30ml/min）。由于利伐沙班价格较高,目前大部分患者仍长期应用华法林,需定期随访、监测凝血指标,维持 INR 在 2~3 之间。对于肿瘤患者长期应用低分子量肝素会更安全有效。对不能耐受或拒绝服用任何口服抗凝药者,可考虑口服阿司匹林。抗凝持续时间对于

有诱因的 APE 患者需 3 个月,复查肺动脉 CTPA(图 6-2-7)及 D- 二聚体,无异常者可停药观察,有异常者继续抗凝 3 个月。无诱因的 APE 患者抗凝 6 个月后复查。对于慢性血栓栓塞行肺动脉高压的患者需长期甚至终身抗凝。

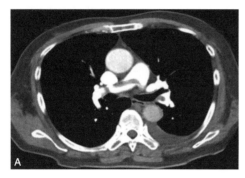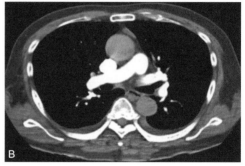

图 6-2-7　CTPA 显示肺动脉主干及分支血栓经治疗后完全消失
A. 治疗前 CT;B. 治疗后 CT

4. 并发症及处理　介入相关并发症发生率约为 2%,主要包括右心功能恶化导致的死亡、远端栓塞、肺动脉穿孔并肺出血、体循环出血、心脏压塞、心脏传导阻滞或心动过缓、溶血、对比剂肾病及穿刺并发症。滤器并发症包括滤器移位、倾斜、变形、腔静脉穿孔、滤器断裂及腔静脉堵塞等。

(1)抗凝、溶栓所致的出血包括穿刺部位出血,处理方法可予重新加压包扎,穿刺侧肢体伸直制动;穿刺部位有留置导管、鞘管则需用弹力胶布固定导管,防止导管、鞘管的滑脱,导致严重的大出血。

(2)脏器出血包括易观察到的皮肤表面瘀斑、牙龈出血、鼻出血、咯血、血尿、黑便或血便等,不易观察到的出血有颅内出血、内脏出血等。对于抗凝、溶栓的患者需每日经常了解观察患者的出血倾向并监测凝血常规及血常规,一旦指标显著异常如 INR 大于 3、APTT 超过正常 2.5 倍、纤维蛋白原低于 1g/L 时,应及时停药或调整用药量。如有无法控制的出血,可用鱼精蛋白 1mg 拮抗肝素 100U、维生素 K 拮抗华法林、冷沉淀 10 个单位输注增加纤维蛋白原。如患者出现头痛甚至意识障碍,应急诊行头颅 CT 扫描,排除颅内出血,因患者处于低凝状态,一旦颅内出血,后果严重。

(3)在将普通造影导管、溶栓导管或机械性血栓消融导管插至肺动脉的过程中需密切监测患者的生命体征,如心电图、血压、脉搏、血氧饱和度,防止介入器械诱发的心律失常、血管穿孔破裂损伤。介入治疗过程中,术者及助手需及时了解患者的病情变化。

(4)下腔静脉滤器的短期并发症包括滤器的移位、倾斜、变形,长期并发症有下腔静脉堵塞、滤器折断、血管穿孔等,所以选择可回收滤器有利于在下肢深静脉血栓完全清除或残留的血栓引起严重的肺动脉栓塞风险很小时及时取出,以避免滤器长期并发症的发生。

5. 疗效评价　急性肺动脉栓塞经抗凝、溶栓或机械性血栓清除治疗后,随着肺动脉内的血栓量的减少,患者的症状亦将逐步缓解,血压趋于平稳、心率恢复正常、血氧含量不断提高。一周左右复查 CTPA,观察肺动脉内栓子清除情况,决定是否需要继续溶栓治疗。如肺动脉内血栓基本清除即可停止溶栓,单用抗凝治疗。心功能的血液检测指标 BNP 及心脏超声检查可以提示心功能改变情况及肺动脉压恢复程度,是随访观察 APE 恢复状态及对心功能影响的重要指标。

（何　旭）

【参考文献】

1. 张福先,王深明.静脉血栓栓塞症诊断与治疗.北京:人民卫生出版社,2013

2. Konstantinides SV. 2014 ESC Guidelines on the diagnosis and management of acute pulmonary embolism. Eur Heart J, 2014, 35 (45): 3145-3146

3. Stein, PD, Fowler SE, Goodman LR, et al. Multidetector computed tomography for acute pulmonary embolism. N Engl J Med, 2006, 354 (22): 2317-2327

4. 中华医学会心血管病学分会肺血管病学组,中国医师协会心血管内科医师分会.急性肺血栓栓塞症诊断治疗中国专家共识.中华内科杂志,2010,49 (1):74-81

5. 中华医学会放射学分会介入学组.下肢深静脉血栓形成介入治疗规范的专家共识.中华放射学杂志,2011,45 (3):293-296

6. 中华医学会放射学分会介入学组.下腔静脉滤器置入术和取出术规范的专家共识.中华放射学杂志,2011,45 (3):297-300

7. Chatterjee S, Chakraborty A, Weinberg I, et al. Thrombolysis for pulmonary embolism and risk of all-cause mortality, major bleeding, and intracranial hemorrhage: a meta-analysis. JAMA, 2014, 311 (23): 2414-2421

8. 陈国平,顾建平,何旭,等.低剂量尿激酶较长时间经导管直接溶栓术治疗急性髂 - 股静脉血栓形成的安全性和临床疗效.中华放射学杂志,2012,46 (12):1119-1125

9. Nakamura S, Takano H, Kubota Y, et al. Impact of the efficacy of thrombolytic therapy on the mortality of patients with acute submassive pulmonary embolism: a meta-analysis. J Thromb Haemost, 2014, 12 (7): 1086-1095

10. Stein PD, Matta F, Keyes DC, et al. Impact of vena cava filters on in-hospital case fatality rate from pulmonary embolism. Am J Med, 2012, 125 (5): 478-484

第三节　急性肠系膜血管栓塞

【概述】

急性肠系膜血管栓塞(acute mesenteric artery embolism, AME)是由于栓子进入肠系膜动脉造成主干或分支阻塞所引起的急性肠管缺血病症,约占急性肠系膜血管缺血的

40%~50%。由于其死亡率高,急诊救治需要快速和有效的临床评估和治疗。

肠系膜上动脉(superior mesenteric artery,SMA)主干口径较大,与腹主动脉沿血流方向呈锐角夹角,栓子易于进入,故肠系膜上动脉栓塞的机会比肠系膜下动脉为多。栓子一般源于心脏或主动脉的附壁血栓,此类患者多有风湿性心脏病、低射血分数(充血性心力衰竭、心肌病)、冠心病、心肌梗死(室壁瘤)、心房纤颤或动脉硬化史,三分之一的患者既往有其他部位血管栓塞事件发生。也有部分属于医源性栓塞,在进行心血管导管手术操作时引起栓子脱落导致 SMA 栓塞。

典型的急性肠系膜血管栓塞病例表现为突然发作的、与体格检查不相称的剧烈腹痛症状,其严重程度与肠系膜动脉血管床栓塞部位、程度及其侧支循环状况密切相关。当栓塞位于的 SMA 根部时,在没有侧支代偿的情况下其远端分支就发生痉挛,造成大部分小肠和右半侧结肠急性严重缺血。肠黏膜不易耐受缺血而坏死脱落,继而肠壁血液淤滞,肠壁充血、水肿,血浆渗至肠壁,肠壁呈出血性梗死。大量血性液体(包括晶体和胶体)渗出至肠腔和腹腔,循环血容量锐减。肠管缺血缺氧后的代谢产物和肠腔内的细菌、毒素被吸收,造成低血容量、感染中毒性休克,患者死亡率极高。在大约 30% 的病例中,SMA 栓子是位于中结肠动脉开口水平,常常引起大部分小肠坏死。如栓塞发生在 SMA 分支动脉而侧支循环又良好时,则该分支血管所供血的肠管可不发生坏死。但是如果栓塞位于在肠管供血的边缘动脉,则该段肠曲也会发生坏死。肠曲坏死后,肠腔扩张,肠壁浆膜失去光泽直至呈暗黑色,肠蠕动消失,出现血运性肠梗阻,需要及时进行肠切除。

【临床表现】

肠系膜上动脉栓塞男性较女性多见,年龄在 40~60 岁之间,大多数病人有风湿性心脏病、冠心病、心房纤颤、动脉硬化瓣膜疾病和瓣膜置换术等病史。多数病人发病急骤,突然发生腹部持续性剧烈绞痛伴有频繁呕吐,初起时腹软、压痛不明显,肠鸣音存在,与腹痛程度不相称。Bergan 等提出肠系膜上动脉栓塞早期三联征:即剧烈的上腹和脐周疼痛与腹部体征不符;剧烈的胃肠道排空症状(恶心、呕吐或腹泻);并发心房颤动或其他器质性的心脏病是早期诊断的依据。但实际上临床遇到的急性肠系膜上动脉栓塞患者表现多不典型,尤其是老年患者,往往有突然发作的持续性腹痛,腹痛范围广,程度严重,常坐卧不安,伴呕吐、腹泻,但腹部却无明显阳性体征,表现为体征与主诉不符。肠系膜上动脉栓塞症状与栓塞发生时间有关,早期有脐周或上腹绞痛、腹软、肠鸣音亢进;6~12h 后,肠肌麻痹,持续性腹痛,肠鸣音减弱,肠黏膜可发生坏死或溃疡,导致便血或呕咖啡样物。此时如手术解除血管阻塞,肠缺血尚可恢复。12h 后可有腹膜刺激征或腹部包块,肠鸣音消失,发热、脉速和中毒性表现,提示病变已不可逆。当病人呕吐血性水样物或排出暗红色血便而腹痛有所减轻时,却出现腹部压痛、反跳痛,腹肌紧张。直至发生休克,腹腔穿刺抽得血性液体时,才想到肠系膜上动脉栓塞的可能性,为时已晚。诊断延误会导致更加严重的缺血再灌注损伤,导致局部细胞因子的释放而使其他脏器功能的损害。肠系膜上动脉栓塞后期则出现腹胀、脉速无力、唇绀、指端青紫、皮肤湿凉等周围循环衰竭征象。

【诊断】

急性肠系膜上动脉栓塞早期诊断困难,易误漏诊。临床表现 Bergan 三联征的患者,应高度警惕。对有心脏血管病变而易发本病的患者,一旦突发不明原因腹部剧烈疼痛应怀疑本病。部分患者腹腔穿刺可以抽出血性液体或黄色浑浊液体。

1. 实验室检查 白细胞计数常超过 $20 \times 10^9/L$,因有血液浓缩,红细胞比容升高。其他如血清淀粉酶、乳酸脱氢酶、肌酸磷酸激酶、无机磷、血清乳酸水平和肝酶等增高也有助诊断,但均缺乏特异性。血清 D- 二聚体敏感度可能对急性肠系膜动脉栓塞的诊断有帮助。当腹膜刺激征信号出现时,乳酸水平明显升高提示预后不佳。

2. 影像学检查

(1)腹部平片:在早期可见小肠充气;当病情发展到肠麻痹时可见小肠、结肠胀气,肠壁水肿,增厚;肠坏死时肠腔气体漏入肠壁,积聚于浆膜下,平片可见透光带或透光环,有时门静脉内也可见气体阴影。由于肠腔和腹腔内大量积液,腹部普遍密度增高。

(2)全腹增强 CT 及 CTA:是最为重要的检查之一,可以观察到肠系膜血管情况,明确栓塞的范围、程度及侧支循环的建立情况。文献报道 CTA 诊断急性肠系膜上动脉栓塞的特异性和敏感性为 100% 及 73%(图 6-3-1)。CT 同时可了解肠管内及腹腔情况,反映肠管、腹腔内脏器及周围组织的变化,可以通过肠壁的强化程度来评估肠壁的血供状况,为是否急诊肠管切除手术提供一定的依据。

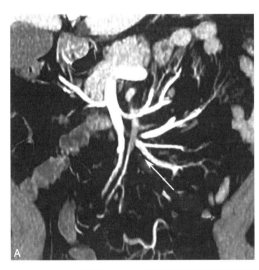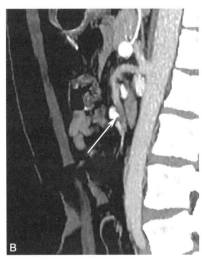

图 6-3-1　肠系膜上动脉栓塞（男, 42 岁, 急性腹痛 4h 入院）
A、B. CTA 示 SMA 中段、远段充盈缺损, 考虑血栓形成

(3)选择性动脉造影检查:是诊断急性肠系膜上动脉栓塞的金标准,可见到栓子的部位及栓塞程度、范围及侧支代偿血管的建立情况。栓子通常位于肠系膜上动脉主干逐渐变细处,最多见的部位是中结肠动脉开口处。完全栓塞表现为动脉管腔的突然截断(截断征);部分栓塞表现为动脉管腔的充盈缺损,分支血管的栓塞表现为相应分支的充盈缺

损或截断。而动脉血栓形成发生部位常常在肠系膜上动脉和肠系膜下动脉起始部。一般存在动脉粥样硬化所致的血管狭窄。造影诊断的同时可行溶栓治疗和（或）经导管取栓治疗。

需与本病相鉴别的疾病有：胃肠穿孔、急性胰腺炎、肠扭转、肠套叠和卵巢囊肿扭转等。

【治疗原则】

迅速去除血管内的栓子，恢复肠系膜上动脉的血液灌注是治疗肠系膜上动脉栓塞的首要目的。对急性肠系膜上动脉栓塞患者早期应补足血容量，积极纠正存在的酸中毒，选用合适的抗生素及安置胃管等。本病有多种治疗方案如保守治疗、剖腹探查及介入治疗等，可根据病人的病情不同及个体化差异，应根据情况制定合适的计划，以提高患者的治愈率。

1. 内科治疗　对于小分支栓塞或侧支代偿建立良好的患者，肠缺血及临床症状较轻，可行保守治疗。以减轻胃肠道负担、维持内环境平衡、扩血管、改善循环、肠外营养支持等对症处理，排除禁忌证后可行抗凝、系统性溶栓治疗。要密切观察病情变化，一旦肠管缺血症状加重，应积极行传统手术或介入治疗。

2. 外科治疗　当患者出现腹膜刺激征或腹穿抽出血性液体等肠坏死的迹象时，排除手术禁忌证后，应积极采取外科手术治疗。传统手术治疗以剖腹探查为主，术中仔细探查肠管缺血程度、范围以及腹腔内其他脏器的情况。对肠系膜上动脉近端搏动尚可，肠管血运状态可，肠管没有发生坏死的患者，行 Forgaty 导管血栓取栓术。对于肠管发生局限或广泛坏死的患者，行 Forgaty 导管血栓取出术，同时切除坏死肠管行肠管吻合术。取栓或搭桥手术可增加肠管血供，可使部分未坏死肠管恢复活力，从而减少肠切除长度，尽可能降低术后对患者生活的影响。对于取栓术后缺血再灌注损伤应给予足够重视，术中根据情况适量使用碳酸氢钠注射液以减轻损伤。血运重建后，主要根据肠管颜色、蠕动、动脉弓搏动及肠切口出血情况来判断肠管活力。如果有足够多血运良好的肠管能够保留，手术中应切除坏死部分上下约 10~15cm 肠管，以免血供差增加吻合口瘘的风险。

术后处理至关重要，需要严密细致的监测，观察腹部症状和体征，特别是进行消化道重建手术的患者，若出现肠瘘，可经瘘口在其远端肠袢内置管，进行胃肠内营养，继续维持水、电解质平衡并纠正酸中毒，全胃肠外营养支持治疗，改善中毒症状，联合应用抗生素，预防和治疗 DIC 及多器官功能衰竭，并防止手术后再栓塞。

【介入治疗】

腔内介入技术的发展为急性肠系膜血管栓塞的治疗提供了微创、快速、有效的诊疗方法，尤其是近年来新型腔内器械及材料的使用，提高了本病急诊救治的成功率和疗效。常用的方法包括：导管接触灌注溶栓扩血管治疗（catheter directed thrombolysis, CDT）、经皮血栓抽吸术（percutaneous aspiration thrombectomy, PAT）、支架取栓术、经皮机械血栓消融术（percutaneous mechanical thrombectomy, PMT）及腔内血管成形术（percutaneous transluminal angioplasty，PTA）等。

1. 适应证　一旦突发不明原因腹痛，且经 CTA 确诊的肠系膜血管栓塞患者，在未出现腹膜刺激征前，均有进行血管内诊治的适应证。其中动脉溶栓更适用于新鲜血栓所致的肠系膜动脉栓塞，一般对于发病时间 <8h 并无腹膜炎表现者，可采用溶栓治疗。对斑块脱落、陈旧血栓脱落所致的肠道急性缺血可采用取栓等措施。

2. 禁忌证　溶栓治疗的绝对禁忌证包括：活动性内出血、自发性内出血、2 个月内颅内出血、颅及脊柱术后。相对禁忌证包括：10 天内大手术、2 个月内缺血性卒中、10 天内胃肠道出血、15 天内严重外伤、控制不好的重度高血压、近期心肺复苏、血小板 $<100 \times 10^9/L$、妊娠、细菌性心内膜炎和糖尿病出血性视网膜病变等。有严重出血倾向、凝血功能障碍、严重高血压、严重肾功能不全的患者在纠正后方可酌情接受介入手术治疗。

3. 治疗方法　介入手术入路：经股动脉、肱动脉、锁骨下动脉或桡动脉均可建立治疗通道，因肠系膜上动脉常有较大的向下夹角，经上肢途径入路对部分病人可降低插管难度，但一些头端弯度较大的 Guilding 导管也可使经股动脉途径的治疗更容易实施。

（1）置管灌注术（catheter directed thrombolysis，CDT）：全身肝素化后将导管在导丝引导下引入肠系膜动脉开口处并造影，明确阻塞的程度和范围。明确诊断后可经导管进行溶栓扩血管治疗，或留置导管持续灌注治疗（图 6-3-2）。CTD 主要优点为溶栓效率高、安全性好、并发症较少。手术时首先使用导丝导管配合对栓塞部分进行物理性开通，在一定程度上缓解血流梗阻，增加肠管血供，并且使栓子松软利于溶解，然后置入多侧孔的溶栓导管，通过连接于体外的输液泵灌注溶栓药物。溶栓导管头端插入栓子中，增加药物有效接触面积及局部血药浓度，尽可能加快栓子溶解速度。局部溶栓治疗所需溶栓药物剂量较少，出血的风险相应较低。还可以根据造影及时调整溶栓导管的位置。目前 CDT 给药方式主要为三种：连续性给药、间断冲击给药、脉冲式灌注给药。临床常用溶栓药物主要有尿激酶、重组组织型纤维蛋白溶酶原激活物（recombinant tissue-type plasminogen activator，rt-PA）、

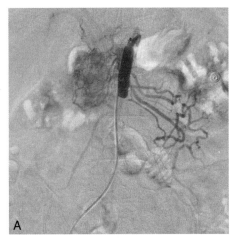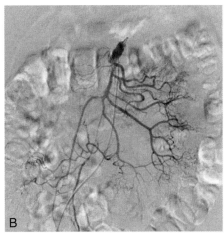

图 6-3-2　肠系膜上动脉近端急性闭塞

A. 肠系膜上动脉造影见肠系膜上动脉近端急性闭塞，回肠动脉、回结肠动脉、右半结肠动脉均未见显影；

B. 经肠系膜上动脉留管溶栓 3 日后复查造影，见肠系膜动脉近端血栓消失，远端分支显影

重组链激酶等。溶栓治疗的过程中还可以通过灌注导管泵入罂粟碱、前列腺素E(前列地尔)、法舒地尔等扩张血管及解痉的药物,改善因缺血造成的肠管末梢血管痉挛和微循环障碍。

(2)经皮血栓抽吸术(PAT)及支架取栓术:经皮血栓抽吸术是将相对较粗的血管长鞘或大腔导管(6~8F)头端抵近栓塞段,使用注射器边负压抽吸边回撤导管鞘,吸出栓子解除栓塞。其优点为费用低廉、操作简单,直接抽吸血栓治疗效果明确,减少了远端栓塞的风险。其缺点是抽吸过程中需维持负压吸引,有一定的失血量,负压过大容易造成血管内膜损伤,血栓清除不彻底,常常与置管溶栓术联合应用。近年来,有学者将颅内取栓支架技术(Solitaire等取栓支架)与大腔导管抽吸进行栓塞血管的开通术,取栓效率大大提高(图6-3-3)。

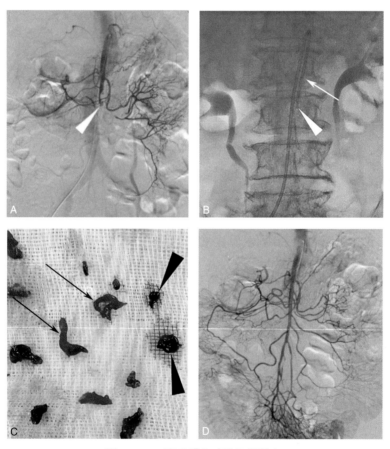

图6-3-3　肠系膜上动脉远端闭塞

A. 肠系膜上动脉造影见肠系膜上动脉远端空肠分支的完全闭塞(箭头);B、C. 7F长鞘(箭头)进入SMA近段,7F导引导管(箭头)进入血栓端抽吸出大量栓子;D. SMA血管再通,血流恢复

(3)机械性血栓消融术(PMT):指通过介入经皮穿刺技术将特殊的血栓或斑块消融导管插入血管腔内,通过物理机械溶栓直接清除血栓,这些导管均为一系列比较复杂的自动机

械装置,可以浸渍、切碎、去除、溶解或液化血栓。近年来血栓消融器械层出不穷,其通过不同的动力驱动,将血栓或斑块机械清除。目前国内常用的血栓清除装置包括:①AngioJet 流变血栓切除系统,是药物机械血栓清除装置,它先通过喷射溶栓药物增加血栓药物溶解度,再应用高速水流产生的负压把血栓吸入导管系统并将其切割打碎,吸出体外(图 6-3-4);②超声血栓消融器,是使用低频高能量的超声波,通过机械波共振的方式进行血栓消融;③Straub Rotarex 血栓旋切导管,通过高速旋转的钻头将血栓旋切吸出。PMT 能够快速、高效地清除血栓,使血管恢复通畅,对于不合适行 CDT 治疗的患者仍可使用此种治疗方法。但治疗过程中可能会产生较小的栓子碎片堵塞远端小血管以及造成溶血、失血、内膜损伤,文献报道 PMT 治疗后有肾功能损害及血栓再形成的风险。且所需设备价格较昂贵,临床普遍应用短期内难以实现。

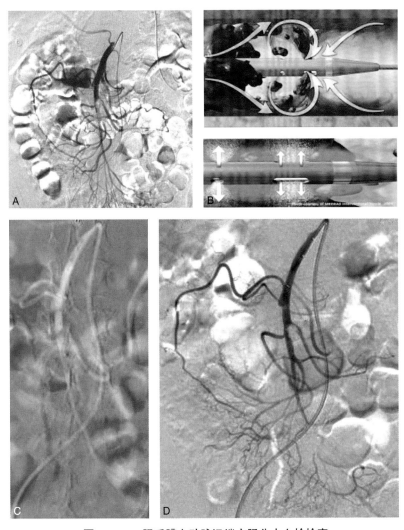

图 6-3-4　肠系膜上动脉远端空肠分支血栓栓塞

A. 肠系膜上动脉造影见肠系膜上动脉远端空肠分支血栓栓塞;
B、C. AngioJet 流变血栓切除系统清除血栓;D. SMA 血管再通,血流恢复

（4）球囊扩张及支架成形术：肠系膜动脉栓塞常常伴发有 SMA 硬化狭窄或夹层等基础病变。PAT 或 CDT 后，SMA 处残留机化血栓或硬化斑块使管腔狭窄，影响肠管血供的同时有新鲜血栓形成的风险。PAT 或 PMT 治疗过程中也有引发血管夹层的可能。球囊扩张及支架成形术可根据病变的范围选择合适规格的球囊行 SMA 病变处扩张成形及支架植入术，从而快速地进行血管重建，恢复肠管血流。对于局限性主干栓塞，栓子负荷较大不易及时清除的病例，也可以通过支架植入固定栓子，开通血管。

4. 并发症及处理 出血是溶栓治疗较易出现的并发症，在溶栓过程中应严密监测凝血功能各项指标变化情况。

因肠系膜动脉外没有组织包裹，较四肢血管更易出现损伤，故在导丝及导管的操作过程中应该轻柔，避免导丝及导管刺激肠系膜动脉，引起动脉痉挛，甚至穿破动脉。若引起血管痉挛可经导管给予利多卡因或罂粟碱等解痉药物。若穿破血管可临时使用球囊封堵 15min 后再造影观察，对于小分支的出血可行栓塞治疗，若主干破裂，必要时需外科手术治疗。

5. 疗效评价 过去治疗肠系膜缺血动脉闭塞的主要方法是开放手术治疗。近十几年来，随着血管造影及血管腔内介入治疗的发展和应用，该病的病死率有所下降，尤其是对于开放手术风险较高的患者，具有较好的疗效。目前已有许多研究结果提示在没有肠坏死表现的前提下，推荐腔内介入治疗作为急性肠系膜上动脉缺血的首选治疗手段。腔内治疗具有高生存率、高肠管存活率、较低的并发症发生率，是急性肠系膜动脉栓塞的较好的治疗选择，其技术成功率可高达 95%，临床成功率高达 80%。

早期诊断和及时介入治疗或手术治疗与肠系膜上动脉血栓栓塞的预后密切相关。血管造影在显示肠系膜上动脉病变部位及其分支方面有较好的优势，并且能够即时、重复评估治疗结果。溶栓或取栓后造影肠系膜动脉显影良好或侧支循环建立良好是客观的评价标准，而腹痛症状的缓解是评价治疗效果主要的标准之一。

（周 石 苏浩波）

【参考文献】

1. Kassahun WT, Schulz T, Richter O, et al. Unchanged high mortality rates from acute occlusive intestinal ischemia: six year review. Langenbecks Arch Surg, 2008, 393（2）：163–171

2. Oldenburg WA, Lau LL, Rodenberg TJ, et al. Acute mesenteric ischemia: a clinical review. Arch Intern Med, 2004, 164（10）：1054–1062

3. Coelho A, Logo M, Gouveia R, et al. Acute Mesenteric Ischemia: Epidemiology, Risk Ractors and Determinants of Mortality. Rev Port Cir Cardiotorac Vasc, 2016, 23：137–143

4. Kärkkäinen JM, Acosta S. Acute mesenteric ischemia（part Ⅰ）–Incidence, etiologies, and how to improve early diagnosis. Best Pract Res Clin Gastroenterol, 2017, 31（1）：15–25

5. Kärkkäinen JM, Acosta S. Acute mesenteric ischemia（Part Ⅱ）–Vascular and

endovascular surgical approaches. Best Pract Res Clin Gastroenterol, 2017, 31（1）: 27–38

6. Beaulieu RJ, Arnaoutakis KD, Abularrage CJ, et al. Comparison of open and endovascular treatment of acute mesenteric ischemia. J Vasc Surg, 2014, 59（1）: 159–164

7. Choi KS, Kim JD, Kim HC, et al. Percutaneous Aspiration Embolectomy Using Guiding Catheter for the Superior Mesenteric Artery Embolism. Korean J Radiol, 2015, 16（4）: 736–743

第四节　急性肢体血管栓塞

【概述】

急性肢体缺血（acute limb ischemia, ALI）是指肢体血液灌注突然下降,危及肢体存活的疾病。其发生率约为每年1.5/10万例。起病2周内视为急性发作。经过数小时至数天,症状从患肢或足部新发间歇性跛行或者原有间隙性跛行加重发展至静息痛、感觉异常、肌肉无力和麻痹。与慢性肢体缺血时侧支血管可以绕过闭塞的动脉不同,急性缺血没有足够的时间来增加血管的生长以补偿灌注的丧失,由于血液和营养物质突然停止供应到四肢原本新陈代谢活跃的组织,包括皮肤、肌肉和神经,因此导致缺血迅速进展,常常威胁到肢体的存活,住院患者的截肢率约10%~15%,大多数是膝盖以上截肢。在大多数情况下,迫切需要立即重建血运来维持肢体的存活。

导致急性肢体缺血的临床事件包括急性肢体动脉或旁路移植术血栓形成、心脏或病变动脉栓塞、夹层和创伤（断裂或血栓形成）。肢体动脉的急性血栓形成最易发生在粥样硬化斑块管腔狭窄的部位。动脉瘤（特别是腘动脉）和搭桥动脉也可能发生血栓形成。对自体静脉旁路来说血栓形成更为复杂,可发生在吻合口和保留瓣膜处、扭结处或存在其他技术问题的部位。即使没有明显的异常因素,移植血管的任何部位都可能发生急性血栓形成。对易栓症患者来说,如抗磷脂抗体综合征和肝素诱导的血小板减少症,之前正常的肢体动脉也可能发生血栓。心房颤动、急性心肌梗死、左心功能不全或未接受抗凝治疗的人工心脏瓣膜患者需要特别注意心源性栓塞的原因。

【临床表现】

急性动脉栓塞而又无侧支循环代偿者,病情进展快,典型表现包括"6P"征,即疼痛（pain）、苍白（pallor）、搏动消失（pulselessness）、麻木（parasthesia）、运动障碍（paralysis）和皮温变化（poikilothermia）。症状的轻重取决于栓塞的位置、程度、继发性血栓形成多少,是否有动脉硬化性疾病引起动脉狭窄,以及侧支循环建立情况。疼痛往往是最早出现的症状,后渐向肢体远端伸延。而约20%病人最先出现的症状是麻木,而疼痛并不明显;随着肢体的血液循环出现障碍,肤色和皮温会出现改变,皮层乳头下静脉丛血液首先排空,皮肤呈蜡样苍白。若血管内尚积聚少量血液,在苍白皮肤间可出现散在小岛状紫斑。浅表静脉塌陷,毛细血管充盈缓慢,腓肠肌呈生面团样改变。缺血进一步发展,肌肉可僵直,患肢皮温下降,以肢体的远段部分最明显。皮温改变平面比真正栓塞平面要低一个关节。腹主动脉末端栓塞者,皮温改变平面在双侧大腿和臀部,髂总动脉栓塞则皮温改变平面约在大腿下部,股总动脉栓塞则在大腿中部,腘动脉栓塞则约在小腿下部出现皮温改变平面;动脉搏动减弱或消失,近端动脉搏动可能增强。但要注意鉴别由于血液的冲动,传导到栓塞远端的动脉,远端动脉可能有传导性搏动扪及;而麻木、运动障碍类患者患肢远端呈长袜形感觉丧失区,这是由于周围神经缺血引起功能障碍。近端有感觉减退区,再近端可有感觉过敏区,患肢还可有针刺样感觉,肌力减弱,甚至麻痹,出现不程度的手足下垂。

【诊断】

急性动脉栓塞多有明显的症状及体征,有房颤病史、近期发生心梗或上述发病原因者,突然出现"6P"征象,通常不难确诊。但仍然需要与缺血时间超过 2 周甚至往往是更长时间的继发于慢性疾病基础上的重症肢体缺血相鉴别,包括严重的动脉粥样硬化、血栓闭塞性脉管炎,其他血管炎和结缔组织疾病。肢体缺血的其他原因包括胆固醇栓塞、血管痉挛、骨筋膜室综合征、股蓝肿(下肢深静脉血栓形成后严重的腿部肿胀影响灌注)和血管升压药物的影响。此外,急性痛风、神经病变、自发性静脉出血,或外伤性软组织损伤导致的非缺血性肢体疼痛也可能与急性缺血症状相似。

除了患者的症状之外,详细的查体也是必不可少的,包括肢体皮温降低、苍白或花斑样外观。感觉和肌力的评估也是必须进行的。血管检查包括下肢的股动脉、腘动脉、足背动脉、胫后动脉的搏动以及上肢的肱动脉、桡动脉和尺动脉的搏动。有可能的话以多普勒超声判断足背动脉和胫后动脉或者桡动脉和尺动脉的血流频谱是否存在,如果还能够听到血流频谱,则可以用血压计袖带测量肢体血压,当灌注压低于 50mmHg 时说明存在肢体缺血。

急性肢体缺血可按照临床表现和预后进行严重程度的分期(表 6-4-1),用于指导临床作出选择检查措施和血运重建的决定。而最优化的处理需要在明确存在下肢缺血以后,立即给予静脉肝素治疗以尽可能减少血栓蔓延。肢体存活(Ⅰ期)或临界威胁(Ⅱa 期)的患者可以合理地进行无创影像学检查如超声、CTA 或 MRA,明确栓塞的性质和程度,并计划干预(图 6-4-1)。

尽管这些影像学检查并没有针对急性肢体缺血的专门研究,但是它们诊断慢性动脉疾病的敏感性和特异性均超过 90%。但是对于缺血程度重的患者,血管造影仍然是最根本的诊断方法。以往威胁肢体的Ⅱb 期患者可以直接进行介入诊治。目前,在建立了复合手术室的中心,结合造影诊断和不断改进的介入血栓清除技术使得影像学检查和血管重建术可以于一次手术中同时完成。而肢体已经发生不可逆转损伤的Ⅲ期患者不适合进行介入治疗。

表 6-4-1　急性下肢缺血分级

分级	特征和预后	检查		多普勒信号	
		感觉缺失	肌无力	动脉	静脉
Ⅰ	肢体存活,不会立即威胁肢体	无	无	可听到	可听到
Ⅱ	肢体威胁				
Ⅱa	轻度威胁,如果及时治疗肢体可以挽救	轻微（趾）或无	无	常听不到	可听到
Ⅱb	即刻威胁,如果立即治疗可以挽救	足趾以上,多有静息痛	轻或中度	通常听不到	可听到
Ⅲ	肢体不可逆损伤,大截肢或永久性神经损伤	重度麻木	重度,麻痹（僵直）	听不到	听不到

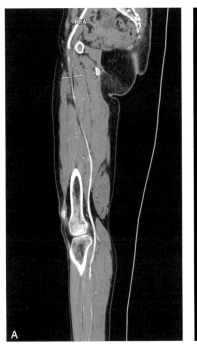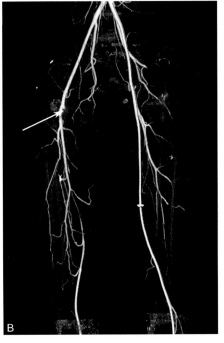

图 6-4-1　下肢动脉 CTA

A、B. 下肢动脉 CTA 示右股浅动脉起始部栓塞

【治疗原则】

1. 内科治疗　主要适用于栓塞早期或肢体功能障碍较轻,栓塞不完全的患者,或者作为手术的辅助治疗。

抗凝、抗血小板治疗:由于急性动脉栓塞基础上可继发血栓形成,常使用肝素、华法林、立伐沙班等药物抗凝治疗,防止血栓进行性增加加重病情,因肝素起效迅速,是急性血管栓塞的首选药物。同时可使用阿司匹林、氯吡格雷等抗血小板药物抑制血小板黏附、聚集和释放反应。

血管解痉治疗：可静脉滴注普鲁卡因，或经动脉直接给予扩张药如罂粟碱；同时可静脉给予前列地尔扩张毛细血管，帮助侧支循环建立。

2. 外科治疗　外科手术治疗仍然是治疗急性动脉栓塞的主要手段。肢体耐受缺血的时间一般在 4~8h，因而手术时间越早越好，否则截肢率随着动脉栓塞时间的延长而上升。

球囊导管取栓术是经典和重要的外科术式，尽管现在仍然被广泛使用，但是单纯应用 Fogarty 球囊导管取栓已经越来越多地被复合手术方式所取代。目前对急性下肢缺血的外科治疗方法往往根据病变综合运用球囊导管取栓术，旁路手术并辅以动脉内膜切除术、补片成形术，术中溶栓等。根据缺血（栓子与血栓）的原因和解剖特征指导手术策略。血栓性闭塞通常发生于原有慢性病变的血管段。在这种情况下，纠正潜在的动脉异常是至关重要的。疑似栓塞且缺血侧股动脉搏动消失的患者最好采用暴露股总动脉分叉再行球囊导管取栓术，具备复合手术室的中心还可以采用可过导丝的双腔球囊导管，在 X 线导引下选择性进入靶血管进行更有针对性的血栓清除，将术中血管损伤降低到最小程度，并且可以进行术中造影，即可证实血栓是否完全清除以及是否存在动脉硬化狭窄闭塞的基础疾病，并根据需要针对残余的流入道或流出道梗阻进行下一步治疗。

【介入治疗】

介入治疗进行血运重建的目的是利用溶栓药物、机械性血栓抽吸或联合运用药物机械耦联的方式尽可能快地恢复仍然存活的肢体的血流。即使缺血时间为 12~24h 的病人也是比较危险的，肢体坏死、旁路移植物疑似感染或存在溶栓禁忌证（例如，最近的颅内出血，近期重大手术、脑血管肿瘤，或活动性出血）的患者不应接受介入治疗。对于存在动脉硬化狭窄闭塞的基础疾病者，根据需要可进一步进行球囊成形与支架置入术。

1. 适应证　一旦突然出现"6P"征象，且肢体动脉搏动显著减弱或消失的患者，均有进行血管内诊治的适应证。其中动脉溶栓更适用于新鲜血栓所致的动脉狭窄、闭塞；对斑块脱落、陈旧血栓脱落所致的急性肢体缺血可采用吸栓、取栓等更进一步措施。

2. 禁忌证　有严重出血倾向、凝血功能障碍、严重高血压的患者在纠正后方可行手术；3 周内有手术或外伤史，3 个月内有消化道大出血病史的患者为手术禁忌证；大动脉炎活动期为相对禁忌证，需慎重评估后再决定是否可行介入治疗。

3. 治疗方法

（1）建立治疗通路：通常选择对侧股动脉穿刺置入血管鞘，建立治疗通道，全身肝素化后将导管在导丝引导下引入病变血管近心段进行造影诊断，明确病变血管阻塞的范围、程度、周围侧支建立情况及远端流出道情况。明确诊断后配合导丝将多侧孔的溶栓导管置于血栓内进行留置导管溶栓（图 6-4-2）或者后续治疗。推荐使用带有亲水涂层的超滑导丝尝试通过闭塞段血管进行"导丝通过性试验"，根据导丝的触觉反馈可以大致判断血栓的新鲜程度，同时决定器械进入的深度，如果导丝通过阻力不大则可以顺畅地通过病变段，然后引入溶栓导管进行留置导管溶栓或者血栓抽吸导管进行机械性抽吸，如果导丝推进遇到较大阻力，则说明可能合并陈旧性血栓或者较严重的动脉硬化闭塞性病变，切勿贸然推进导丝,否则极可能造成远段栓塞、夹层甚至穿破血管壁,此时可将溶栓导管引入至导丝遇阻的近段进行溶栓治疗,待新鲜血栓溶解之后再诊断残余病变做处理。

（2）溶栓治疗:常用的溶栓导管包括Fountain、Unifuse和Meditech等,根据血栓或血管闭塞的长度选择合适的侧孔长度,原则上尽量避免过多的导丝导管刺激病变段血管,尤其是膝下动脉段,建议导管头端位置最远可放置于腘动脉P3段至胫腓干动脉,太过深入既容易损伤血管,又可能因为导管完全占据管腔阻断血流而影响溶栓效果。

常用的溶栓剂为尿激酶和rt-PA。尿激酶的常用量为（50~100）万IU/24h,同时可以考虑合并溶栓导管到位后团注20万~25万IU尿激酶作为首剂应用,可以起到加快溶栓进程的作用。rt-PA的用量通常掌握在0.25~1.0mg/h。置管溶栓期间,考虑到同时抗凝和溶栓的出血风险,在排除抗凝禁忌证以后推荐经鞘管给予低剂量的普通肝素（400~600IU/h）以防止导管周围血栓形成。推荐每12~24h监测血细胞计数、APTT和纤维蛋白原,血小板快速下降超过30%以上需要考虑肝素诱导的血小板减少症的可能,APTT时间控制在正常值的1.5倍左右,纤维蛋白原降低至1.5g/L以下溶栓剂考虑减量,低至1.0g/L以下建议暂停溶栓,必要时补充冷沉淀或新鲜冷冻血浆。

溶栓治疗后定期进行造影复查,一旦血流恢复或者溶栓无效则停止溶栓,如果发现有残余的基础病变,如动脉硬化狭窄、移植物狭窄或瓣膜残留等,可以继续进行腔内治疗（图6-4-2）。

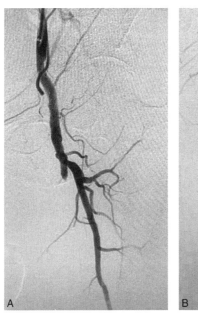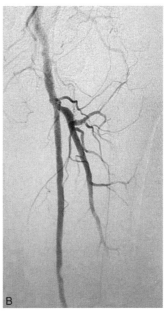

图6-4-2　左侧股浅动脉急性栓塞
A. 左下肢动脉造影示左股浅动脉起始部急性栓塞;B. 术中溶栓后
复查左下肢动脉造影示左股浅动脉恢复通畅

（3）机械性血栓清除术（percutaneous mechanical thrombectomy, PMT）:近年来进展迅速的是各种经皮机械性血栓清除导管的应用,可以单独使用也可以与药物溶栓治疗联合应用。从原理上来说可以大致分为抽吸、血液流变学机械粉碎以及超声粉碎辅助溶栓等几类,超声粉碎辅助溶栓目前在国内还极少应用,主要应用的是前两类器械。使用机械性血栓清除导管的目的是在最短的时间内最大程度的清除血栓,降低血栓负荷、减少溶栓剂用量、缩短疗程。

抽吸类导管包括过去常用的大腔导管手工负压抽吸和现在以 Rotarex 抽吸导管为代表的机械抽吸导管。单独应用大腔导管抽吸的效果并不理想,文献报道手术成功率仅 31%,但是结合溶栓和 PTA 之后的初期成功率可达 90%,4 年随访的保肢率和初始通畅率分别为 86% 和 58%。近年来机械性血栓抽吸导管逐渐得到广泛应用,Rotarex 抽吸导管有 8F 和 6F 两种规格的导管,8F 导管适用于直径 4mm 以上的血管,通常应用的膝关节上方的动脉,6F 导管适用于直径 3mm 以上的血管,可以应用到小腿中上段的动脉,但是操作过程需要特别小心发生血管穿孔和夹层的可能,文献报道发生血管穿孔率为 1%~9%。Zeller 等报道的技术成功率为 96%,12 个月免截肢生存率为 95%。Wissgott 等报道的血栓完全清除率为 94.7%,12 个月免截肢生存率为 100%。TOPAS 研究的血管再通率为 79.7%,12 个月免截肢生存率为 65%。

血液流变学机械粉碎装置的代表是 AngioJet 血栓抽吸导管,国内外均已普遍应用。与 Rotarex 类似的是 AngioJet 血栓抽吸导管也有多种不同外径的导管适合不同直径的血管。一项单中心随访 5 年的研究显示出院前的保肢率为 96.5%,死亡率 5.3%,随访 5 年免截肢生存率为 94.7%。PEARL(Peripheral Use of AngioJet Rheolytic Thrombectomy with a Variety of Catheter Lengths)是一项纳入了美国和欧洲 34 家中心 283 例患者的"现实世界"应用血液流变学血栓清除导管治疗急性下肢缺血的队列研究,随访 12 个月的截肢率、免截肢生存率和死亡率分别为 11%、81% 和 9%,并推荐 PMT 作为 ALI 的一线治疗方案。

【并发症及处理】

1. 出血　出血是介入治疗急性下肢缺血最常见的并发症,无论是单独应用 CDT、PMT 或者联合应用 PMT 和 CDT,都有出血的可能。文献报道 CDT、PMT 或 PMT 联合 CDT 的严重出血并发症发生率在 2.4%~9% 之间,可发生在穿刺部位、溶栓部位、消化道、颅内等,颅内出血的发生率小于 3%。故需在溶栓过程中密切监测各项凝血功能指标,严格掌握溶栓剂量,特别是对于需留管数日的患者,更需要每日复查血小板及凝血功能。

2. 远端栓塞　下肢动脉介入治疗从导丝通过、球囊扩张、支架植入或者血栓清除以及溶栓过程中都有可能发生远端栓塞事件。常需要辅以溶栓治疗或者抽吸,尽管多数情况下不致造成严重后果,但是文献报道远端栓塞明显增加了重复介入、肢体丢失和其他并发症的发生率,因此,栓塞保护装置(embolicprotectiondevice,EPD)越来越多的应用于急性下肢缺血的介入治疗中,尤其是机械性血栓清除术中的栓塞事件更多一些,文献报道应用 EPD 之后的栓子捕获率可达 12%~89%。

3. 溶血　高速旋转或高速液体喷射的器械工作过程中可以发生创伤性溶血,产生的游离血红蛋白可以导致贫血和肾脏毒性损害。临床所见的溶血反应多数表现为一过性的(24h 以内),没有明显的临床后遗症。对儿童和严重贫血、低氧血症、低血循环量、肾功能不全的病人应用 PMT 治疗需要慎重,文献报道肾功能不全的发生率大约 5%~8%。确实需要治疗者预防性进行尿液碱化有助于减轻肾脏毒性,或者选用超声辅助溶栓治疗。

4. 血液丢失 使用文丘里效应的血液流变学导管和需要抽吸的导管,都存在不同程度的血液丢失。儿童和贫血的病人尤其需要注意。术中必须随时注意观察灌注和抽出液体容量的平衡,术后随访血细胞容积水平进行评价,一般情况下,抽吸去栓和液体流变学去栓术引起的失血应控制其出血总量一次操作不超过 200ml。

【疗效评价】

综上所述,尽管目前尚缺乏机械性血栓清除术与溶栓治疗的对照研究,总体而言 95% 的病例导管可以成功通过闭塞段血管,在所有自体血管、支架或移植物闭塞导致的急性肢体缺血患者中,75%~92% 的患者导管溶栓后血栓可以完全或部分溶解并获得比较满意的临床结果。文献数据表明溶栓治疗与外科手术相比 6 个月和 12 个月的保肢率相当,但死亡率明显低于外科手术治疗。为数不多的随机对照研究之一的 STILE 试验的亚组分析表明,随访 6 个月时,发病 14 天以内的患者接受溶栓治疗的截肢率明显低于外科手术(11% vs 30%),急性移植物闭塞组患者随访 12 个月发现仍然是溶栓组的截肢率明显低于开放手术组(20% vs 48%)。因此,如下患者接受溶栓治疗可以获得较好的疗效:肢体尚未坏死或处于临界状态、新近发生的闭塞(不超过 2 周的时间)、人工血管或支架血栓闭塞且至少有一支可辨别的流出道血管。而肢体缺血进展迅速或者症状超过 2 周的患者通常外科手术血运重建更好。

（周 石 楼文胜）

【参考文献】

1. Creager M A, Kaufman J A, Conte M S, et al. Acute Limb Ischemia. N Engl J Med, 2012, 366(23): 2198-2206.

2. Razavi M K, Lee D S, Hofmann L V, et al. Catheter-directed Thrombolytic Therapy for Limb Ischemia: Current Status and Controversies. J Vasc Interv Radiol, 2003, 14(12): 1491-1501.

3. Den Berg JC. Thrombolysis for acute arterial occlusion. J Vasc Surg, 2010, 52(2): 512-515.

4. Ward TJ, Piechowiak RL, Patel RS, et al. Revascularization for Critical Limb Ischemia Using the Spider FX Embolic Protection Device in the Below-the-Knee Circulation: Initial Results. J Vasc Interv Radiol, 2014, 25(10): 1533-1538.

5. Shammas NW, Coiner D, Shammas GA, et al. Distal Embolic Event Protection Using Excimer Laser Ablation in Peripheral Vascular Interventions: Results of the DEEP EMBOLI

Registry. J of Endovasc Ther, 2009, 16（2）: 197–202.

6. Karnabatidis D, Katsanos K, Kagadis GC, et al. Distal embolism during percutaneous revascularization of infra–aortic arterial occlusive disease: an under estimated phenomenon. J Endovasc Ther, 2006, 13（3）: 269–280.

7. Karnabatidis D, Spiliopoulos S, Tsetis D, et al. Quality improvement guidelines for percutaneous catheter–directed intra–arterial thrombolysis and mechanical thrombectomy for acute lower–limb ischemia. Cardiovasc Intervent Radiol, 2011, 34（6）: 1123–1136

8. Ansel GM, Botti CF, Silver MJ, et al. Treatment of acute limb ischemia with a percutaneous mechanical thrombectomy–based endovascular approach: 5–year limb salvage and survival results from a single center series. Catheter Cardiovasc Interv, 2008, 72（3）: 325–330

第五节 血管透析通道急性血栓形成

【概述】

血管通路是指把患者的血液引出体外, 通过体外循环以持续、稳定的血流速度经过透析器, 净化血液, 治疗疾病, 并再回到体内的循环过程。血管通路是尿毒症患者的"生命线"。

1960 年美国的 Quinton 和 Scriboner 创建了动静脉外瘘技术, 首次建立了动静脉的连续血液循环, 是血管透析通路发展的第一个里程碑。1966 年, Brescia 及 Cimino 用桡动脉 – 头静脉建立内瘘取得成功, 使血液透析及血管通路技术进入了新纪元。自体动静脉内瘘（autogenous arteriovenous fistula, AVF）是指通过显微外科手术在皮下吻合动静脉建立的一条血管通道, 术后静脉逐渐动脉化, 可以满足血液透析中需要的足够的血流量。AVF 作为一种最重要的永久性血管通路一直延用至今, 是血液透析通路发展的第二个里程碑。但其同时也存在两个主要缺点: 一是老年人和肥胖患者很难找到理想的静脉回路血管以建立成功的 AVF; 二是 AVF 需要较长的时间"成熟期"才能应用。为了解决上述的技术问题, 制作成功有效的血管通路, 促进了对移植血管内瘘的研究。1970 年, Girardet 首先进行了移植血管内瘘成形术。移植血管内瘘的发展为那些需要维持性血液透析又不能建立 AVF 的患者提供了帮助。1978 年, Gambell 报道了聚四氟乙烯（PTFE）人造血管在临床中的应用。PTFE 人工血管制成的瘘管在两周内即可成熟, 可以比自体内瘘更早用于透析。但人工血管内瘘和自体内瘘比较, 血栓发生率可高达 10 倍。

AVF 可出现出血、狭窄和血栓形成、血管瘤、盗血综合征、肿胀手综合征、高输出量心力衰竭等并发症。其中血栓形成和狭窄是内瘘失败及失功的最常见原因。由于能够施行动静脉内瘘的部位有限, 将血栓形成的内瘘废弃不用而另外重新做瘘, 显然不符合充分利用有限造瘘资源的理念, 不利于保证患者长期透析实现长期生存的目的。透析通路急性血栓形成属非创伤性急诊状况, 需及时处理, 开通血管通路, 迅速恢复血流, 不耽误患者规律血液透析,同时尽量避免临时中心静脉插管以减少由插管所引发的中心静脉狭窄。

【临床表现】

动静脉内瘘血管表浅,搏动和杂音清晰且每周固定使用,当发生急性血栓形成时,患者、家属或血液透析医护人员往往能够早期发现。临床表现为:①患者局部突然感觉疼痛,瘘口可能触及血栓硬物及触压痛;②血流中断或减少表现:不完全闭塞的内瘘血栓形成时内瘘震颤减弱,杂音变小,透析血流量不足,往往小于 200ml/min。完全闭塞的内瘘血栓震颤和杂音消失,无血流不能透析或原本充盈的头静脉塌陷。

【诊断】

内瘘血栓的诊断主要依靠临床表现和影像学检查。

1. 临床表现　患者局部突然感觉疼痛,静脉血栓触诊时血管走行区较周围软组织硬,且无弹性。听诊内瘘血管杂音及震颤明显减弱或消失。透析血流量不足,往往小于 200ml/min。

2. 影像学俭查　最终诊断依据需依靠影像学检查。最常采用的是彩色多普勒超声,其是一无创检查技术,安全性高,价格经济,可重复性高。彩色多普勒超声检查对自体动静脉内瘘急性血栓形成具有很高的敏感性和特异性,不仅可以了解通道血管内血栓的形态、类型、管腔阻塞情况、血流状态及急慢性病变,而且对患者血管内膜有无斑块、增厚、狭窄等情况有较为全面的评估。血管造影是评价血管通路结构的"金标准",但由于是创伤性检查,通常在并发其他异常时才采用。内瘘急性血栓形成血管造影表现为无造影剂通过,或血管明显狭窄、血管充盈缺损。

【治疗原则】

发现透析通路血栓形成后应及时处理。2007 年欧洲最佳血液透析实践指南(EBPG)建议动静脉内瘘血栓应在血栓形成 48h 内尽快处理,疗效取决于血栓形成的时间、部位和通路类型,及时再通可避免插管透析。内瘘血栓的处理包括去除血栓和纠正血栓形成的病因两个方面。主要采用的治疗手段有手术取栓治疗(包括血管切开直接取栓、狭窄血管的再吻合和重建内瘘)和血管内介入治疗(包括药物溶栓、机械装置取栓和 Fagarty 球囊导管取栓等),对伴内瘘狭窄者常采用经皮血管成形术(PTA)治疗,部分患者甚至要用支架植入。

透析内瘘急性血栓形成的处理方法较多,目前尚缺少高质量的循证医学证据来比较各种治疗手段的疗效。因此,内瘘血栓治疗策略的选择更多取决于各医疗中心的经验、具有的设备器材和患者血栓的情况。目前我国自体内瘘血栓的处理仍以经典的手术取栓治疗为主。吻合口是前臂内瘘血栓最常见的部位,其次为静脉回流端,动脉端血栓较少见。血栓形成在一周之内,吻合口短段血栓且近端回流静脉通畅的前臂内瘘患者,手术取栓可获得相对不错的效果。造瘘术后一周血栓形成大多与手术技术有关,以开放取栓、清除血肿、重新吻合为佳。不建议溶栓治疗,否则易出现伤口渗血或血肿。伤口已愈合者可采用介入溶栓或取栓治疗。晚期瘘管血栓形成患者,欧洲最佳血液透析实践指南(EBPG)指出介入治疗为首选方法。

【介入治疗】

动静脉内瘘血栓形成和功能障碍目前仍然是临床治疗上的一个难题。理想的治疗方法是血管损伤小且安全、有效、持久,并保护其余血管。既往治疗内瘘血栓形成的方法多为选择其他血管重建动静脉内瘘,这样就消耗了患者有限的血管资源,多次反复造瘘可能让患者面临无血管可用的窘境。随着介入放射学技术及器械的不断发展完善,介入治疗动静脉内瘘血栓形成应用越来越多,有逐步取代外科手术干预的趋势。介入去栓一般采取下列技术的联合应用,包括局部药物性溶栓、机械装置取栓、血栓抽吸等,在处理血栓的同时,还可对狭窄的血管(动脉和静脉)进行血管成形术和放置支架。

1. 适应证　大部分动静脉内瘘急性血栓形成患者均可行血管内介入治疗,禁忌证很少。

2. 禁忌证　自体动静脉内瘘或移植血管及其周围组织间隙感染是最主要的禁忌证。通路感染除了介入治疗效果不佳外,还有产生败血症和脓毒血症的风险。感染表现为局部蜂窝织炎、有波动感、伤口裂开、脓液溢出等。因尿毒症的原因,患者可无发热和白细胞增多,但食欲减退、体重减轻和肌肉疼痛提示感染存在。需注意的是在动静脉瘘血栓时局部往往有轻度红肿、疼痛,要注意鉴别。最近 3 周以内的脑血管意外,近期活动性出血,严重创伤或大手术后 2 周内,消化性溃疡出血,严重高血压等是溶栓治疗的禁忌证。对碘对比剂过敏者禁忌作介入治疗。新建的未成熟的 AVF 和人工移植血管瘘一般不行血管内介入治疗,因为这类患者的血栓形成往往与血管解剖和手术技术有关。另外,由于瘘未成熟,静脉动脉化不充分,不容易触摸到血管致使穿刺困难。局部巨大动脉瘤(内含血栓)和血栓负荷过大(>100ml)是血管内介入去栓的相对禁忌证,因为在操作过程中可发生血栓脱落造成肺动脉栓塞。在这种情况下最好先行局部溶栓药物灌注再行机械性取栓。

3. 治疗方法　血管通路取栓技术较多,主要依赖于术者的专长、经验,患者情况和现有的设备器材等。治疗主要包括清除血栓以及对致栓原因进行处理。致栓原因主要是通路血管狭窄。血管狭窄可位于血管通路的多个部位,但人工血管内瘘是在移植血管和流出道静脉的吻合口,自体动静脉内瘘最常见的狭窄点是在动脉化的流出道静脉本身。当动静脉吻合口明显狭窄(狭窄 >50%,或狭窄两侧压力梯度 >10mmHg)影响流入道血液灌注时也需处理。

(1)常规技术:术前静脉给予镇痛、镇静剂(枸橼酸芬太尼,咪达唑仑),行氧饱和度、血压和心电监测。术前、术后不常规预防性应用抗生素。穿刺点用 1% 利多卡因麻醉。用5000IU 肝素行全身肝素化。

血管内介入通道的建立,最基本的技术是交叉血管鞘技术(cross-sheath technique),最先用于人工移植血管瘘去栓,后也用于自体动静脉瘘。尽管现在认为该技术陈旧,不再使用,但它为其他技术提供了基础。交叉血管鞘技术需要在血管通路顺行性和逆行性置入两个血管鞘(通常为 6~8F),一个指向动脉流入道,另外一个指向静脉流出道。虽然称为"交叉导管鞘技术",但两根血管鞘在血管通路内并不交叉重叠,只是头端相对(图 6-5-1A)。如果动静脉内瘘血栓发现得早,只有短段血栓时并不一定用双向穿刺。

以人工血管移植瘘为例,用单面针或微穿刺针在人工血管动脉端穿刺,针尖朝向静脉端。穿刺成功后,会有穿刺针穿破 PTEF 材料时的突破感。导丝在人工血管内前行或者有时又少量暗红色血液回流,均提示成功进入人工血管内。导丝进入人工血管后,经导丝置入血管鞘。通过顺行血管鞘用 5F 导管在导丝引导下进入到上腔静脉,在透视下导管缓慢后撤,同时注射造影剂以显示血栓的部位和范围。有时因为静脉狭窄,静脉吻合口很难通过,此时可用有角度的超滑导丝。在进一步穿刺或溶栓前确定导丝导管进入静脉流出道是很重要的。如果导管不能进入静脉流出道,溶栓就不能进行。不经静脉流出道的溶栓会使重新恢复的血流无法正常流出,只能通过穿刺孔流出,从而导致原穿刺点出血,且可能发生皮下血肿。然后用相同的方法在人工血管静脉端穿刺,针尖朝向动脉端,在导丝引导下置入血管鞘。导丝工作通道建立后即可进行去栓治疗。无论是药物溶栓还是机械性去栓,一般先从静脉流出道侧开始,然后才是动脉流入道侧(图 6-5-1B、C)。这样可避免可能发生的肺动脉栓塞和上肢动脉远端栓塞(血栓通过动静脉吻合口进入动脉系统)。静脉流出道端去栓后如发现有明显的血管狭窄,可用普通球囊,高压球囊或切割球囊行球囊血管成形术(图 6-5-1D),必要时行支架置入术。血栓清理结束后行动静脉瘘通道血管造影,要求显示动静脉吻合口到上腔静脉的血管,如无异常即可拔除血管鞘,压迫穿刺点止血。

(2)药物溶栓:常用的药物有尿激酶和组织型纤溶酶原激活剂(tPA)。尿激酶为一种丝氨酸蛋白酶,能激活纤溶酶原,使之转为纤溶酶,从而水解纤维蛋白使血栓溶解,其半衰期为 15min,24h 后作用基本消失。tPA 是一种糖蛋白,可激活纤溶酶原成为纤溶酶。其与纤维蛋白亲和性很高,当和纤维蛋白结合才被激活,诱导纤溶酶原为纤溶酶,溶解血块。

单纯全身或局部应用药物溶栓技术成功率为 33%~80%。由于溶栓成功率一般,药物溶栓常与其他一些血栓去除技术如机械性血栓切除装置、Fogarty 球囊导管、PTA 等联合应用,以最大化清除血栓和减少操作时间。

溶栓导管一般选择多侧孔导管,导管侧孔部分长度应尽量与血管阻塞长度一致。也有作者应用端孔导管进行溶栓治疗。为了获得更好的溶栓效果,可应用下面几种溶栓方法:①脉冲喷射溶栓(pulse spray thrombolysis),是用脉冲喷射导管短时间内以高压脉冲的方式注入高浓度的溶栓药物。最常用的脉冲喷射导管有多侧孔或多裂隙导管。这类导管前段端有多个小侧孔或裂隙,侧孔或侧裂段长度在 4~30cm 之间。导管配有特殊导丝,用于阻塞导管末端。导管与含止血阀的 Y 型适配器相连,注药时药物只从侧孔或侧裂出来。在脉冲导管已经定好位且端孔已被安全阻塞后,关紧导丝周围止血阀门。用 1ml 注射器尽可能用力经导管注入溶

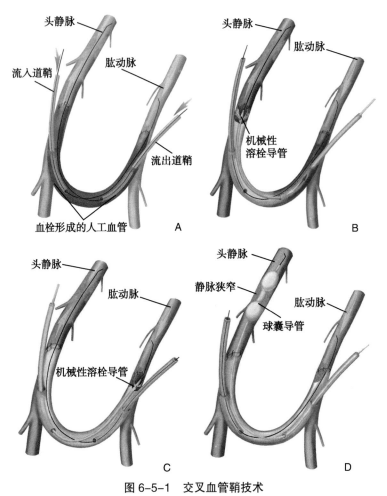

图 6-5-1 交叉血管鞘技术

A. 交叉血管鞘技术示意图；B. 静脉端机械性溶栓示意图；C. 动脉端机械性
溶栓示意图；D. 静脉流出道狭窄球囊血管成形术示意图

栓药物。每次 0.2ml，每 10~15s 重复注射一次。溶栓药物的配制：25 万 IU 尿激酶溶解于 9ml
生理盐水中，加入 1ml 肝素，配成浓度为 25 000IU/ml 尿激酶及 500IU/ml 肝素的溶液。tPA 使
用 2mg 溶解在 5~10ml 生理盐水中，可加入 3000~5000IU 的肝素。②交叉导管技术：在人工血
管移植瘘的中段选两个穿刺点穿刺分别置入导管。导管呈交叉状，一根导管头指向动脉端，
另外一根导管头指向静脉端，可同时通过两根导管注入溶栓剂，提高溶栓效率。

　　近年来国内有一些作者通过股动脉或肱动脉穿刺插管从动脉端进行溶栓和血管成形术
治疗透析内瘘血栓和血管狭窄，取得了较满意的效果（图 6-5-2）。溶栓方法一般采用团注
联合保留导管持续尿激酶灌注溶栓。先用导丝行血栓闭塞段穿通术，经导丝引入导管，然后
经导管团注 100ml 生理盐水 +25 万 IU 尿激酶，注射时间约 15min。团注结束后复查造影，
如血栓完全溶解则拔除血管鞘和导管，如血栓不能完全清除则保留导管，回病房后用微量输
液泵持续尿激酶泵入 1~3 天。尿激酶用量为每天 50 万 IU，每天观察动静脉内瘘的血管搏
动和震颤情况并行血管造影复查。置管期间注意观察有无出血倾向，每天检查凝血功能，注
意观察保留导管鞘和导管是否滑脱。

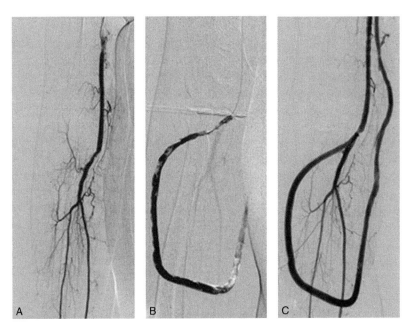

图 6-5-2　右肱动脉 – 头静脉人工血管瘘急性血栓形成经股动脉导管溶栓

A. 肱动脉造影示人工血管瘘管未显影；B. 导管插入人工血管内造影示人工血管内血栓形成，肱动脉与人工血管吻合口明显狭窄；C. 经导管溶栓及狭窄吻合口球囊血管成形术后造影示瘘管通畅，狭窄扩开

　　下列情况下可终止溶栓：①透析内瘘全程扪及震颤，超声或血管造影显示血流通畅；②溶栓 24~72h 仍未扪及震颤或杂音；③穿刺点明显出血或血肿；④全身出血如牙龈出血、皮肤淤血淤斑、消化道出血等；⑤血浆纤维蛋白原 <1.5g/L。

　　（3）机械性血栓切除：目前可应用的机械性血栓切除装置有多种，虽然其工作原理各不相同，但其根本目的是清除整个血栓，恢复瘘管功能。目前应用的血栓切除装置哪种更好尚无定论。总的来说，机械性血栓切除装置分为两类：一类为直接接触装置，器械直接与血管壁接触，通过回拉技术（通过顺应性球囊）或旋转器械使血栓从血管壁剥离并清除血栓。第二类装置是通过叶轮或篮子高速旋转引起湍流使血栓破碎为微小碎块。或者是通过Venturi 效应，将血栓吸进头端的开口内，将血栓浸渍，然后通过排气腔移出。

　　自体动静脉内瘘血栓的机械装置溶栓疗效不如移植血管内瘘明显，早期闭塞率高；且因自体动静脉内瘘静脉壁较薄、移动和易形成血管瘤样变，静脉破裂和假性动脉瘤等并发症的发生率远高于移植血管内瘘。因此，机械性溶栓装置费用较高且操作难度和治疗风险大，对自体内瘘血栓的患者需谨慎使用。

　　1）直接接触装置

　　①Fogarty 导管 / 顺应性球囊：Fogarty 导管由 Fogarty 于 1963 年首次应用于动脉血管的取栓治疗。该导管是一种顶端带有球囊的非常纤细的塑料管。机械性血栓清除术在血管通路最早的应用，就是通过 Fogarty 球囊导管把血栓从透析瘘管的动脉端拖拽到静脉端并释放入肺。取栓时把导管插入到血栓远端，向内充盈稀释的造影剂，在球囊爆破压力允许的范围内

使球囊膨胀,与血管壁充分接触,然后缓慢地回拉导管将栓子带出。通过多次反复操作,可完全取出血栓。在造影了解血栓已取出后通过血管鞘向瘘管内注入 10 万 U 尿激酶,拔除鞘管压迫止血。Fogarty 球囊导管取栓时间要早,以 12h 内为佳,此时血栓较短,基本上位于吻合口处。时间过长血栓逐渐延长并且与血管内膜粘连更紧,血栓不易取净。这种方法可造成医源性肺动脉栓塞,但由于血栓量少(平均约 3.2ml),绝大部分患者无任何症状。但有作者指出,在呼吸储备功能很差的患者,即使少量血栓也可以诱发支气管痉挛。就算不考虑该方法固有的造成肺动脉栓塞的风险,其由于对血管内膜机械作用,还可造成血管内膜增生进而造成血管狭窄。因此,在使用 Fogarty 球囊导管行 AVF 血栓清除时手法应轻柔,切忌粗暴。

②旋转猪尾导管:该导管是一种编织型聚亚胺酯导管,导管头端不透 X 线。置入血管腔呈猪尾状后,导管内插入导丝,导丝通过近头端一卵圆形侧孔进入血管腔。依靠导丝 – 导管轴的支撑,可手动旋转导管(60~120r/min)使血栓粉碎脱离。有作者把其应用于 AVF 血栓清除,临床成功率可达 100%,1 个月、3 个月、6 个月初级开通率分别为 82%、65% 和 47%;

③Arrow-Trerotola 经皮溶栓装置(PTD):Arrow-Trerotola PTD 是一可旋转的镍钛网篮,有 5F 和 7F 两种规格。网篮旋转时可达到 3000rpm 的转速。通过网篮旋转将血栓浸离为直径 1~3mm 的小碎块。细小的血栓碎块可通过血管鞘侧臂抽吸出来。有作者报道应用 PTD 结合球囊血管成形术去栓,技术成功率可达 100%,临床成功率可达 90%;

④球囊血管成形术:一般认为 PTA 是在血栓去除后用来处理血管狭窄的方法,其实 PTA 也是机械性去栓的常用手段。小节段血栓通过 PTA 去栓是最容易的方法。该法是通过球囊扩张压碎血栓同时对存在的狭窄进行扩张,细碎血栓随血流冲走。该法快速、价廉、有效,但一般只用于自体动静脉瘘血栓患者,而人工血管瘘血栓一般不单纯应用。这是因为自体动静脉瘘血栓呈局限性,边界分明,量少。而人工血管内瘘血栓形成后容易延长较长的距离,甚至在整条 U 形袢形成血栓,血栓量较大。用 PTA 方法去栓穿刺插管通道的选择依血栓的部位而定。大多数情况下血栓靠近吻合口近静脉侧,因此引流静脉逆行穿刺是最合适的。先用导丝通过动静脉吻合口,进入供血动脉后交换直径 4~6mm 球囊导管置于血栓段,然后扩张球囊。可反复扩张直到血流恢复,同时对狭窄段血管进行扩张(图 6-5-3)。

2)水动力学装置(流变溶解装置):血栓切除术流变溶解装置是利用 Venturi 效应产生流体漩涡。启动后通过逆行高速肝素盐水喷射产生负压吸拽血栓使之成为微小碎块,微小血栓通过一个流出道入收集袋。目前市场上有多款血栓流变装置,其原理均相同。主要包括:Oasis 再循环导管、Hydrolyser 系统、AngioJet 导管、Amplatz 血栓切除器(ATD)、Straub Rotarex 血栓切除器。

3)经皮血栓抽吸术:血栓抽吸术是用 7F 到 9F 导引导管通过人工抽吸取出血栓。可用前述交叉血管鞘技术在静脉流出道和动静脉吻合口端进行抽吸。导管由导丝引导,在血栓处来回快速移动抽吸,使血栓更容易从血管壁上脱离开来。一般先行静脉流出道端血栓抽吸,再行动脉端血栓抽吸。抽吸间隙注意冲洗导管,血栓抽吸完成后如静脉端有狭窄需作狭窄段血管成形术。需注意的是在血栓未抽吸完仍有较大量血栓残留之前不要作狭窄段 PTA,因为狭窄处可以作为一种保护措施防止大的血栓块脱落造成肺动脉栓塞。血栓抽吸

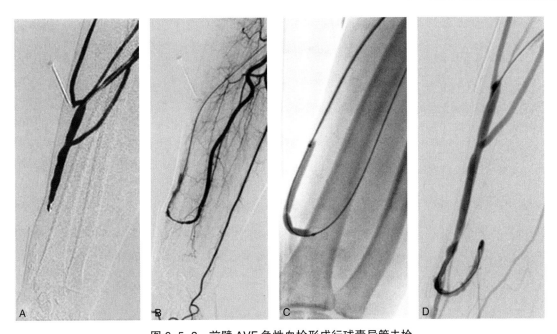

图 6-5-3　前臂 AVF 急性血栓形成行球囊导管去栓

A. 静脉端造影示 AVF 闭塞；B. 导管插入到内瘘动脉端造影示内瘘血栓形成,静脉端明显狭窄；

C. 内瘘血栓段及静脉狭窄段球囊扩张；D. PTA 术后造影示血栓清除,狭窄静脉扩张

法较早在 AVF 血栓应用的成功率为 81%,证明了其安全性和有效性。在随后一个包括 73 例上肢 AVF 血栓行血栓抽吸治疗的报道中,技术成功率在前臂瘘为 93%,上臂瘘技术成功率为 76%。

（4）联合介入治疗：血管透析通路血栓形成主要是由于通道存在狭窄,如果在去除血栓时不对这些狭窄血管作处理,血栓复发将是不可避免的。因此需要对整个动脉端至中心静脉作评估,并采取适当的措施解除狭窄和纠正血流动力学异常。

1）球囊血管成形术：血液透析通道血管狭窄主要发生在静脉流出道,血栓去除后狭窄段即可显示出来,此时可用普通球囊或高压球囊行血管成形术。静脉穿刺点选择应至少远离狭窄处 3cm 的部位。如狭窄远离吻合口则应行顺行静脉穿刺。如狭窄靠近吻合口,应采用逆行静脉穿刺。使用止血带阻断静脉回流有利于穿刺成功。穿刺成功后经导丝导入导管鞘。用导丝通过狭窄段后,注入 2000~3000U 的肝素。应根据狭窄血管或人工血管的直径选择大小合适的球囊。多用直径相等或大 1mm 直径的球囊导管。大多数患者用直径 4~6mm 球囊即可。在球囊扩张时压力应缓慢增加,直至没有任何狭窄压迹可见。对狭窄段坚韧的病例,高压球囊扩张效果比普通球囊好。球囊扩张时间一般 2~3min,可多次反复扩张。部分患者球囊扩张后狭窄仍很明显且持续存在,这种类型的狭窄称为弹性狭窄。此时可考虑用切割球囊进行扩张。切割球囊的球囊内植入有小刀片,球囊扩张后这些小刀片对血管壁造成微切口使血管壁弹性和纤维连接中断。球囊扩张后行血管造影来判断扩张效果。如残留狭窄 >30%,可用较大直径的球囊反复扩张。如狭窄在扩张以后缓解及血流动力学明显改善, <30% 的残留狭窄可以不进一步处理（图 6-5-4）。

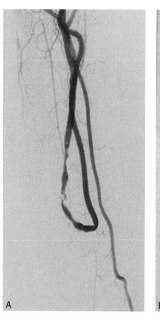 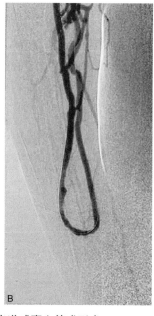

图 6-5-4 静脉流出道球囊血管成形术

A. 前臂 AVF 血栓清除后,静脉流出道多发狭窄;B. PTA 后狭窄明显扩开,血管通畅

小部分患者血液透析通路的血栓形成是由于供血动脉存在显著狭窄灌注流量不足所致。为了使动脉吻合口显影,将导管头放置到动脉吻合口处行血管造影观察。如果血液向静脉端回流良好,近端动脉就很难显影。在这种情况下可以暂时压迫人工血管或在瘘口平面以上肢体用血压计袖带充气阻塞流出道再行血管造影。动脉端狭窄行球囊血管成形术可获得良好效果。操作时先用导丝通过血管狭窄处,再经导丝导入球囊进行扩张。部分患者由于重度狭窄、吻合口处扭曲、成角等导丝导管不能进入到狭窄远端,使血管成形术不能从透析通道的静脉端来完成。此时可通过肱动脉、股动脉入路来完成血管成形术。

2)支架和覆膜支架:透析通道静脉狭窄应尽量谨慎选择使用支架。支架放置后初期效果可能较好,但再狭窄的发生几乎不可避免。支架放置后的再狭窄通常比最初狭窄的范围更广,且常伴有支架内及支架两端的血管内膜增生。这种情况下往往需要再次行血管成形术,有时需要再放置支架。下列情况下可考虑应用支架植入:①血管成形术后狭窄段呈松紧带似的弹性回缩或再狭窄;②血管腔内有未溶解或未能切除的血栓时,使用支架可压迫血栓使之紧贴血管壁,以避免血流限制性梗阻;③PTA 造成血管破裂时,此时应用支架可恢复流线形血流继而降低血管腔内压,避免血液进一步外渗。随着覆膜支架在外周血管病变的应用越来越多,有作者把覆膜支架用于血液透析通路 PTA 后的静脉破裂,除了直接封闭破裂口外,与裸支架相比覆膜支架可明显改善短期再狭窄率和延长长期开通率。

【并发症及处理】

1. 出血 血液透析通路血栓的溶栓治疗最常见的并发症是出血,可表现为穿刺点出血或血肿。全身出血如牙龈出血、皮肤淤血淤斑、消化道出血、颅内出血等。长时间灌注溶栓可诱发明显的出血。在保留导管溶栓期间,如发生导管周围渗血,可局部压迫15min,若局部发生血肿,则应停用肝素,更换更大口径的鞘管、导管或局部持续性压迫。应特别关注有无颅内出血征象如突发性头痛、颈僵、昏迷等,如有上述症状应立即行CT检查,如出血量大需及时手术清除血肿。鉴于单纯溶栓需时较长且容易产生出血并发症,药物性溶栓和机械性去栓技术联合应用越来越多,因其可以加速血栓溶解,减少溶栓时间和溶栓药物的用量。

2. 异位栓塞 溶栓或机械性血栓切除过程中,血栓碎块可能进入到外周动脉系统或肺循环造成异位栓塞。不过无论用何种方法去栓,异位栓塞的发生率均很低(<7%),这是因为绝大多数AVF血栓其血栓负荷很低,平均3.2ml。另外,机械性血栓清除设备产生的微粒直径很小,大部分在10~100μm之间。这也是为什么去栓过程中发生医源性肺动脉栓塞的患者基本上无症状。为了避免大血栓的脱落造成严重并发症,在清除血栓的过程中,应缓慢、逐步地推进溶栓或机械性血栓清除导管。

3. 血管内膜损伤 最常发生于直接接触去栓的患者。因其紧贴血管壁进行操作。Van Ommen等通过动物实验比较Hydrolyser和取栓球囊对血管损伤的影响,发现Hydrolyser对血管内膜的损伤比取栓球囊轻。Sharafuddin等在犬动脉的研究也发现AngioJet导管造成的血管内膜剥脱发生率为12%,而Fogarty球囊的发生率则为42%。为了避免血管内膜损伤,在介入治疗过程中,无论是穿刺插管,还是溶栓、取栓均应小心操作,切忌粗暴。

其他少见的并发症有血管夹层形成或血管破裂(可通过裸支架或覆膜支架来覆盖)、感染以及对比剂副反应。

【疗效评价】

自体动静脉内瘘或移植血管内瘘的血栓形成在临床实践中仍然是一个棘手的难题。血栓形成的外科治疗或血管内介入治疗各有其特色和优势。由于介入治疗微创、安全、有效、并发症很少。再加上医务工作者对有限血管资源保护意识的不断增强,多种微创的血管内介入治疗正逐步取代外科手术干预,或与外科手术联合应用到血管内瘘血栓形成的治疗中。目前血管内介入疗法对透析内瘘血栓形成及血管狭窄的近期疗效取得了令人满意的效果,但中远期疗效仍欠佳。需进一步研究新的方法或优化治疗策略以提高再通率和远期通畅率。

(牟 玮)

【参考文献】

1. 中国血液透析用血管通路专家共识. 中国血液净化, 2014, 8(13): 549-558

2. Bent C L, Sahni V A, Matson M, et al. The radiological management of the thrombosed arteriovenous dialysis fistula. Clinical Radiology, 2011, 66(1): 1-12

3. Haage P, Gunther RW. Radiological intervention to maintain vascular access. Eur J

Endovasc Surg, 2006, 32（1）: 84-89

4. 宋进华, 顾建平, 楼文胜, 等. 急性动静脉内瘘血栓形成的置管溶栓治疗. 介入放射学杂志, 2012, 21（4）: 284-287

5. Yan Y, Trerotola SO. Hemodialysis fistula thrombosis treatment using mechanical thrombectomy and angioplasty. J Radiol Nurs, 2014, 33（1）: 14-17

6. Bermudez P, Fontere N, Mestres G, et al. Endovascular revascularization of hemodialysis thrombosed grafts with the hydrodynamic thrombectomy catheter.Our 7-year experience. Cardiovasc Intervent Radiol, 2017, 40（2）: 252-259

7. Littler P, Cullen N, Gould D, et al. AngioJet thrombectomy for occluded dialysis fistulae: outcome data. Cardiovasc Intervent Radiol, 2009, 32（2）: 265-270

8. Saleh HM, Gabr AK, Tawfik MM, et al. Prospective, randomized study of cutting balloon angioplasty versus conventional balloon angioplasty for the teatmint of hemodialysis access stenoses. J Vasc Surg, 2014, 60（3）: 735-740

9. Vesely T, DaVanzo W, Behrend T, et al. Balloon angioplasty versus Viabahn stent graft for treatment of failing or thrombosed prosthetic hemodialysis grafts. J Vasc Surg, 2016, 64（5）: 1400-1410

第七章

其他疾病的急诊介入治疗

第一节　心脏大血管异物

【概述】

各种血管及心脏腔内的医疗操作,都可能存在腔内医学器材断离或移位,存留在血管或心腔内的非目的部位而成为腔内异物。随着深静脉置管、输液港置入、经血管透析、血管性介入技术、血流动力学监测等在临床的广泛开展,所用的导管、导丝和一些特殊器械可能断离而脱落在心脏大血管内,常见有:药盒导管、透析导管、中心静脉导管、导引导管、支架、封堵器等或介入栓塞材料的误栓等,造成医源性心脏大血管内异物,报道的发生率约0.3%~2.9%。血管心腔内异物所导致并发症的死亡率>25%,需及时取出异物。既往大多依赖外科手术取出,但创伤大。

【临床表现】

根据异物残留在心腔血管的不同部位,可有不同的临床表现。轻者无任何临床症状或体征;重者异物可诱发血栓、影响循环功能、损伤心脏大血管壁、继发感染、致心律失常等并发症,心腔血管内异物所引发的这些并发症发生率高达60%~71%,严重的有暴发性肺动脉栓塞、脓毒血症和败血症、心脏穿孔等,可造成患者死亡。

【诊断】

1. 病史　目前心腔血管内异物多与医源性操作有关,如输液港植入的血管内导管和深静脉置管的导管断离,占到心脏及血管内异物的76.3%。此类导管植入时间长,可由于导管位于血管壁及以外的部分受到不同层次组织相对运动的慢性切割或反复折屈而断裂,使断离的血管内段随血流进一步向前移位成为异物。如锁骨下动、静脉置管可能受胸壁肌肉收缩、呼吸运动和血管搏动以及和锁骨下缘的摩擦切割而断离;如经腹股沟植入的导管可受腹股沟韧带的慢性切割或髋关节运动的反复折屈而断;如经肘部或前臂植入的导管可受肘关节运动的反复折屈等。过去较多的介入手术过程中导管、导丝等的折断现已很少发生,但血管内支架的移位、封堵器脱落、栓塞弹簧和球囊等的逃逸等偶尔也有发生。这些血管内异物常随血流向远侧移位。如静脉系统的异物移动到右心和肺动脉及其分支,如存在肺动静脉瘘,异物也可经瘘进入到体循环,引起脑栓塞、肠系膜上动脉栓塞等严重并发症;体循环动脉及左心的异物则向动脉远端移位。

2. 影像学检查　X线、CT、超声对异物诊断有重要临床价值。其中 X 线对于不透 X 线异物的确诊率可达 100%（图 7-1-1）。对于 X 线可视性差的异物,可采用 X 线透视与超声检查相结合的方法。CT 三维重建可明确异物与血管壁及邻近脏器的位置关系。

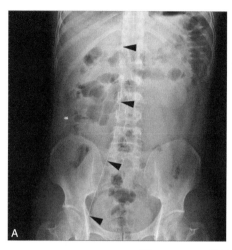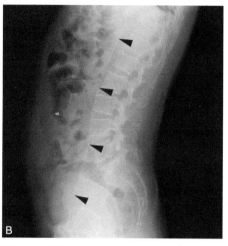

图 7-1-1　X 线透视诊断血管内异物

A. X 线平片正位显示腔静脉内长导丝（黑箭头）；B. X 线平片侧位显示腔静脉内长导丝（黑箭头）

【治疗原则】

1. 内科治疗　一旦明确诊断心腔血管内异物残留,应立即予抗凝治疗,防止异物引起继发血栓形成,且尽量将异物保留在原发部位,以减少异物对患者的损伤。

2. 外科治疗　以往外科手术切开取异物,创伤大,且因异物的游走性,可导致定位困难、外科手术取异物失败。现在仅在介入取异物失败,且异物残留在体内对患者影响较大者,才考虑外科手术取异物。

【介入治疗】

介入法取出心脏大血管内异物成功率高,并发症很少,风险很小,是处理医源性心脏大血管内异物的首选方法。虽然各种血管及心腔内器材与介入器材的发展和进步,以及器材一次性使用的严格要求,使断离和移位的发生率不断下降,但由于各种血管内植入器材和介入诊疗项目及临床应用数量的迅速增多,如仅在美国统计的中心静脉置管人数就超过 500 万,造成血管及心腔内异物发生的绝对数明显增加,而由血管及心腔内异物引起的并发症发生率高和可能导致的严重后果,使其成为必须及时、有效处理的重要临床问题。而外科取出创伤性大,尤其是对中央血管和心腔内异物行外科取出术风险更大。加之此类医源性问题患方通常有很高要求。文献报道的以安全微创的介入性经皮异物取出术为主的处理方案成功率均 >90%,并发症发生率很低,被认为是血管和心腔内异物处理的金标准。

1. 适应证　①血管内异物正在或即将对人体造成危害；②取出该血管内异物可能造成的副损伤和风险要小于给身体带来的益处。

各种断离而遗留在心脏大血管腔内的血管介入器材和静脉留置导管等；移位脱落的心脏大血管内植入物，如内支架、栓塞弹簧和球囊、封堵器等（图7-1-2）；也用于临时滤器的取出和心脏起搏电极的更换等。

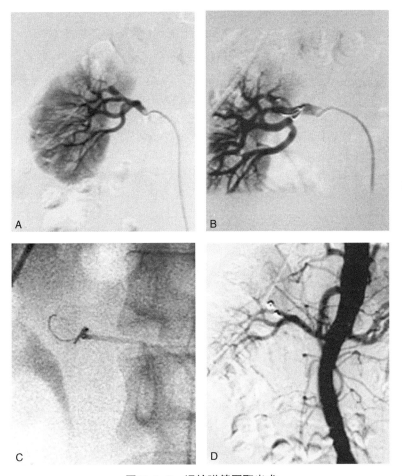

图 7-1-2　误栓弹簧圈取出术

A. 肾镜取石术后肉眼血尿，DSA 右肾上段动脉瘤；B. 首次栓塞，弹簧圈直径选择过大，误栓肾动脉主干；C. 鹅颈抓捕器取出误栓弹簧圈；D. 再次成功栓塞右肾上段动脉瘤

胸、腹主动脉，上、下腔静脉和心脏内异物应及时取出，以免造成异位栓塞和血栓形成等并发症。较小的异物存留在血管分支者，只要对机体不产生明显影响，如停留在胃十二指肠动脉，髂内动脉，肝、脾和肾的段动脉内或在侧支循环丰富的动脉内，如尺、桡动脉等，可密切观察，暂不处理。并且此类异物经介入处理往往十分困难，必要时可手术取出。

2. 禁忌证　①遗留异物与心脏大血管壁紧密粘连嵌顿不能分离，强行牵拉取出可能造成心脏大血管壁损伤破裂者；②异物遗留时间长，并发有大量血栓形成，取出异物可能使血栓脱落而继发远端血管栓塞引起严重后果者;③异物已造成心脏大血管壁穿孔者,介入取出异物可能引起大出血,宜行外科手术取出;④有锐利突起的异物,介入取出过程中不能保证避免其突起损伤血管者,如分节段内支架;⑤其他血管内介入禁忌证。

3. 治疗方法

(1)器械:心脏与大血管内异物取出术的器械主要是取异物导管,有多种多样,呈圈套状、网篮状、夹钳状等,其基本结构主要由外套管和抓捕器组成,抓捕器位于外套管内,外套管插入血管内,到位后推出抓捕器,抓捕器型号与血管腔相适应时能很好覆盖整个血管腔,便于捕获腔内异物。现常用圈套状的鹅颈抓捕器(图7-1-3)和三环抓捕器(图7-1-4)两种,每种都有不同大小的型号,可根据血管腔和异物的形状大小选用。

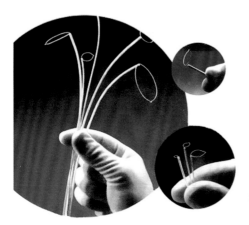

图 7-1-3 鹅颈抓捕器
抓捕器伸出外套管后呈 90° 弯曲,
与血管腔相适应,更易捕获异物

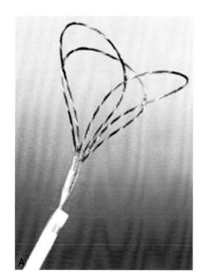
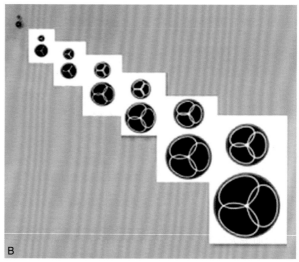

图 7-1-4 三环抓捕器
A. 镍钛合金丝具备优良扭矩和抗折力;B. 与血管腔相适应的不同型号能完全覆盖血管腔

目前以鹅颈抓捕器和三环抓捕器最常用,适用于各种管径和距离的血管,可以抓捕各种心脏血管内异物,但鹅颈抓捕器更适合在较大血管和心腔内使用,容易抓捕断离的导管、导丝节段等长条形异物;三环抓捕器特别适合用于较小血管和儿童的心脏血管内异物的取出,容易抓捕各种形状不规则或结构复杂的异物,如支架、封堵器等。

其他还有血管内异物套取网篮,使用与三环抓捕器相似,同样特别适用于小血管和儿童,容易抓捕不规则和结构复杂的异物及较小异物,但由于三环抓捕器的应用,具有更好的可操作性,网篮抓捕器应用已较少。

血管内异物钳或活检钳,可用于钳夹异物以取出,但结构直而硬,可能损伤心壁和血管甚至穿孔,在特殊情况下可有目的地选用,如异物用抓捕器套取困难时,其操作应在影像严密监视下仔细谨慎进行。

球囊导管适用于管状、环形或有孔道的异物取出术,特别是当这类异物在腔内贴壁而不易套取时,可用球囊导管穿过或穿入异物内,膨胀球囊后使异物与球囊固定,向后撤出球囊以取出异物,例如移位或脱落的血管内支架等可用球囊导管取出或复位。

如急需取出异物,又无现成备用的取出异物导管,可将 260cm 长导丝对折后插入 8F 导管,做成祥状套圈谨慎使用(图 7-1-5)。使用时将导丝对折插入鞘管再引入导管,在导管通过鞘管进入到血管腔内时应把导丝对折的尖端收入导管内,以免损伤血管。使用时在体外导管尾端推拉未对折的另一端导丝,调整先端导丝环大小,套住异物后固定导丝,前推导管使异物套牢,用止血钳在导管尾端紧贴导管尾口钳夹两端拉紧的导丝固定住套牢的异物,再后撤导管取出异物。

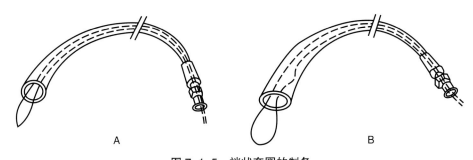

图 7-1-5　祥状套圈的制备
A. 导丝折叠后插入套管内;B. 使用时将导丝尖端收入套管内

(2)技术与方法:首先充分了解病人的病情,异物的性质、形态、大小,遗留的时间,在心脏大血管腔内的位置,可能随血流的移位,以及存留位置的心脏大血管解剖,异物与相邻管壁的关系,是否并发血栓形成等。

然后决定取出异物的方法、途径和器械。途径多选择股动脉、股静脉或颈内静脉等。局麻下穿刺血管后置入 6~24F 血管鞘,血管鞘管径大小的选择,取决于拟介入取出异物的大小,较大的血管鞘方便异物的取出,但穿刺通道创口增大,使用 8F 以上血管鞘术后可用缝合器缝合血管壁穿刺道。送入取异物导管到达异物易于套取的一端,异物在血管腔内的游离端透视下常可见随血流的搏动,推出抓捕器,在透视下推拉旋转抓捕器及调整导管位置,使异物的预定捕捉端进入抓捕器,固定抓捕器推送外套管,使抓捕器收进外套管而套住异物(图 7-1-6)。

如固定外套管而后拉抓捕器常不能套住异物。活动导管及多角度透视证实异物被稳定套住,锁紧取异物导管尾端的抓捕器锁钮,透视下缓慢后撤取异物导管牵拉异物到血管鞘内,退出体外(图 7-1-7)。抓捕导管、导丝的断离节段类长条形异物时,应注意抓捕其一端,可顺沿血管长轴向外牵拉。避免抓捕其中段,牵拉时会造成对折弯曲,增加异物取出的难度。当使用一种器械取出异物存在困难时,可使用多种器械联合取出。此种情况下,单弧、双弧、三弧、反弧导管和猪尾导管等也可灵活选用,以辅助抓捕器调整异物位置及取出异物。取出中应尽量减少透视时间及对比剂的剂量。

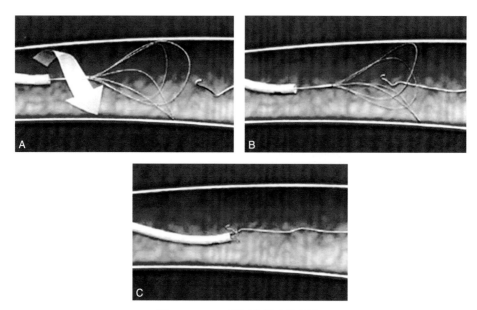

图 7-1-6　三环圈套器套取异物

A. 旋转推进抓捕器至异物套取端;B. 固定抓捕器;C. 推送外套管套紧异物

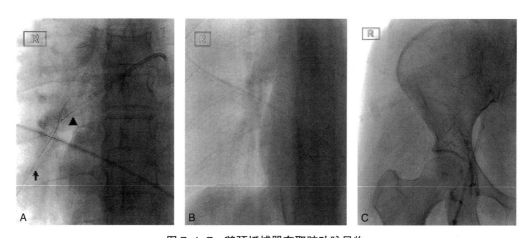

图 7-1-7　鹅颈抓捕器套取肺动脉异物

A. 深静脉留置 PICC 管断离进入右下肺动脉(↑),鹅颈抓捕器套取(▲);B. 鹅颈抓捕器套取后透视下向外牵拉;C. 将 PICC 管拉进血管鞘一起退出体外

　　如异物不能顺利后撤进入血管鞘,可将其牵拉至股动脉、股静脉等血管表浅处或相对易于外科手术部位,行外科手术血管切开取出异物(图 7-1-8)。笔者会诊一例小儿房缺封堵伞脱落到左室,用三环抓捕器抓捕退至腹主动脉时由于小儿腹主动脉细小,封堵伞嵌顿在腹主动脉下段,后经外科开腹取出,也较直接外科左室取异物术创伤明显减小。对部分难于取出的血管内异物,也可考虑将其移动或推送留置到一些不易产生并发症的血管内,如髂内动脉、股深动脉、颈外动脉等。

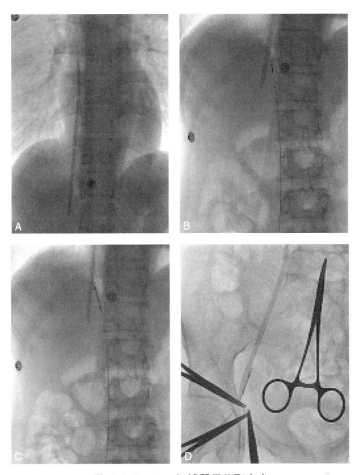

图 7-1-8　三环抓捕器异物取出术

A. 深静脉化疗导管离断于右心房；B. 推送三环抓捕器套入异物；C. 推送
外套管锁紧异物；D. 牵拉异物至股静脉，不能进入动脉鞘，行切开取出

4. 并发症及处理

（1）血管、心壁及心内结构（瓣膜、腱索、乳头肌）损伤：选择适当的取异物器械，正确判断异物特点，透视下仔细观察，谨慎操作可避免。

（2）血栓栓塞：异物诱发的血栓脱落可致远端血管血栓栓塞，动脉及左心异物可致体循环栓塞，静脉及右心异物可致肺循环栓塞。全部操作应在肝素化下进行，必要时溶栓。对已形成大量血栓的异物应避免介入取异物。

（3）心律不齐：对心腔内异物及肺动脉异物行介入取出时，导管等对心壁的刺激可能诱发心律不齐甚至室颤和心搏骤停，应按心导管操作规程进行预防和处理。

（4）感染：严格无菌操作，并给予抗感染处理。

（5）其他血管介入的普通并发症。

5. 疗效评价　心脏、大血管异物处理介入治疗成功的评价比较容易。X 线透视引导下采用介入方法抓捕器取出异物易获成功，国内文献报道其成功率在 83.3%~100%，较手术切开更为安全、简便、微创，如无法用介入方法取出，则应采用创伤较小的处理方法，如将异物移到接近体表部位,再经外科手术将其取出,以尽可能避免创伤大的手术。

(赵卫　万程)

【参考文献】

1. 李麟荪,贺能树,邹英华. 介入放射学——基础与方法. 北京:人民卫生出版社,2005

2. Nagasawa Y, Shimizu T, Sonoda H, et al. Is catheter rupture rare after totally implantable access port implantation via the right internal jugular vein? Report of a case. Surg Today, 2014, 44 (7): 1346-1349

3. Balsorano P, Galducci G, De Fanti I, et al. Fractures of totally implantable central venous ports: more than fortuity. A three-year single center experience. J Vasc Access, 2014, 15(5): 391-395

4. 熊斌,郑传胜,王奇,等. 泥鳅导丝配合鹅颈套圈成圈技术在抓取腔内管状异物中的应用. 介入放射学杂志, 2014, 23(07): 630-633

5. Ayx I, Goessmann H, Hubauer H, et al. Interventional Removal of Intravascular Medical Devices: Methods and Technical Success. Rofo, 2016, 188(6): 566-573.

6. 王卫东,陆进,徐平,等. 医源性静脉血管内异物五例的微创清除. 介入放射学杂志, 2011, 20(06): 479-481

第二节　急性胰腺炎

【概述】

急性胰腺炎(acute pancreatitis, AP)是指多种病因引起的胰酶激活,继以胰腺局部炎症反应为主要特征,并且较重者可发生全身炎症反应综合征并可伴有器官功能障碍的疾病。

急性胰腺炎是临床上常见的严重急腹症之一,发病急骤,临床过程凶险,是当前胰腺外科的难点之一。近年来,AP 的发病日益增多,约占急腹症的 15%~30%,若诊治不及时,死亡率可高达 40%~70%;24~48h 内发生休克或多脏器衰竭,死亡率高达 80%。因此,寻找有效的治疗手段具有重要意义。但对于 AP 而言,由于其局部病变及其对全身多脏器的影响十分复杂,因此,针对 AP 复杂的病理生理变化,进行既全面系统,又针对不同病例的个体化治疗是非常重要的。

【临床表现】

急性发作性腹痛是急性胰腺炎的主要症状,位于上腹部,常向背部放射,少数无腹痛,可伴有恶心呕吐。发热常源于坏死胰腺组织的继发感染,黄疸者多见于胆源性胰腺炎。AP常伴有全身并发症如心动过速、低血压或休克、呼吸衰竭、少尿和急性肾衰竭等。

轻症者仅为轻压痛,重症者可出现口唇发绀、四肢湿冷、皮肤花斑、腹腔高压、尿量减少、Grey-Turner征、Cullen征等。少数患者因脾静脉栓塞出现门静脉高压、脾脏肿大。腹部因液体积聚或假性囊肿形成可触及包块。

局部并发症包括急性液体积聚、急性坏死物积聚、胰腺假性囊肿、包裹性坏死和胰腺脓肿,其他局部并发症包括胸腔积液、胃流出道梗阻、消化道瘘、腹腔出血、假性囊肿出血、脾静脉或门静脉血栓形成、坏死性结肠炎等。局部并发症并非判断AP严重程度的依据。全身并发症主要包括器官功能衰竭、SIRS、全身感染、腹腔内高压或腹腔间隔室综合征、胰性脑病等。

【诊断】

诊断标准:临床上符合以下3项特征中的2项,即可诊断为AP:①与AP符合的腹痛;②血清淀粉酶和(或)脂肪酶活性至少高于正常上限值3倍;③腹部影像学检查符合AP影像学改变。胰腺CT扫描是诊断AP并判断AP严重程度的首选检查方法。建议在急诊患者就诊后12h内完成CT平扫,可以评估胰腺炎症的渗出范围,同时可鉴别其他急腹症。发病72h后完成增强CT检查,可有效区分胰周液体积聚和胰腺坏死范围。

临床上完整的AP诊断应包括疾病诊断、病因诊断、分级诊断、并发症诊断,例如AP(胆源性、重度、ARDS)。其次临床上应注意一部分AP患者有从轻度AP转化为重度AP的可能。因此,必须对病情作动态观察,其他有价值的判断指标如BMI>28kg/m^2、胸膜渗出,尤其是双侧胸腔积液、72h后CRP>150mg/L并持续增高等,均为临床上有价值的严重度评估指标。

【治疗原则】

AP的治疗要求较高,一般均需在ICU的监护病房进行治疗,内科及外科的治疗原则是控制全身炎症反应等一系列并发症危象以及针对病因的治疗,包括胆源性胰腺炎、高脂血症性急性胰腺炎等的病因治疗。

1. 内科治疗

(1)一般治疗:包括禁食、胃肠减压、药物治疗(包括解痉、镇痛、蛋白酶抑制剂和胰酶抑制治疗,如生长抑素及其类似物)。

(2)液体复苏及重症监护治疗:液体复苏、维持水电平衡和加强监护治疗是早期治疗的重点。

(3)器官功能的维护治疗:针对呼吸衰竭的治疗,给予鼻导管或面罩吸氧,维持氧饱和度在95%以上,动态监测血气分析结果,必要时应用机械通气。针对急性肾衰竭的治疗,早期主要是容量复苏,稳定血流动力学,治疗急性肾衰竭主要采用连续肾脏替代疗法。出现肝功能异常时可予以保肝药物,急性胃黏膜损伤需应用质子泵抑制剂。

（4）营养支持：肠功能恢复前，可酌情选用肠外营养。一旦肠功能恢复，就要尽早进行肠内营养，其中经鼻空肠管置入是很好的肠内营养的手段，可在 X 线透视下完成。

（5）抗生素应用：AP 病人不推荐静脉应用抗生素预防感染。针对部分易感人群（如胆道梗阻、高龄、免疫低下等）可能发生的肠源性细菌易位，可选择喹诺酮类、头孢菌素、碳青霉烯类及甲硝唑等预防感染。

2. 外科治疗　外科治疗主要针对胰腺局部并发症继发感染或者产生压迫症状，如消化道梗阻、胆道梗阻等，以及胰瘘、消化道瘘等其他并发症。

【介入治疗】

AP 介入治疗主要包括持续性区域动脉灌注（continuous regional arterial infusion，CRAI）及 AP 引起的并发症如胰周渗出、胰腺假性囊肿或胰周脓肿的穿刺引流治疗。

（一）持续性区域动脉灌注

1. 适应证　除非有强外科手术治疗指征者，CRAI 适用于 AP 的急性期及亚急性期的治疗。

2. 禁忌证　无明确禁忌证。

3. 治疗方法　AP 的病程可分为 3 阶段。第一阶段为发病至发病后 2 周，主要变化是血容量的改变，此期是 CRAI 治疗的重点，灌注药物为萘莫司他、5-FU、生长抑素、抗生素及丹参；第二阶段为发病后 3~4 周，此期间继续 CRAI 抗生素应用，停止使用抑酶制剂；第三阶段为发病 4 周后，此期一般停止 CRAI。

CRAI 置管及灌注方法：经股动脉穿刺，插入 Cobra 或 RH 导管至上述动脉内，插管成功后，导管固定在穿刺部位，连接输液泵，24h 药物持续注入直到患者症状缓解。对胰头部炎症采用胃十二指肠动脉和肠系膜上动脉的联合灌注；全胰腺的炎症采用胃十二指肠动脉和脾动脉的联合灌注。

治疗过程中必须将导管准确置入到胰腺病灶的供血动脉内，保证到达胰腺组织的药物浓度。灌注的药物通过微量泵持续 24h 给药，可不间断地抑制胰腺分泌，尽快减轻和阻断胰腺组织的病理反应。因导管放置的时间较长，插入导管时要注意无菌操作。每日应消毒导管进入皮肤处及更换纱布，并定期向导管内注入肝素盐水，防止导管内血栓形成。治疗过程中需定期复查 CT，了解胰腺病变发展的情况。

4. 并发症及处理　与其他血管置管引起的并发症相似，可引起穿刺部位的血肿、血管内膜损伤、血栓形成及栓塞，可发生导管的堵塞、脱落等，但一般发生率较低。

5. 疗效评价　据文献报道，与外周静脉给药治疗 AP 相比，CRAI 的临床治愈率明显增高，感染发生率及死亡率明显降低。

（二）胰周渗出、胰腺脓肿或假性囊肿 CT 引导下引流术

胰腺脓肿是急性坏死性胰腺炎的严重并发症，病变从胰腺实质的出血坏死开始，坏死组织合并感染形成胰腺及胰周脓肿。胰腺假性囊肿是急性胰腺炎的常见并发症，多发生于胰腺尾部，继发感染可形成脓肿，破溃时引起腹腔积液甚至内瘘。胰腺脓肿传统的治疗方法是

坏死组织切除加引流术,但包括胰腺假性囊肿的治疗,CT引导下穿刺引流术已成为首要治疗手段或危重症急性胰腺炎外科手术重要的辅助手段。

1. 适应证　急性坏死性胰腺炎合并胰腺及胰周脓肿形成;胰腺假性囊肿出现压迫症状或者合并感染或出血。

2. 禁忌证　严重出血倾向、全身多脏器衰竭、严重心脏病等不能耐受CT引导下穿刺引流手术者。

3. 治疗方法见图7-2-1。

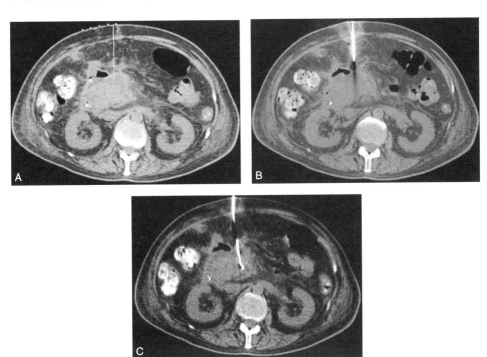

图7-2-1　急性坏死性胰腺炎(男,54岁)行CT引导下穿刺引流术
A. 在体表定位下选择合适的穿刺点,测量进针深度及角度;B. 穿刺针的进针方向合适;
C. 示引流管置入胰周渗液内,引流管位置良好

(1)穿刺路径选择:由于胰腺所处的解剖位置较深,周围结构复杂,所邻重要器官多,所以胰腺穿刺对穿刺路径要求高,应尽量避开重要脏器如脾脏、结肠、大血管等;特殊情况下可以经过肝左叶或者胃。

(2)CT引导下定位:根据病灶的位置,兼顾最近距离、最佳层面、无重要器官,采取仰卧位、侧位或者俯卧位,根据定位系统选取皮肤穿刺点,设计进针方向和角度,测量最佳进针深度及允许最大进针深度。

(3)穿刺置管引流:定位后常规消毒铺巾,局麻下在穿刺点作一小切口,在CT引导下分2至3步进针,直达靶点,再次CT扫描证实穿刺满意。穿刺成功后拔出针芯,先抽出液体做细菌培养和药敏试验,经穿刺针引入导丝,拔除穿刺针,沿导丝用扩张管逐步扩张皮下组织,经导丝引入猪尾巴引流管,退出导丝,缝合固定引流管,包扎切口,用连接管同引流袋连接持续引流。

（4）引流管的选择：对于胰腺脓肿，一般要选择大于等于12F的外引流管，保证引流管的侧孔位于脓腔或囊肿内。必要时可以放置多根引流管以达到充分引流的目的。对于胰腺的假性囊肿，引流管直径可选择8F左右。

（5）术后处理：每日至少冲洗两次，对于胰腺脓肿需用含抗生素的生理盐水冲洗，观察每日的引流量及引流液的性质，根据引流量来决定是否需CT扫描观察脓肿或囊肿的变化，一般引流管需放置十几天到一月余。

（6）拔管标准：复查CT未示残余的脓液或囊液，连续两日以上的引流管每日的非脓性的引流液量小于10ml。

4. 并发症及处理　　CT引导下穿刺引流主要并发症是出血及邻近脏器的损伤。出血大部分是急性胰腺炎本身所引起，穿刺引流引起的动脉出血包括动脉的损伤、假性动脉瘤的形成，可通过血管造影协助诊断及栓塞治疗。穿刺引流引起的静脉出血多可自限。对邻近脏器的损伤，比如对肠道的损伤，多不需要外科处理。术前肠道的充分准备及穿刺路径的选择非常重要。

5. 疗效评价　　CT引导下经皮穿刺胰腺脓肿或假性囊肿的引流术能够缩短病程、提高临床治愈率，且创伤小、并发症少、治疗成功率高。

总之，CRAI治疗AP是一种有效的治疗方法，能明显提高胰腺局部的药物浓度，减少并发症，降低病死率，且方法简单。目前还需要进行前瞻性、大规模的动物实验及临床研究，同时不断研究AP的发病机制及开发新的药物，CRAI治疗AP的疗效会进一步提高。而CT引导下对AP所引起的胰腺脓肿或假性囊肿的穿刺引流治疗是行之有效的方法，可明显缩短AP的病程，提高临床治愈率。

（夏金国）

【参考文献】

1. Bharwani N, Patel S, Prabhudesai S, et al. Acute pancreatitis: the role of maging in diagnosis and management. Clinical Radiology, 2011, 66(2): 164-175.

2. Zerem E, Hauser G, Loga-Zec S, et al. Minimally invasive treatment of pancreatic pseudocysts. World Journal of Gastroenterology, 2015, 21(22): 6850-6860.

3. Hamada T, Yasunaga H, Nakai Y, et al. Continuous regional arterial infusion for acute pancreatitis: a propensity score analysis using a nationwide administrative database. Critical Care, 2013, d17(5): R214.

第三节　肝　脓　肿

【概述】

肝脓肿是肝组织的局限性化脓性炎症,临床上以细菌性和阿米巴性肝脓肿常见。细菌性肝脓肿(bacterial liver abscess)由化脓性细菌引起,又称化脓性肝脓肿,是严重的感染性疾病,大肠埃希菌、金黄色葡萄球菌、肺炎克雷伯杆菌、厌氧菌是其常见的致病菌。肝脓肿的感染途径主要有三种:①胆道感染:胆系相关疾病(如肝内外胆管结石、胆道术后、胆系相关肿瘤等)引起胆道梗阻并发化脓性胆管炎时,细菌经胆管逆行入肝,是细菌性肝脓肿常见的病因;②血行感染:肝外感染通过门脉系统或肝动脉到达肝脏导致脓肿形成;③部分患者传播途径不明,称为隐源性肝脓肿。阿米巴性肝脓肿多继发于肠道阿米巴病,半数以上患者有腹泻或痢疾病史。

【临床表现】

1. 症状

(1)寒战、高热:肝脓肿最常见的症状,体温可高达 39~40℃,热型为弛张热,伴有大量出汗、脉率增快等感染中毒症状。

(2)肝区疼痛:早期右上腹持续性钝痛或胀痛,后期可呈剧烈锐痛。若炎症刺激膈肌或向胸部扩散,亦可出现右肩牵涉痛或胸痛等。

(3)消化道及全身症状:主要表现为恶心、呕吐、腹泻、盗汗、消瘦、周身乏力、食欲减退等。因肝脓肿对机体的营养消耗大,病人在短期内可出现重病消耗面容。

2. 体征

(1)肝区压痛:肿大的肝有压痛,右下胸及肝区可有叩击痛。如脓肿在肝前下缘比较表浅部位时,可伴有右上腹肌紧张和局部明显触痛。

(2)肝大:肝脓肿巨大时,右季肋部或上腹部饱满,甚至局限性隆起,局部皮肤可出现红肿、皮温升高。

(3)黄疸:并发于胆道梗阻者,常出现黄疸;其他原因引起的肝脓肿,一旦出现黄疸,常提示病情严重、预后不良。

【诊断】

1. 病史起病较急,主要症状是发热寒战、肝区疼痛,30%~40% 的患者合并糖尿病病史。

2. 辅助检查

(1)实验室检查:血常规白细胞计数增高,中性粒细胞百分比明显升高。肝功能受损表现为谷丙转氨酶、谷氨酰转肽酶、总胆红素升高,血浆白蛋白下降,凝血酶原时间延长、纤维蛋白原升高。

（2）影像学检查

1）超声:为首选的检查方法,诊断率可达 90% 以上,表现为脓腔低回声、可见分隔,脓肿壁高回声,内壁不光滑。

2）X 线:偶见肝影增大、肝区含气空腔伴气液平面等征象,并可显示膈肌和相邻胸部的肝外改变。

3）CT:是诊断肝脓肿的最佳检查,诊断率约 95%。平扫呈圆形或类圆形低密度区,边缘模糊,合并产气菌感染时腔内可见气体;增强扫描呈多房或蜂窝状,典型者出现"靶环征"。

4）MRI:多数脓腔 T_1WI 呈明显低信号, T_2WI 呈明显高信号。

3. 诊断性穿刺　当高度怀疑肝脓肿而影像学检查无法确诊时,可在超声引导下行诊断性穿刺,抽出脓液即可证实本病;若未抽到脓液,则行组织活检。

【治疗原则】

1. 内科治疗　对脓肿直径 <3cm、急性期脓腔尚未形成或多发性小脓肿,应选择非手术治疗。

（1）抗炎治疗:在未明确致病菌前,先根据肝脓肿的常见致病菌选用广谱抗生素;而后根据细菌培养和药敏试验及时调整用药。

（2）全身对症支持治疗:肝脓肿患者一般情况较差,需给予充分的营养和能量,纠正水电解质紊乱,对于合并糖尿病者控制血糖十分关键。

（3）积极治疗原发病。

2. 外科治疗　20 世纪 80 年代前,外科手术是治疗肝脓肿的主要方法,如今对于某些患者仍未过时:①不能经皮穿刺治疗或穿刺失败;②存在多个脓腔或脓液黏稠;③脓肿已穿孔破裂;④同时合并有其他腹部疾病需手术的患者。

（1）腹腔镜手术:随着微创外科技术的进步,腹腔镜治疗肝脓肿已被证明是安全可行的,其可以有效地处理多房性脓肿和对脓肿破裂后行腹腔灌洗引流。相较开腹手术其具有手术风险小,术后恢复快,住院时间短,及更好的美容效果等优点。

（2）开腹手术:具有定位准确、疗效确切等优点,但开腹手术创伤大,恢复慢,住院时间长,故临床上应用不多。

（3）肝叶、段切除术:此法可以彻底去除脓肿病变,其适应证为:①病程长的厚壁脓肿,切开引流后不塌陷,长期留有无效腔,切口经久不愈;②切开引流后因无效腔或窦道长期流脓不愈;③肝脓肿合并其他需行肝叶切除的患者。

【介入治疗】

随着影像及介入技术的不断改进,加之有强效抗生素做后盾,目前绝大多数的肝脓肿可通过穿刺抽吸及置管引流方法治愈,介入治疗逐渐成为治疗肝脓肿的首选方案。

1. 适应证　一般认为直径 >3cm、液化良好的肝脓肿,在排除禁忌证后,均可行经皮肝脓肿穿刺抽吸及置管引流术。

2. 禁忌证

(1)严重的出血倾向。

(2)大量腹水、肝周积液。

(3)脓肿早期液化不良,表现为实性肿块。

(4)穿刺路径中有不可避开的大血管、胆管、肺、肠管等重要脏器。

(5)肝包虫病合并感染。

3. 治疗方法　超声和 CT 均可用于肝脓肿的穿刺引导,临床中以超声引导使用更为广泛。

(1)穿刺点及路径的选择:患者取仰卧位或左侧卧位,超声引导监视下选择合适穿刺点及穿刺路径,优先选择与体表距离较近、进针深度浅且可经少部分正常肝实质的穿刺路径,尽量避开较大的血管和胆管(图 7-3-1,图 7-3-2)。

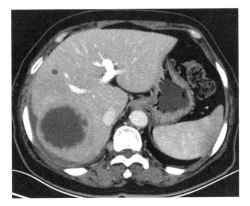

图 7-3-1　增强 CT 示肝右后叶
被膜下脓肿

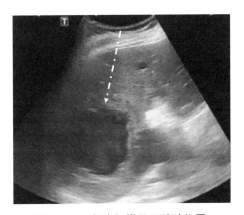

图 7-3-2　超声扫描显示脓肿位置,
选择穿刺点及进针路径

(2)穿刺、置管:常规穿刺点周围皮肤消毒、铺巾,2% 利多卡因局麻,多选用 16~20G 穿刺针,在超声引导下,经皮、经肝穿刺入脓腔。拔出穿刺针芯,沿穿刺针外套管回抽脓液行常规、生化、细菌培养等检查。沿穿刺针外套管注入少许造影剂确认套管位于脓腔内,再沿穿刺针外套管送入 0.035in 导丝至病变腔内,留置导丝、撤出外套管,根据病情需要、沿导丝送入 7~14F 多侧孔外引流管,使引流管末端于病变腔内成袢,再次造影确认引流管位置及通畅性(图 7-3-3,图 7-3-4)。

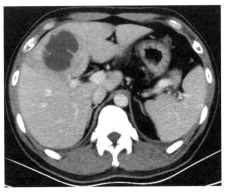

图 7-3-3　增强 CT 示肝右前叶脓肿

（3）拔管时机的选择：临床发热症状好转，引流管连续 3 天引出液体小于 5ml，复查肝脏 CT，脓肿体积明显变小，无明显液化区，可拔出引流管（图 7-3-5）。

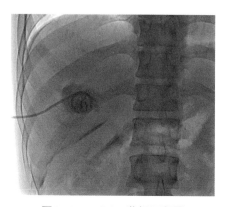

图 7-3-4　DSA 监视下留置肝脓肿外引流导管

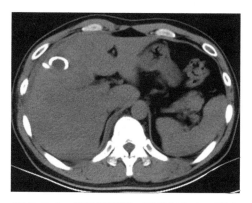

图 7-3-5　肝脓肿置管 1 周后复查 CT，脓腔明显回缩、无明显液化区，可拔出引流管

4. 并发症及处理

（1）感染扩散：感染向全身播散，可引起菌血症，患者表现为高热、寒战症状，血培养致病菌阳性；感染经穿刺针道播散，可引起局限性腹膜炎，患者表现为腹部疼痛。为预防感染扩散，穿刺距肝表面较远的脓肿时，避开穿刺路径肝实质内的大血管，防止细菌入血；穿刺肝表面的脓肿时，选择经过 >2cm 正常肝组织的穿刺路径，尽量避免穿刺针直接进入脓腔，脓液溢出至腹腔，引起腹膜炎。

（2）出血：穿刺路径中肝内大血管或肋间动脉损伤所致，常见为少量出血，一般不需特殊处置。严格掌握手术适应证和禁忌证，进针路径穿过一定厚度的正常肝组织，选用较细的穿刺针等均可减少出血的发生。

（3）肺损伤、气胸、胸腔积液：穿刺点位置较高，穿刺路径经过肺组织、膈肌导致，大量气胸或胸腔积液可影响呼吸，需留置闭式引流或积液引流（图 7-3-6，图 7-3-7）。

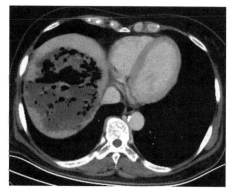

图 7-3-6　增强 CT 示肝右叶巨大脓肿

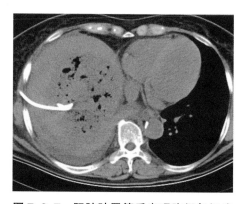

图 7-3-7　肝脓肿置管后出现胸闷气短症状，复查 CT 见右肺下叶不张、右侧胸腔积液，引流管经过膈肌，为穿刺损伤所致

（4）胆囊、右肾、结肠等脏器损伤：多因影像引导显示不清，反复、盲目穿刺所致，所以，穿刺点及穿刺路径选择非常重要。穿刺过程中清楚显示针尖位置，充分考虑患者呼吸影响，可最大程度避免脏器损伤。

（5）引流管堵塞、脱落：引流管堵塞主要由于脓液黏稠或坏死物质较多，未及时冲洗所致。引流管脱落多由于外力或固定不牢所致。

5. 疗效评价　超声引导下穿刺抽吸和置管引流可使约 90% 以上肝脓肿患者避免外科手术。实时超声引导大大提高穿刺准确性，穿刺过程中可及时调整进针路径，有效避免大血管、胆管及重要脏器损伤，提高穿刺安全性。穿刺置管后，既可对病变引流，又可向脓腔内注药冲洗，从而达到治疗目的。

（刘兆玉）

【参考文献】

1. 赵玉沛,陈孝平.外科学.第 3 版.北京：人民卫生出版社,2016

2. 郭启勇.介入放射学.第 3 版.北京：人民卫生出版社,2010

3. 张春清,王强修.消化系统疾病介入治疗学.北京：人民军医出版社,2011

4. 张梅玲,曹传武,韩世龙,等.肝脓肿经皮穿刺引流术的疗效及影响因素分析.介入放射学杂志,2017,26：459-461

5. 王曲倔,曲俊彦,黄亮,等.细菌性肝脓肿临床特点及转归因素分析.中华消化杂志,2017,35：851-853